U0316394

# 2型糖尿病的
## 逆转、缓解

王执礼　肖新华　杨金奎　⊙主编

世界图书出版公司

北京·广州·上海·西安

## 图书在版编目（CIP）数据

2型糖尿病的逆转、缓解 / 王执礼, 肖新华, 杨金奎主编.
—北京：世界图书出版有限公司北京分公司，2024.7
ISBN 978-7-5232-1176-2

Ⅰ.①2… Ⅱ.①王… ②肖… ③杨… Ⅲ.①糖尿病—防治 Ⅳ.①R587.1

中国国家版本馆CIP数据核字（2024）第057643号

---

| 书　　名 | 2型糖尿病的逆转、缓解 |
| --- | --- |
| | ERXING TANGNIAOBING DE NIZHUAN HUANJIE |

| 主　　编 | 王执礼　肖新华　杨金奎 |
| --- | --- |
| 责任编辑 | 夏　丹　仲朝意 |

| 出版发行 | 世界图书出版有限公司北京分公司 |
| --- | --- |
| 地　　址 | 北京市东城区朝内大街137号 |
| 邮　　编 | 100010 |
| 电　　话 | 010-64038355（发行）　64033507（总编室） |
| 网　　址 | http://www.wpcbj.com.cn |
| 邮　　箱 | wpcbjst@vip.163.com |
| 经　　销 | 新华书店 |
| 印　　刷 | 河北鑫彩博图印刷有限公司 |
| 开　　本 | 889 mm × 1194 mm　1/16 |
| 印　　张 | 18.25 |
| 字　　数 | 314千字 |
| 版　　次 | 2024年7月第1版 |
| 印　　次 | 2024年7月第1次印刷 |
| 国际书号 | ISBN 978-7-5232-1176-2 |
| 定　　价 | 128.00元 |

# 编委会成员

## 主编

王执礼　肖新华　杨金奎

## 副主编

于　淼　匡洪宇　徐焱成　肖建中

## 编委（以下按姓氏笔画排列）

于　淼　王令舒　王冬梅　王执礼　王晓晶　王燕磊　代　喆　冯新星

匡洪宇　刘兆祥　齐　林　许成业　李彩宏　杨金奎　肖建中　肖新华

肖璐琪　吴亚杰　何　芳　张琳琳　陆祖谦　陈燕燕　国　荣　金晨曦

赵文惠　侯新国　徐焱成　唐　俊　熊海燕

## 编辑秘书

张建红　王　蕊

## 主编：王执礼

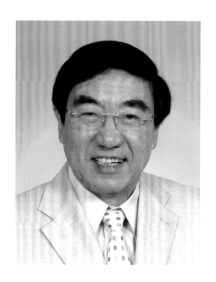

　　1995年获英国伦敦大学皇家研究生医学院医学哲学博士学位，研究方向：调节肽对胰岛分泌胰岛素的调控作用研究。

　　曾先后担任英国伦敦大学皇家研究生医学院代谢医学系高级研究员、英国帝国理工学院医学院代谢医学专业高级研究员。

　　英国帝国理工学院医学院客座教授，英国皇家医学会FELLOW，中国侨联特聘专家委员会（第一届、第二届）副主任委员、特聘专家，中国医师协会内分泌分会常委（第一届、第二届），中国医学基金会糖尿病专家委员会主任委员，北京朝阳糖尿病医院学术委员会主任委员，第十一届、第十二届全国政协委员。

　　曾先后两次获国家科委颁发的"国家科研成果完成者证书"（均为第一完成人）。

　　世界范围内首次发现胰岛动态分泌神经内分泌肽-Y（Neuropeptide Y，NPY）。首次证明了多种内源性内分泌调节肽，如胰高血糖素样肽-1（Glucagon-Like Peptide-1，GLP-1）、神经内分泌肽-Y（NPY）、胰岛淀粉样多肽（Islet Amyloid Polypeptide，IAPP）、甘丙肽（Galanin）、瘦素（Leptin）对胰岛细胞的调控作用，发表在*Journal of Clinical Investigation*（*JCI*）、*Diabetes*、*Endocrinology*、*Molecular Endocrinology*等期刊上。

　　*Journal of Clinical Investigation*在全文发表王执礼博士关于内源性胰高血糖素样肽-1（GLP-1）对胰岛细胞调控作用研究论文的同时（1995年1月），还在期刊首页发表了编辑部评论文章（Editorial），对该项成果给予了高度评价，认为该成果是研究生物肽GLP-1作为药物治疗2型糖尿病领域的新进展。

## 主编：肖新华

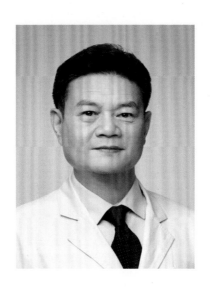

医学博士，北京协和医院内分泌科主任医师，教授，博士生导师和博士后导师。现任中国医学科学院糖尿病研究中心秘书长，中国研究型医院学会糖尿病学专业委员会主任委员，中华医学会糖尿病学分会常委兼副秘书长，北京医学会糖尿病分会候任主任委员，中国代谢病防治创新联盟副理事长，中国中西医结合学会内分泌专业委员会副主任委员，北京糖尿病防治协会副理事长。

荣获2020年首届"人民好医生——科技创新典范奖"。参与多部学术专著的编写，为《实用糖尿病治疗学》和《协和医生告诉您如何与糖尿病和平共处》等专著主编，作为第一或通讯作者发表论文及综述300余篇，其中有150余篇文章发表在PNAS、Diabetes Care和Metabolism等SCI期刊。主持申请多项国家级科研课题，获省部级科技成果奖5次。担任《中华糖尿病杂志》副总编辑，Diabetes Research and Clinical Practice中文版副主编，Diabetes Metabolism Research and Reviews、Chinese Medical Journal英文版编委以及《中华老年多器官疾病杂志》《内科急危重症杂志》和《国际糖尿病》等杂志编委，同时任国家科技奖评审专家、国家自然基金评审专家、北京市科学技术奖励评审专家。

长期从事内分泌领域糖尿病基础和临床研究工作，主要研究方向是糖尿病发病机制及早期防治、特殊糖代谢异常分子遗传学研究。

## 主编：杨金奎

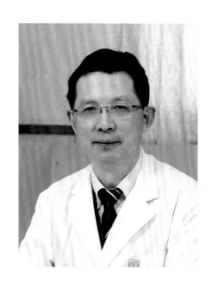

教授，一级主任医师，博士研究生导师。首都医科大学附属北京同仁医院内分泌学科带头人；北京市糖尿病研究所首任所长，北京市糖尿病防治办公室主任，糖尿病防治研究北京市重点实验室主任；首都医科大学内分泌与代谢病学系主任；享受国务院特殊津贴专家，"十三五"国家重点研发计划首席科学家；中华医学会糖尿病学分会副秘书长，中华预防医学会糖尿病专委会副主任委员。2019年入选"北京学者"，2020年入选"北京市战略科技人才"。北京市第十三、十四、十五届人大代表，民盟中央委员。

重点开展代谢性疾病新药靶点发现与新药研发、糖尿病发病机理与胰岛功能基础研究、糖尿病微血管并发症临床研究。

作为第一完成人获国家新药证书1项，共获国家新药证书3项；获中华医学科技奖二等奖、教育部科技二等奖等省部级科技成果奖6项。主持国家自然科学基金重点项目、国际合作、专项及面上项目8项。以唯一/最后通讯作者发表SCI论文81篇，包括*Diabetes Care*（5篇）（IF:16.2）、*STTT*（IF:39.3）、*Cell Discovery*（IF:33.5）、*Nature Communications*（IF:16.6）、*Cell Rep*（IF:8.8）、*eLife*（IF:7.7）等顶级期刊论文；共发表SCI论文117篇，他引超过10000次。获授权发明专利5项。主编国家级教材（人卫版）1部，主编专著2部，执笔发表糖尿病并发症防治指南2部。

## 副主编：于淼

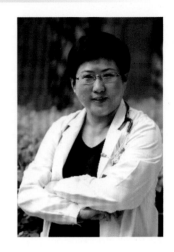

　　北京协和医院内分泌科主任医师，教授，博士研究生导师。2003年于北京协和医学院获得双博士学位（临床医学／病理学与病理生理学）。主要研究方向：糖尿病及其并发症的病理生理机制；单基因糖脂代谢异常疾病的分子遗传学及精准治疗。作为课题负责人承担科技部国家重点研发计划、国家自然科学基金、北京市科委、中国医学科学院及北京协和医院等多项课题，发表SCI论著50余篇。因研究成果于美国糖尿病学会年会受邀发言，获2019年度华夏医学科技奖一等奖。北京协和医院药物临床试验伦理委员会委员，国家食品药品监督管理局药物审评专家和国家医疗保障局咨询专家，中华医学会糖尿病学分会第九届委员会全国委员，代谢性大血管并发症学组副组长和胰岛调控与再生医学学组委员。曾任中华医学会糖尿病学分会第七届、第八届委员会青年委员会副主任委员和北京医学会糖尿病学分会第二届青年委员会副主任委员。《中华糖尿病杂志》《国际内分泌代谢杂志》及 Diabetes、Obesity and Metabolism 杂志编委。

## 副主编：匡洪宇

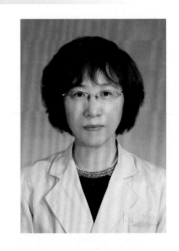

　　哈尔滨医科大学附属第一医院内分泌科主任。二级教授，博士研究生导师，首届龙江名医。中华医学会糖尿病学分会常委兼视网膜病变学组组长，中国医师学会内分泌代谢医师分会委员，中国健康管理学会糖尿病防治与管理专业委员会副主任委员，中国研究型医院学会糖尿病学专业委员会副主任委员，中国老年保健医学研究会老年健康教育分会副主任委员，中国医学基金会糖尿病专家委员会副主任委员兼副秘书长，中国1型糖尿病联盟副主席，中国国际医学交流促进会内分泌分会常委，中国健康促进与教育协会糖尿病教育与管理分会常委，中国医药教育协会骨质疾病专业委员会常委，中国卫生信息与健康医疗大数据学会糖尿病专业委员会常委，白求恩基金会糖尿病专委会常委，卫健委赋能行动内分泌专委会常委，黑龙江省医学会糖尿病学会主任委员，黑龙江省糖尿病临床医学研究中心主任，黑龙江省内分泌代谢医师协会副主任委员，黑龙江省内分泌学会副主任委员，黑龙江省抑郁症研究会内分泌分会会长，黑龙江省女医师协会会长。

## 副主编：徐焱成

武汉大学中南医院内分泌科学科带头人，内分泌和综合医疗科首席专家。教授，一级主任医师，博士生导师及博士后导师。原任中华医学会糖尿病学分会副秘书长，中国医师协会内分泌代谢科医师分会常委，湖北省内分泌学分会主委、糖尿病学分会主委。现任中国研究型医院学会全国糖尿病学分会副主任委员，中国老年医学学会全国内分泌代谢分会副主任委员，中国非公医协会全国内分泌糖尿病分会副主任委员，中国医学基金会糖尿病专家委员会副主任委员，中华医学会湖北省内分泌代谢科分会名誉主任委员，中国医师协会湖北省内分泌代谢分会名誉主任委员。担任多个专业杂志编委，主编及副主编专著19部，发表论文400余篇。享受政府津贴，承担国家自然基金和省科技攻关课题多项，获政府科技进步奖等多项奖项。

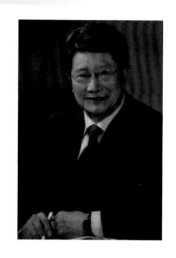

## 副主编：肖建中

理学博士，主任医师。北京清华长庚医院内分泌与代谢科主任，内科部副部长。清华大学临床医学院教授，博士生导师，内科学学部副主任，内分泌代谢学系主任。清华大学精准医学研究院智慧健康中心共同主任，中华医学会内分泌学分会委员及基础医学组副组长，中国研究型医院学会糖尿病学专业委员会副主任委员，北京医师协会内分泌学分会副会长，北京医学会内分泌学分会常委，北京内分泌代谢学会糖尿病专业委员会副主任委员。中华糖尿病杂志编委，中国糖尿病杂志编委；中华医学杂志以及*Plosone*、*Journal of diabetes*、*JDI*等多家杂志审稿人。临床、科研、教学工作39年余，发表论文150多篇，曾获北京市科技一等奖及中华医学二等奖，曾获"水木杏林"名医和"人民好医生"称号。

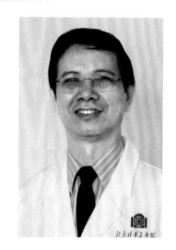

## 编委：侯新国

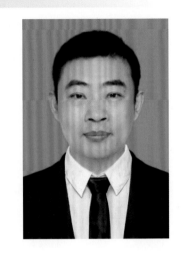

医学博士，主任医师，临床教授，博士生导师。现为山东大学齐鲁医学院内科学系主任，齐鲁医院内分泌与代谢病科主任，兼任中华医学会内分泌学分会委员，中华医学会糖尿病学分会胰岛功能与再生医学学组副组长，山东省医学会糖尿病分会主任委员，山东省医药教育协会糖尿病专业委员会主任委员等。全国第四届白求恩式好医生，山东省泰山学者特聘专家。擅长内分泌与代谢病领域内，糖尿病、甲状腺疾病、生长发育疾病及各种疑难罕见病的诊治；美国Mayo Clinic、贝勒医学院访问学者，研究领域聚焦肥胖与糖尿病及其并发症。主持国家重点研发计划及国家自然科学基金等各级课题10余项；作为第一作者或通讯作者发表文章50余篇，其中SCI文章40余篇；获山东省科技进步奖3项、山东省教育厅科研奖励2项。主编/副主编著作3部，参编、参译著作5部。

## 编委：陈燕燕

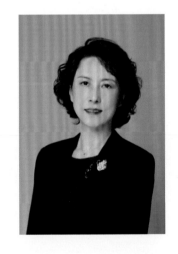

主任医师，研究生导师。现任中国医学科学院阜外医院内分泌中心主任、内分泌病区主任，中国医学科学院阜外医院深圳医院内分泌科主任。兼中国医学科学院糖尿病研究中心副主任、中国老年保健医学研究会老年内分泌与代谢病分会常委、国家心血管病专家委员会心血管代谢医学专业委员会常委、北京整合医学学会糖尿病学分会会长、北京医学会内分泌学分会常委、北京医师协会内分泌专科分会常务理事、北京围手术期医学研究会内分泌代谢专委会副主任委员、北京内分泌代谢病学会代谢性心血管病专业委员会副主任委员、《中华内分泌代谢杂志》编委等。主持并承担国家级重大重点项目、国家自然科学基金、医科院创新工程重大协同创新项目等10余项。发表学术文章60余篇，作为第一/通讯作者在 *Diabetes Care*、*Diabetologia*等权威期刊发表论著20余篇。参与撰写专业书籍、指南和共识10余部。获省部级科技进步奖及国家发明专利五项。

## 编委：齐林

　　主任医师，北京燕化医院副院长兼内分泌科主任。现任中华医学会糖尿病学分会基层学组委员，北京医学会内分泌分会、骨质疏松专业委员会委员，中国研究型医院学会糖尿病分会委员，中国老年学会内分泌代谢分会委员，中国保健医学研究会老年骨质疏松分会常委，北京中西医结合学会内分泌代谢分会副主委，中国医学基金会糖尿病专家委员会常委，首都医科大学内分泌与代谢病学系委员会委员，北京内分泌代谢病学会慢病管理专业委员会副主委、内分泌代谢病诊疗安全与费效评价专业委员会常委，北京市糖尿病协会监事长。曾获首都优秀医务工作者、北京市糖尿病防治协会十佳糖尿病教员、中国医师协会首届全国十佳内分泌专业医生等荣誉。

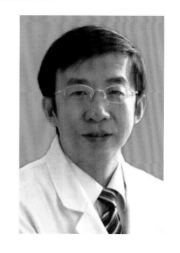

## 编委：陆祖谦

　　医学博士，主任医师，硕士研究生导师，现任解放军战略支援部队特色医学中心内分泌科主任医师。就读于空军军医大学、中山大学中山医学院、海军军医大学和解放军总医院，分获学士、硕士和博士；作为访问学者赴澳大利亚悉尼大学研修。长期从事糖尿病及其慢性并发症发病机理及防治的基础与临床研究工作，重点的研究方向为糖尿病足病、糖尿病性周围神经病变的防治。获国家自然科学基金2项、首都临床特色应用研究1项、全军医疗成果二等奖和科技进步三等奖各1项、上海市科技进步二等奖1项等。发表本专业相关论文80余篇。副主编《内分泌及代谢疾病的诊疗标准》，参与《Joslin糖尿病学》《实用糖尿病足诊疗学》《松果体及褪黑素》等专著的编译和撰写工作。兼任中央军委保健委员会会诊专家、中国空间站任务远程医学支持专家、中国康复医学会糖尿病预防与康复专业委员会第一届委员会常务委员、中国老年保健协会糖尿病专业委员会常委，兼任《临床荟萃》杂志通讯编委、国际糖尿病杂志编委等。

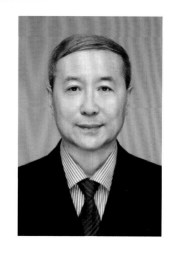

以往人们普遍认为，糖尿病是一种慢性、进行性、代谢性疾病，一旦确诊即为终身疾病。糖尿病如果未经正规治疗，可造成多种严重并发症。因此，很多已确诊糖尿病的患者都会感到不同程度的紧张、压力甚至恐惧。他们经常向医生提出一些疑问：既然糖尿病是一种终身疾病，难道意味着要一辈子服药打针吗？糖尿病一旦确诊是否会一年比一年重，直至产生并发症呢？此外，糖尿病确诊后，有逆转和缓解的可能性吗？也就是说有没有不必终身服药和打针的可能性呢？

对于糖尿病是否有逆转和缓解的可能，本书的回答是肯定的。糖尿病一经确诊，就表明人体内很多胰岛细胞受到了不同程度的损伤。但临床实践和实验室科研证明，受到损伤而尚未坏死的胰岛细胞有可能得到不同程度的修复，并因此会逆转糖尿病病情而使糖尿病缓解。在糖尿病逆转和缓解期，病人既不用口服降糖药，也不需要注射胰岛素，仅凭饮食控制和科学运动就可将血糖保持在正常或接近正常的水平，即空腹血糖在7.0 mmol/L以下，糖化血红蛋白在6.5%以下。

临床中怎样才能逆转或缓解糖尿病呢？本书从糖尿病的发病机理、胰岛细胞功能的受损及如何保护和修复胰岛细胞等各个方面予以了科学的论述，既包括科学系统的药物治疗，也包括饮食疗法和运动疗法，归纳起来叫作"先进、科学、系统的糖尿病综合疗法"。

首先，实践证明，只要糖尿病前期人群在医生指导下参照规定步骤去执行，就有可能使相当一部分人不发展成糖尿病，即逆转了糖尿病的发展进程。其次，即使已确诊糖尿病，患者如果认真按照治疗方案去做的话，也很有可能使自己受损伤但尚未坏死的胰岛细胞得到不同程度的修复，这样不但预防和延缓了并发症的发生，还有可能使患者的病情得到逆转和缓解。

　　本书通俗易懂、图文并茂，同时列举了很多糖尿病患者病情得到不同程度逆转的临床实例。书中很多重要新观点体现了当代糖尿病领域的国际先进水平，对广大糖尿病患者，包括糖尿病前期高危人群有很大的指导意义。

　　总之，这本书的问世，能使广大民众更深刻地了解糖尿病，唤醒人们警惕和预防糖尿病的意识，增强糖尿病患者战胜疾病的信心，让糖尿病患者的病情在早期得到控制并实现逆转和缓解。做到早预防、早发现、早治疗，糖尿病患者完全能够享受高质量的生活，健康长寿。

王执礼　　肖新华　　杨金奎

# CONTENTS 目 录

## 八　2型糖尿病缓解的预后　　徐焱成　/ 203

## 九　临床案例分析　　陆祖谦、陈燕燕、王执礼　/ 215

## 展望　　王执礼、于淼、肖新华　/ 269

# 一

# 国际及国内共识

主审 王执礼、肖新华

## 认识2型糖尿病逆转、缓解的重要性

随着社会的发展和人们生活方式的急剧变化，糖尿病已经成为威胁现代人健康的隐形杀手之一，被称为21世纪的"健康海啸"。国际糖尿病联盟（International Diabetes Federation，IDF）发布的最新数据显示，全球有5.37亿成年人（20～79岁）（占全球20～79岁人群的10.5%）患有糖尿病，至2045年这一数字可能要超过7.8亿[1]，到2050年预计超过13.1亿人[2]，其中

中国是糖尿病的重灾区。数据显示，中国糖尿病患病人数高达1.4亿，其中90%以上为2型糖尿病（type 2 diabetes mellitus，T2DM）。同时，《中国2型糖尿病防治指南》（2020年版）显示我国糖尿病控制率不足50%[3]。如图1-1所示，糖尿病患者长期慢性高血糖状态可引起多个系统损伤，包括多种微血管、大血管并发症，如糖尿病肾病、糖尿病周围神经病变、糖尿病视

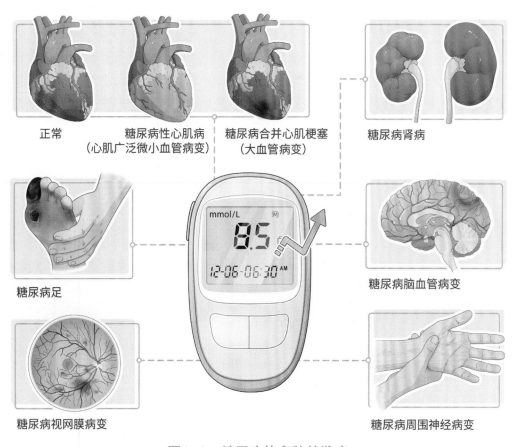

正常　　糖尿病性心肌病　　糖尿病合并心肌梗塞　　糖尿病肾病
　　　　（心肌广泛微小血管病变）　（大血管病变）

糖尿病足

mmol/L Ⓜ
8.5
12-06-06:30 AM

糖尿病脑血管病变

糖尿病视网膜病变

糖尿病周围神经病变

图1-1　糖尿病的多种并发症

网膜病变及糖尿病心肌病等。研究数据表明，糖尿病患者整体并发症的发生率较高，接近70%[4]，是影响人民健康的主要因素之一。至2045年每年消耗在糖尿病上的医疗费用将高达8500亿美元，会造成严重的社会经济负担。

那么，得了糖尿病能不能治愈？有没有办法延缓糖尿病的进展？有没有希望能够与糖尿病和平共处甚至找到"逆转"节点呢？——这是广大"糖友"最常见和迫切关注的问题。

众所周知，糖尿病发病机制较为复杂，主要在分子损害方面，有证据表明几乎所有形式的糖尿病都存在胰岛β细胞功能障碍、凋亡和质量丢失。近年来，对胰岛β细胞凋亡的分子途径的研究取得了很大进展，细胞和环境因素通过激活并加剧内质网应激、综合应激反应、炎性因子应激、氧化应激和自噬受损的分子途径，以及胰岛β细胞去分化和转化、胰岛微循环和微环境异常等病理生理机制因素[5~12]，导致β细胞功能障碍或质量丢失。这些应激反应途径相互联系、相互反应[13]，但引起上述变化的主要机制是高血糖毒性、脂毒性或糖脂毒性。尤其是高血糖毒性不仅可直接造成对胰岛β细胞的毒性作用，还可诱发细胞内氧代谢障碍，损伤线粒体的呼吸功能，导致活性氧（ROS）过量产生，既能够直接损害胰岛β细胞本身，又能同时诱发上述诸多分子伤害的机制，包括激活或增强诱导细胞凋亡的信号。脂毒性即血中游离脂肪酸水平高于正常，抑制胰岛素的信号传递，从而诱发胰岛素抵抗。胰岛素抵抗从某种意义上讲也可考虑是一种疾病，可诱发2型糖尿病和代谢综合征。其主要机制是抑制了葡萄糖转运和磷酸化，同时降低葡萄糖的氧化率，减少糖原的形成。胰淀粉样多肽（IAPP）增高也是引起胰岛素抵抗的重要因素。另外，IAPP可抑制胰岛素分泌，这与其诱导胰岛β细胞的死亡呈正相关，与胰岛素分泌面积呈负相关[14]。从临床上讲，胰岛β细胞功能障碍甚至凋亡可见于1型糖尿病（主要因自身免疫导致胰岛β细胞死亡）和2型糖尿病。胰岛素抵抗见于2型糖尿病。传统观念认为，糖尿病是一种终身性疾病，无法治愈。所以，如果患者被确诊为糖尿病，理论上讲，病情是不可能逆转的。

值得欣喜的是，随着医学技术的不断进步，糖尿病无法治愈的观念受到了挑战，有些临床医生采取有效措施，使糖尿病高危人群延缓发病时间，甚至终身不发病；或者使已经确诊的糖尿病患者延迟并发症的发病时间，甚至终生远离并发症。关于缓解甚至逆转糖尿病的研究工作已渐渐拨开迷雾见到曙光。早在1940年，Jackson首次描述了儿童1型糖尿病患者发病早期经胰岛素治疗后出现糖尿病缓解的情况，随着胰岛素用量的逐渐减少，有些患儿甚至在完全停用胰岛素数月后，血糖水平也能维持在接近正常或正常范围内，这一缓解时段又被称为"蜜月期"[15]。目前国内外已有多项1型糖尿病"蜜月期"的研究，外源性补充胰岛素可以减少"高糖毒性"，使人体分泌胰岛素的胰岛β细胞得到休息和恢复。同样，现已有学者提出

了2型糖尿病的"蜜月期"。1997年以色列Erol Cerasi博士开展了一项针对13例新诊断2型糖尿病患者胰岛素强化治疗的研究，强化治疗过程即胰岛素泵静脉注射两周。结果发现，有9例患者强化治疗后停用胰岛素，在此后的9～50个月内可以不用任何抗糖尿病药物维持血糖正常[16]。Erol Cerasi博士称该现象为2型糖尿病"蜜月期"，这也是国内外2型糖尿病缓解最早期的研究报道之一。虽然糖尿病的发病机制很复杂，但是所幸，大部分2型糖尿病患者的糖尿病诱发因素还是比较清楚的（如图1-2所示）。

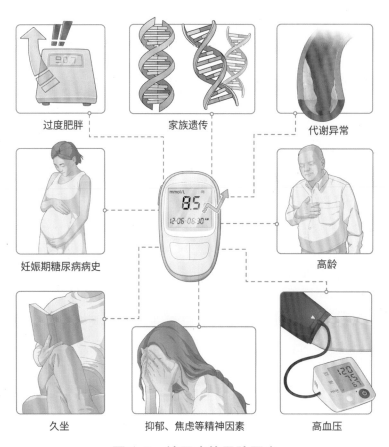

图1-2　糖尿病的风险因素

例如，高热量食物摄入过多的同时不爱运动，肥胖，有吸烟喝酒等不良嗜好，生活不规律；另外随着年龄的增长，机体的β细胞功能越来越差，胰岛素抵抗越来越重。这些诱发因素中有些是无法控制的，如年龄和遗传因素，但是也有很多因素是可以干预和控制的，如"管住嘴、迈开腿"。改变不良生活方式，可以帮助我们预防糖尿病，甚至逆转早期的糖尿病。

2004年，翁建平教授团队对138例新诊断2型糖尿病患者进行了为期2周的胰岛素泵静脉注射强化治疗，强化治疗后第3、6、12、24个月糖尿病缓解率分别为72.6%、67.0%、47.1%和42.3%，相关研究结果发表于国际权威期刊 *Diabetes Care*[17]。随后，该团队进一步对382例新诊断2型糖尿病患者进行了一项多中心、随机、平行对照研究，比较胰岛素泵强化治疗、每日多次皮下注射胰岛素和口服降糖药三种方法对2型糖尿病的缓解效果。结果显示，胰岛素强化治疗组（胰岛素泵强化治疗和每日多次皮下注射胰岛素）糖尿病缓解率较口服降糖药组明显增高[18]。除翁建平教授团队的创新性研究结果外，近年来也有多项国际热点研究将糖尿病缓解、逆转作为糖尿病的治疗结局之一，包括美国糖尿病患者健康行动研究、瑞典肥胖受试者代谢手术研究、苏格兰和英格兰糖尿病缓解临床试验等。越来越多的研究发现，部分初诊的糖尿病患者在接受短期胰岛素强化治疗，解除糖毒性后可使糖尿病"逆转"；对超重或肥胖的早期2型糖尿病患者强化饮食干预，患者在体重明显下降后，血糖可以逐步恢复正常，病情达到临床缓解状态，甚至部分患者可以多年不需要用降糖药。从上述意义来说，我们实现了糖尿病的部分"逆转"，从而使患者获得了更高的生活质量。随着国内外糖尿病逆转、缓解相关研究的有序开展，逆转策略、逆转机制及预测因子等日趋明晰，目前已有多项国内外专家共识发布。接下来，让我们基于国内外权威专家共识了解一下糖尿病逆转、缓解相关的最新动态。

## 1.2 基于ADA/EASD专家共识，解读糖尿病缓解概念

2021年美国糖尿病学会（American Diabetes Association，ADA）联合欧洲糖尿

病研究协会（European Association for the Study of Diabetes，EASD）共同发布了《共识报告：有关2型糖尿病缓解的定义和解释》（以下简称《ADA/EASD共识》）[19]。该共识针对"2型糖尿病缓解"的命名、诊断标准、诊断方案等方面提出了核心建议。

### 1.2.1　术语："缓解"还是"逆转"？

《ADA/EASD共识》指出，术语的选择对临床实践和决策制定可能会带来重要影响。既往也曾有多个术语来描述糖尿病缓解这一"无病"的状态，包括resolution（解决）、reversal（逆转）、remission（缓解）、cure（治愈）等。基于2009版ADA专家共识，《ADA/EASD共识》专家组一致认为remission（缓解）是最恰当的。缓解是一个在肿瘤学领域广泛使用的术语，指疾病体征和症状的减少或消失。糖尿病"缓解"这一术语传递着糖尿病进展和显著改善之间的适度平衡的含义，一方面指出糖尿病并非都是"活跃"和"进展"的，另一方面也提示代谢改善的非糖尿病状态也可能不是永久性存在的，这就需要定期监测，确保糖尿病缓解状态持续存在，也便于在高血糖复发时进行干预。

### 1.2.2　糖尿病缓解定义

用于糖尿病诊断和血糖管理的指标包括糖化血红蛋白（HbA1c）、空腹血糖（FPG）、餐后2小时血糖及动态血糖监测的每日平均血糖等。该共识建议将患者停用降糖药物至少3个月后HbA1c＜6.5%作为2型糖尿病缓解的标准。在有些HbA1c不能反映真实血糖水平的情况下，如存在血红蛋白变异、疾病影响红细胞生存时间以及HbA1c检测方法不规范等，可以用空腹血糖＜7.0 mmol/L或通过连续葡萄糖监测估算的糖化血红蛋白（eA1c）＜6.5%作为2型糖尿病缓解的替代标准。早在2009年，ADA相关共识中就已参考肿瘤治疗缓解的概念，将2型糖尿病缓解的定义分为部分缓解、完全缓解和长期缓解。《ADA/EASD共识》的定义更清晰简洁，具有更强的实用性。同时《ADA/EASD共识》强调，由于人体存在体重增加、其他疾病的压力及胰岛β细胞功能衰竭等不确定风险因素，在确定处于2型糖尿病缓解后仍需要每年复查HbA1c。此外，由于代谢记忆效应，糖尿病并发症风险依然存在，故糖尿病缓解患者依然需要常规进行眼底检查、肾功能检查、足部评估、血压及体重检测等。

### 1.2.3 诊断缓解有什么时间要求?

当对2型糖尿病进行药物或手术干预时,开始干预的时间比较确定,临床效果比较容易显现。但若是通过强化生活方式干预,代谢获益的效果显现可能会比较慢。此外,完全由HbA1c的变化反映血糖控制水平大约需要3个月才能显现出来。因此,在开始生活方式干预至少6个月后,HbA1c检测才能可靠地用于糖尿病缓解的评估。通过药物治疗,或者当生活方式或代谢手术干预被添加到先前的药物治疗时,需要停止所有降糖药至少3个月后进行评估。同样,手术干预也需要至少3个月的时间间隔。

## 1.3 基于国内专家共识,解读糖尿病缓解的机制及诱导方法

目前,中国是糖尿病的重灾区,中国糖尿病患病人数超过1亿人。为更好地推进我国临床医生规范开展2型糖尿病的临床治疗工作,促进相关研究的发展,使患者获得安全、有效的干预措施,由邹大进教授、张征教授、纪立农教授牵头组织国内专家,结合国内外研究证据及ADA的共识报告,制定了一部符合我国糖尿病患者健康需求的《缓解2型糖尿病中国专家共识》(简称《中国专家共识》,如图1-3所示)[20]。

2型糖尿病缓解是指患者在无降糖药物治疗的情况下,血糖仍可处于达标或正常状态。《中国专家共识》采用了上述《ADA/EASD共识》对于2型糖尿病缓解的定义和解释,即将患者停用降糖药物至少3个月后HbA1c＜6.5%作为缓解标准。《ADA/EASD共识》着重强调了糖尿病缓解的概念,《中国专家共识》在此基础上明确了糖尿病缓解的机制、基本条件及治疗方法。

### 1.3.1 2型糖尿病缓解机制及基本条件

《中国专家共识》中指出,2型糖尿病缓解与纠正肥胖、脂肪肝、脂肪胰、胰岛素抵抗、高胰岛素血症相关,并与纠正高糖毒性及胰岛β细胞去分化与转分化相关。

2型糖尿病患者可同时存在胰岛素分泌不足和胰岛素抵抗。在疾病早期,高血糖促进胰岛β细胞代偿性分泌更多胰岛素,以维持血糖正常。在新诊断2型糖尿病患

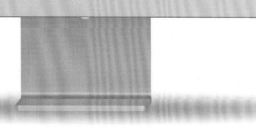

中国糖尿病杂志 2021年9月第29卷第9期　Chin J Diabetes，September 2021，Vol. 29，No. 9 ・641・

・指南与共识・

## 缓解2型糖尿病中国专家共识

doi：10.3969/j.issn.1006-6187.2021.09.001

**一、前言**

2型糖尿病(T2DM)一直被认为是一种遗传因素与环境因素相互作用所致、以高血糖为特征的进展性疾病，需要长期使用降糖药物治疗。但近年来随着T2DM疾病谱的改变和循证医学证据的不断积累，这一认识正在逐渐改变。

近40年来，我国糖尿病患病率逐年上升，主要原因是生活方式改变带来的超重及肥胖患病率的升高。流行病学数据[1]显示，我国成年人平均BMI从2004年的22.7 kg/m²上升到2018年的24.4 kg/m²，肥胖患病率从3.1%上升到8.1%。肥胖和T2DM关系密切，T2DM患病率随BMI增长而升高。肥胖患者的T2DM患病率是体重正

使已经发生的高血糖逆转并停留在正常水平(T2DM缓解)。因目前尚无任何措施通过阶段性干预，可有效终止T2DM自然病程，保持T2DM缓解状态需要持续的干预措施。

已有十分明确证据支持，建立良好的生活方式可以预防糖尿病。我国的大庆研究[6-8]、美国糖尿病预防项目[9]和芬兰糖尿病预防研究[10]均证实，对T2DM高危人群进行强化生活方式干预，可以显著降低T2DM发生风险。这些研究结果不但证明了不良生活方式是糖尿病发生的病因，还为预防糖尿病提供了有效的干预手段。

有明确的临床证据[11-12]支持，对短病程、肥胖的T2DM患者采用强化生活方式干预或代谢手术

**图1-3　2021年9月《缓解2型糖尿病中国专家共识》发布**

者中，高胰岛素血症患者占50%，但随着病程进展，胰岛β细胞功能受损，导致病情不可缓解。因此，纠正胰岛素抵抗可显著改善β细胞功能。同时，病程较短的患者胰腺中尚留存一定数量的β细胞，这些β细胞通常可理解为"休眠的β细胞"。β细胞休眠与高糖毒性、肥胖、脂毒性、胰岛素抵抗、糖尿病病程等因素相关。β细胞休眠导致胰岛素分泌功能失调甚至失

活，胰岛素分泌减少70%甚至更多。因此虽然无法改变糖尿病病程，但纠正其他因素，可使休眠的β细胞"活化"，恢复胰岛素分泌能力。

此外，《中国专家共识》指出，超重或肥胖的2型糖尿病患者常伴有脂肪性肝病。脂肪性肝病使从肝脏溢出的脂质进入胰腺，导致胰腺脂质沉积，由此对胰岛β细胞功能造成不良影响。减少脂质在肝

脏、骨骼肌和胰腺等重要器官中的沉积，是2型糖尿病缓解的重要因素。通过生活方式干预、医学营养治疗、短期药物治疗或代谢手术实现减重后，能够有效缓解2型糖尿病。

基于2型糖尿病的病理生理机制，《中国专家共识》总结了评估2型糖尿病缓解机会的"ABCD"原则，见表1-1。

### 表1-1  评估糖尿病缓解的基本条件

| A（Antibody，抗体） | 谷氨酸脱羧酶抗体（GADA）及其他胰岛相关抗体阴性，表示患者无自身胰岛破坏的免疫反应 |
|---|---|
| B（BMI，身体质量指数） | 患者BMI≥25 kg/m²（或腰围：男性＞90 cm，女性＞85 cm）易出现缓解 |
| C（C肽） | 空腹C肽≥1.1 μg/L、餐后2小时C肽≥2.5 μg/L时，表明尚存一定的β细胞功能，有2型糖尿病缓解的基础 |
| D（Duration，糖尿病病程） | 临床证据显示，病程≤5年的2型糖尿病患者缓解概率较高 |

### 1.3.2  诱导2型糖尿病缓解的方法

《中国专家共识》中提出的诱导2型糖尿病缓解的方法包括：强化生活方式干预、减重药物、非胰岛素类降糖药、胰岛素及代谢手术等五种主要方法。推荐强化生活方式干预作为缓解的基本方案。健康生活方式不但是预防糖尿病的最佳手段，也是促进超重或肥胖类型2型糖尿病缓解最有效的治疗方法，包括饮食营养治疗、运动治疗和二者联合治疗。对于药物诱导缓解，包括减重药物、非胰岛素类降糖药及胰岛素，均应在专科医师的指导下短期应用，其中非胰岛素类降糖药主要指兼具减重效果的药物，如胰高血糖素样肽-1受体激动剂（GLP-1 RA）[21][22]和钠-葡萄糖协同转运蛋白2抑制剂（SGLT2i）等。此外，对于重度肥胖的患者可考虑代谢手术缓解2型糖尿病。

《中国专家共识》中指出，诱导2型糖尿病缓解是一个系统工程，应在内分泌科或营养科等专科医师的指导下进行。通过针对性地控制饮食和运动，实现体重达标，辅以个体化的合理降糖方案，必要时采取代谢手术减重，才能实现缓解达标。为维持达标状态，患者需要继续和医务人员合作，严格管理饮食、运动和体重等。

2型糖尿病缓解相关专家共识除上述国外《ADA/EASD共识》和国内《缓解2型糖

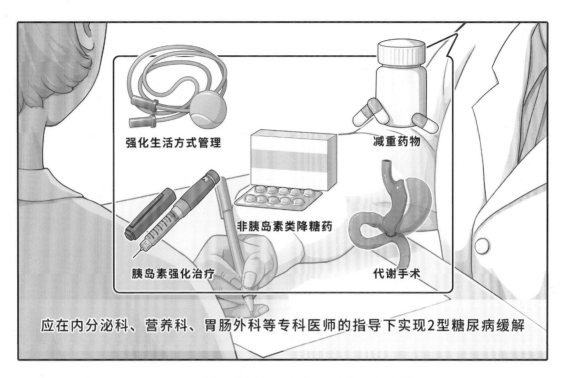

图1-4　糖尿病缓解需多方面结合，长期管理

尿病中国专家共识》外，还有重点聚焦生活方式干预或胰岛素强化治疗的共识或声明，主要有：2018年中华医学会糖尿病学分会肥胖与糖尿病学组制定的《2型糖尿病代谢手术术后管理中国专家共识》，就代谢手术治疗2型糖尿病的术后管理模式、随访策略、疗效干预、常见并发症的防治给予推荐，供我国开展2型糖尿病代谢手术单位术后管理团队参考；2020年美国生活方式医学会发表的一篇综述性声明，指出缓解为2型糖尿病治疗的临床结局，足够强烈的生活方式干预可使糖尿病缓解[7]；2021年中山大学李延兵教授牵头制定的《短期胰岛素强化治疗逆转2型糖尿病专家共识》，

指出了2型糖尿病患者短期胰岛素强化逆转治疗的要点；2022年美国生活方式医学会发表的《以缓解为目标的成人2型糖尿病饮食干预策略》的共识声明，就2型糖尿病缓解有关饮食类型、辅助和替代干预、临床支持与监测、治疗依从性、体重减轻等相关内容进行了推荐，得到了美国临床内分泌学会的认可[8]。

综上，缓解甚至逆转糖尿病的概念、病理生理机制及诱导方法已不再神秘，糖尿病缓解、逆转可能离广大"糖友"不再遥远。控糖的过程是辛苦的，但在专业医生的指导下，坚持科学的方法，糖尿病缓解、逆转可能就是"柳暗花明又一村"！

# 参考文献

① 《IDF全球糖尿病地图2021年第10版》:https://diabetesatlas.org/data/en/country/42/cn.html

② GBD 2021 Diabetes Collaborators. Global, regional, and national burden of diabetes from 1990 to 2021, with projections of prevalence to 2050:a systematic analysis for the Global Burden of Disease Study 2021[J]. Lancet, 2023, 402(10397): 203 234. Doi:10.1016/S0140-6736(23)01301-6.

③ 中华医学会糖尿病学分会.中国2型糖尿病防治指南（2020年版）[J].中华糖尿病杂志, 2021, 13(4):315-409.Doi:10.3760/cma.j.cn115791-20210221-00095.

④ 路芳，郜媛.2型糖尿病患者常见并发症发生情况及影响因素[J].中国卫生工程学, 2021, 20(05):746-747+750.Doi:10.19937/j.issn.1671-4199.2021.05.013.

⑤ Mukherjee N, Lin L, Contreras CJ, Templin AT. β-Cell Death in Diabetes: Past Discoveries, Present Understanding, and Potential Future Advances[J]. Metabolites. 2021, 11(11): 796. Doi:10.3390/metabo11110796.

⑥ Lee JH, Lee J. Endoplasmic Reticulum (ER) Stress and Its Role in Pancreatic β-Cell Dysfunction and Senescence in Type 2 Diabetes[J]. Int J Mol Sci, 2022, 23(9): 4843. Doi:10.3390/ijms23094843.

⑦ Dybala MP, Gebien LR, Reyna ME, Yu Y, Hara M. Implications of Integrated Pancreatic Microcirculation: Crosstalk between Endocrine and Exocrine Compartments[J]. Diabetes, 2020, 69(12): 2566-2574. Doi:10.2337/db20-0810.

⑧ Dybala MP, Kuznetsov A, Motobu M, et al. Integrated Pancreatic Blood Flow: Bidirectional Microcirculation Between Endocrine and Exocrine Pancreas[J]. Diabetes, 2020, 69(7): 1439-1450. Doi:10.2337/db19-1034.

⑨ Li Y, Li B, Wang B, et al. Integrated pancreatic microcirculatory profiles of streptozotocin-induced and insulin-administrated type 1 diabetes mellitus[J]. Microcirculation, 2021, 28(5): e12691. Doi:10.1111/micc.12691.

⑩ Li BW, Li Y, Zhang X, et al. Role of insulin in pancreatic microcirculatory oxygen profile and bioenergetics[J]. World J Diabetes, 2022, 13(9): 765-775. Doi:10.4239/wjd.v13.i9.765.

⑪ Almaça J, Caicedo A, Landsman L. Beta cell dysfunction in diabetes: the islet microenvironment as an unusual suspect[J]. Diabetologia, 2020, 63(10): 2076-2085. Doi:10.1007/s00125-020-05186-5.

⑫ Lipke K, Kubis-Kubiak A, Piwowar A. Molecular Mechanism of Lipotoxicity as an Interesting Aspect in the Development of Pathological States-Current View of Knowledge[J]. Cells, 2022, 11(5): 844. Doi:10.3390/cells11050844.

⑬ Kulkarni A, Muralidharan C, May SC, Tersey SA, Mirmira RG. Inside the β Cell: Molecular Stress Response Pathways in Diabetes Pathogenesis[J]. Endocrinology, 2022, 164(1): bqac184. Doi:10.1210/endocr/bqac184.

⑭ Alrouji M, Al-Kuraishy HM, Al-Gareeb AI, et

al. The potential role of human islet amyloid polypeptide in type 2 diabetes mellitus and Alzheimer's diseases[J]. Diabetol Metab Syndr, 2023, 15(1): 101. Doi:10.1186/s13098-023-01082-1.

⑮ 曹艳丽, 单忠艳.走进1型糖尿病的蜜月期[J].糖尿病临床, 2015, 9(1):30-32. Doi:10.3969/j.issn.1672-7851.2015.01.011.

⑯ Ilkova H, Glaser B, Tunçkale A, Bagriaçik N, Cerasi E. Induction of long-term glycemic control in newly diagnosed type 2 diabetic patients by transient intensive insulin treatment[J]. Diabetes Care, 1997, 20(9): 1353-1356. Doi:10.2337/diacare.20.9.1353.

⑰ Li Y, Xu W, Liao Z, et al. Induction of long-term glycemic control in newly diagnosed type 2 diabetic patients is associated with improvement of beta-cell function[J]. Diabetes Care, 2004, 27(11): 2597-2602. Doi:10.2337/diacare.27.11.2597.

⑱ Weng J, Li Y, Xu W, et al. Effect of intensive insulin therapy on beta-cell function and glycaemic control in patients with newly diagnosed type 2 diabetes: a multicentre randomised parallel-group trial[J]. Lancet, 2008, 371(9626): 1753-1760. Doi:10.1016/S0140-6736(08)60762-X.

⑲ Riddle MC, Cefalu WT, Evans PH, et al. Consensus Report: Definition and Interpretation of Remission in Type 2 Diabetes[j]. Diabetes Care, 2021, 44(10): 2438-2444. Doi: 10.2337/dci21-0034.

⑳ 缓解2型糖尿病中国专家共识[J].中国糖尿病杂志, 2021, 29(9):641-652. Doi:10.3969/j.issn.1006-6187.2021.09.001.

㉑ Wang Z, Wang RM, Owji AA, Smith DM, Ghatei MA, Bloom SR. Glucagon-like peptide-1 is a physiological incretin in rat[J]. J Clin Invest, 1995, 95(1): 417-421. Doi:10.1172/JCI117671.

㉒ Weir GC. Glucagon-like peptide-1 (GLP-1): a piece of the incretin puzzle[J]. J Clin Invest, 1995, 95(1): 1. Doi:10.1172/JCI117625.

# 如何确定2型糖尿病缓解

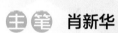

目前我国糖尿病患病人数高居世界首位，糖尿病给患者及其家庭，乃至整个社会带来了沉重的负担[1]。糖尿病患者长期血糖控制不佳可引起多种微血管、大血管并发症，累及心脏、肾脏、眼睛、神经系统等，给人民生命健康带来巨大威胁。传统观念认为糖尿病都是"无法治愈的终身性疾病"，需长期服用降糖药物以稳定血糖，减少相关并发症。然而随着科学技术的不断进步，糖尿病治疗理念已悄然改变。近年来，越来越多2型糖尿病（T2DM）缓解的研究证实，糖尿病缓解也是糖尿病治疗的结局之一。

那么，什么是2型糖尿病缓解呢？目前已有多项国内外相关研究进行了探索，也形成了一些国内外专家共识，《ADA/EASD共识》将糖尿病缓解的概念总结为停用降糖药物至少3个月后，HbA1c＜6.5%[2]（如图2-1所示）。《缓解2型糖尿病中国专家共识》中指出，T2DM缓解是指患者在无降糖药物治疗的情况下，血糖仍可处于达标或正常状态[3]。由此可见，糖尿病缓解的前

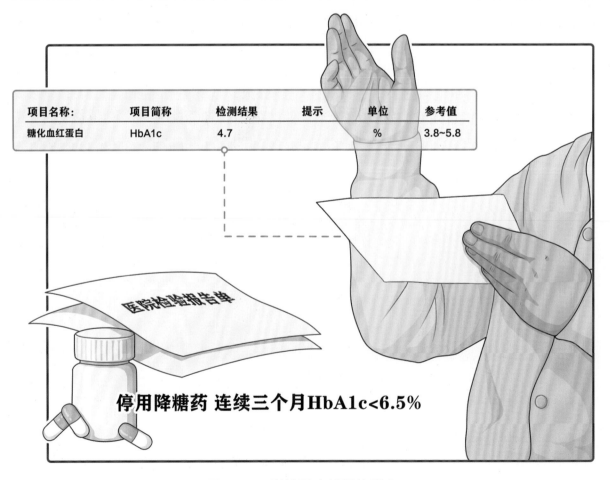

| 项目名称： | 项目简称 | 检测结果 | 提示 | 单位 | 参考值 |
|---|---|---|---|---|---|
| 糖化血红蛋白 | HbA1c | 4.7 | | % | 3.8~5.8 |

医院检验报告单

**停用降糖药 连续三个月HbA1c<6.5%**

图2-1　2型糖尿病缓解的概念

提是确诊糖尿病的患者在停用所有降糖药物后血糖平稳正常。

在了解糖尿病缓解如何确定前，我们先了解一下糖代谢状态分类，明确2型糖尿病是如何诊断的。首先，根据1999年世界卫生组织糖代谢分类标准，正常血糖是指空腹血糖<6.1 mmol/L，糖负荷后（餐后或糖耐量试验后）2小时血糖<7.8 mmol/L；空腹血糖受损是指空腹血糖≥6.1 mmol/L且<7.0 mmol/L，糖负荷后2小时血糖正常；糖耐量减低是指空腹血糖<7.0 mmol/L，而糖负荷后2小时血糖≥7.8 mmol/L且<11.1 mmol/L；糖尿病是指空腹血糖≥7.0 mmol/L和/或糖负荷后2小时血糖≥11.1 mmol/L。根据《中国2型糖尿病防治指南》（2020年版），空腹血糖、随机血糖及空腹糖耐量试验2小时血糖是诊断糖尿病的主要依据，如果患者没有典型的三多一少症状（多饮、多尿、多食、体重下降），需要进行复测；同时标准化检测方法测定的HbA1c也可以作为糖尿病的补充诊断标准[4]。值得注意的是，糖尿病诊断依据静脉血浆葡萄糖而不是毛细血管血糖测定结果，具体数值见表2-1。其次，糖尿病根据病因分为1型糖尿病、2型糖尿病、特殊类型糖尿病和妊娠期糖尿病4种类型，其中90%以上为2型糖尿病。由于糖尿病种类繁多，病因复杂，患病人群基数大，分型诊断并非易事。简单来说，2型糖尿病的诊断需结合疾病的典型特点，比如有家族遗传史、肥胖体型、年龄大多在40岁以上、胰岛素抵抗等，由临床专业医师进行分型诊断。

### 表2-1　糖尿病诊断标准

| 诊断标准 | 静脉血浆葡萄糖或HbA1c水平 |
|---|---|
| 典型糖尿病症状 | |
| 加上随机血糖 | ≥11.1 mmol/L |
| 或加上空腹血糖 | ≥7.0 mmol/L |
| 或加上OGTT 2小时血糖 | ≥11.1 mmol/L |
| 或加上HbA1c | ≥6.5% |
| 无糖尿病典型症状者，需改日复查确认 | |

注：摘自《中国2型糖尿病防治指南》（2020年版）。OGTT为口服葡萄糖耐量试验；HbA1c为糖化血红

蛋白；典型糖尿病症状包括烦渴多饮、多尿、多食、不明原因体重下降；随机血糖指不考虑上次用餐时间、一天中任意时间的血糖，不能用来诊断空腹血糖受损或糖耐量减低；空腹状态指至少8小时没有摄入热量。

明确了糖尿病的诊断后，如何确定2型糖尿病缓解状态呢？由于糖尿病患者持续处于高血糖状态，并且血糖水平受饮食、运动、情绪等生活方式因素及药物和其他合并疾病的影响而波动，加之糖尿病缓解的概念为新近的研究热点，因此目前尚无法轻易明确缓解的概念。目前国内外的多项研究采用的标准也并不一致，下文将初步介绍国内外糖尿病重要研究中采用的糖尿病缓解诊断标准及专家共识。

## 2.1 国内外糖尿病重要研究中糖尿病缓解标准（王东梅　肖新华）

### 2.1.1 以色列团队胰岛素强化治疗研究（1997年）

关于2型糖尿病缓解最早期的代表性研究是1997年以色列医学博士Erol Cerasi开展的新诊断2型糖尿病患者的胰岛素强化治疗研究[5]，结果发现有半数患者经过2周的胰岛素泵静脉注射胰岛素干预后，可在较长时间内保持血糖水平平稳，且不需要依赖任何口服降糖药物，这种状态被称为2型糖尿病的"蜜月期"。该研究中糖尿病缓解的含义为空腹血糖<7.8 mmol/L，同时餐后2小时血糖<10.0 mmol/L。由于该研究开展于二十多年前，处于糖尿病缓解研究的探索阶段，且当时诊断糖尿病主要采用1985年WHO诊断标准，与目前的诊断标准有一定的偏差，其糖尿病缓解的确定也仅供参考。该研究发现2型糖尿病缓解现象的同时，通过胰岛素和C肽的测定，发现了胰岛β细胞功能改善这一重要现象，为后续2型糖尿病缓解的机制探究提供了重要科学依据。

### 2.1.2 中国翁建平教授团队研究：强化血糖管理可实现糖尿病缓解（2004—2008年）

我国翁建平教授团队在国内率先开展了关于2型糖尿病缓解的代表性研究，发现胰岛素强化治疗组患者的糖尿病缓解率显著高于口服降糖药物的患者[6]。该研究采用以色列Erol Cerasi博士的短期胰岛素强化治疗方法，对138例新诊断的血糖控制较差的2型糖尿病患者（空腹血糖＞11.1 mmol/L）进行短期强化治疗。该研究结果显示，胰岛素强化治疗后的第3个月至第2年期间糖尿病缓解率为72.6%至42.3%。在此基础上，该团队进一步对更大样本数（382例）的新诊断2型糖尿病患者进行了一项多中心、随机、平行对照研究[7]。1年的研究结果显示，口服降糖药组的缓解率为26.7%，而两个胰岛素强化治疗组（胰岛素泵强化治疗和每日多次皮下注射胰岛素）的缓解率更高，分别为51.1%和44.9%。相关结果发表于国际著名医学杂志《柳叶刀》。值得注意的是，翁建平教授团队的这两项研究较Erol Cerasi博士团队研究在缓解的标准上更为严格，定义为未用药的情况下，在随访期内，维持空腹血糖＜6.1 mmol/L，餐后2小时血糖＜8.0 mmol/L。

### 2.1.3  美国糖尿病患者健康行动研究（2012年）

美国糖尿病患者健康行动（Look AHEAD）研究是一项由美国国立卫生研究院发起的多中心随机对照研究。该研究共纳入5145例超重或肥胖的2型糖尿病患者，平均年龄59岁，随机分为强化生活方式组（干预组）和糖尿病支持和教育组（对照组）[8]。强化生活方式组通过减少热量摄取及增加体力活动来减轻体重，每日摄取热量目标值为1200～1800 kcal，每周至少进行175分钟中等强度的运动。糖尿病支持和教育组仅进行糖尿病相关支持和教育咨询，包括提供饮食、锻炼方面的指导及社会支持。两组糖尿病患者均继续原有糖尿病药物的治疗。该研究的主要目的是评估超重或肥胖的2型糖尿病患者采用强化生活方式干预促进体重减轻后，心血管不良事件和死亡率能否减低，同时也关注强化生活方式干预对糖尿病缓解的影响。

Look AHEAD研究对糖尿病患者的选择较翁建平教授团队更为严谨，纳入HbA1c这一稳定指标，包括糖尿病完全缓解和部分缓解。该研究定义糖尿病完全缓解为不使用降糖药的情况下，空腹血糖＜5.6 mmol/L且HbA1c＜5.7%，即正常血糖水平；糖尿病部分缓解为空腹血糖在5.6～7.0 mmol/L之间且HbA1c在5.7%～6.5%之间，即糖尿病前期血糖水平。在为期4年的随访研究中，强化生活方式干预组共有2056人，糖尿病支持和教育组共有2042人。分析结果显示，随访第1年强化生活方式干预组完全或部分糖尿病缓解率为11.5%，而对照组仅有2%；随访至第4年时，强化生活方式干预组完全或部分糖尿病缓解率为7.3%，而对照组仍为2%。由此可见，强化生活方式干预对助力广大"糖友"实现糖尿病完全或部分缓解有重要作用。

值得一提的是，该研究进行了二次探索性分析，相关结果于2022年3月发表于国际权威期刊*Diabetes Care*[9]。结果显示，经过16.7年的跟踪调查，与糖尿病支持和教育组相比，强化生活方式干预组第一年体重减轻≥10%的受试者死亡风险降低21%！当然，该研究也指出，对于血糖控制不佳的患者，强化生活方式干预可能会加重其发生心血管事件的风险。因此，糖尿病患者应密切监测自身血糖谱，规律随诊，积极进行适当生活方式干预，包括饮食、运动、睡眠等，争取早日给糖尿病按下暂停键。

### 2.1.4　瑞典肥胖受试者研究：代谢手术通过减重实现"糖尿病缓解"（2014年）

瑞典肥胖受试者（SOS）研究是目前全世界追踪随访时间最长的代谢手术治疗糖尿病的研究，患者入组的时间跨度从1987年到2001年，对照组为糖尿病常规治疗[10]。基线入组患者中，代谢手术组有343名糖尿病患者，常规治疗对照组有260

名糖尿病患者。截至2014年该研究相关结果在顶级医学期刊《美国医学会杂志》发表，随访时间为15年。分析结果显示，代谢手术2年后，在手术组中糖尿病缓解比例为72.3%，在常规治疗组中仅为16.4%。随访至15年时，代谢手术组糖尿病缓解率下降至30.4%，但仍显著高于常规治疗组（6.5%）。该研究认为在未使用药物的情况下，空腹血糖<6.1 mmol/L即达到糖尿病缓解。其糖尿病缓解的定义未涵盖HbA1c或餐后2小时血糖。

目前，在重度肥胖2型糖尿病患者中进行代谢手术对比降糖药物治疗作用的研究越来越多（如图2-2所示）。一项对被纳入10项大型2型糖尿病经典代谢手术的Roux-en-Y胃旁路手术的研究综合分析报告中显示，经过3年随访，糖尿病患者代谢手术3年后的完全缓解率为23%[11]。该分析中采用HbA1c数值定义糖尿病缓解：无需降糖药物的情况下，完全缓解为HbA1c≤6.0%，部分缓解为HbA1c≤6.5%。

### 2.1.5　DiRECT研究：生活方式干预通过减轻体重实现"糖尿病缓解"（2017年）

基于上述糖尿病缓解相关的研究，国内外糖尿病专家越来越多地关注糖尿病缓

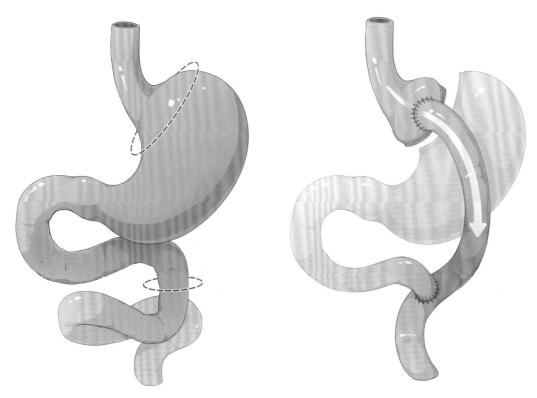

图2-2　超重、肥胖患者经减重手术可显著改善代谢

解、逆转相关话题。2017年，一项引人注目的糖尿病缓解临床试验（DiRECT）研究结果出炉，更进一步增加了糖尿病缓解研究的热度。DiRECT研究是一项在苏格兰和英格兰东北部49个全科医师诊所开展的随机对照临床试验，以评估强化体重管理对2型糖尿病缓解的作用[12]。该研究共纳入了298名2型糖尿病患者，分为干预组和对照组。干预组停用降糖药物，接受体重管理计划治疗，以低热量液体饮食替代日常饮食，每天摄入的热量控制在825～853 kcal，共持续3～5个月，随后逐渐恢复正常饮食，在随访期间研究人员一直为干预组患者提供减肥支持。对照组则接受指南推荐的最优治疗。研究持续至第12个月，结果显示，接受体重管理计划治疗的糖尿病患者中，有24%的受试者成功减重15 kg及以上，而对照组无人达到该减重效果（如图2-3所示）。体重管理计划治疗组有46%的受试者达到糖尿病缓解标准，而对照组仅4%。同时，数据还显示出2型糖尿病缓解率与减重程度密切相关，减重15 kg及以上，缓解率高达86%。该研究中，糖尿病缓解定义为HbA1c＜6.5%，停用所有降糖药物≥2个月。

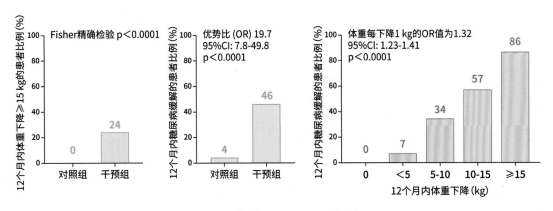

图2-3　部分DiRECT研究结果

## 2.2 国际及国内共识中糖尿病缓解标准（何芳　肖新华）

目前国际上针对2型糖尿病缓解标准的最权威的专家共识为ADA携手EASD共同发布的《共识报告：有关2型糖尿病缓解的定义和解释》。在此基础上，为推进我国2型糖尿病缓解相关工作的规范开展，国内邹大进教授、张征教授、纪立农教授牵头制定了一部符合我国糖尿病患者健康需求的《缓解2型糖尿病中国专家共识》[3]。《ADA/EASD共识》建议将患者停用降糖药物至少3个月后HbA1c＜6.5%作为2型糖尿病缓解的标准[2]。在有些HbA1c不能反映真实血糖水平的情况下，如存在血红蛋白变异、疾病影响红细胞生存时间以及HbA1c检测方法不规范等情况时，可以用空腹血糖＜7.0 mmol/L或通过连续葡萄糖监测估算

的糖化血红蛋白（eA1c）＜6.5%作为2型糖尿病缓解的替代标准。同时该共识也特别强调了由于HbA1c变化反映血糖控制水平大约需要3个月才能显现出来，故糖尿病缓解评估的时间点也很重要。肥胖的2型糖尿病患者代谢手术后的缓解评估要至少间隔3个月；药物单独干预或药物联合其他干预方式时，缓解评估需要在停用降糖药物至少3个月后；对于强化生活方式干预，由于代谢获益效果显现较慢，干预至少6个月后，HbA1c检测才能可靠地用于糖尿病缓解的评估。由此可见，《ADA/EASD共识》针对"2型糖尿病缓解"的概念及诊断标准做了较为细致全面的阐述。基于此，《缓解2型糖尿病中国专家共识》也延续了相关

的定义和标准。

2009年ADA发布的糖尿病缓解专家共识为最早期的2型糖尿病缓解国外专家共识，从部分缓解、完全缓解和长期缓解三个层面对糖尿病缓解进行了阐释[13]：

部分缓解指患者从糖尿病状态转变为糖尿病前期的状态，即不需要用药或其他持续治疗方案，稳定血糖于稍高水平（HbA1c<6.5%，空腹血糖5.6～6.9 mmol/L），持续至少1年。

完全缓解指从糖尿病状态转变为血糖正常状态，即不需要用药或其他持续治疗方案，稳定血糖于正常水平（HbA1c<5.7%，空腹血糖<5.6 mmol/L），持续至少1年。

长期缓解指完全缓解时间持续至少5年。

显然，相比2009年美国糖尿病学会的标准，2021年的标准更为简洁准确，实用性更强，为未来2型糖尿病缓解相关研究在方法学上的标准化提供了更清晰的指导。从1997年以色列开展的2型糖尿病缓解研究的诊断标准，到DiRECT研究的诊断标准，从空腹血糖+餐后2小时血糖，逐渐过渡到HbA1c+空腹血糖，到单独HbA1c这一稳定指标，糖尿病缓解的定义和标准在探索中越发清晰。当然，目前，美国糖尿病学会联合欧洲糖尿病研究协会共同发布的共识标准很可能会在未来的临床实践中进一步完善，如何确定2型糖尿病缓解是未来临床医生需要重点关注的问题。最佳缓解概念应该能非常准确地预测缓解的可能性和维持时间，指导复发后的干预方法选择，甚至能指导医生对预后的预测。确定更为准确的缓解标准，应该作为临床医生下一步研究的重要方向。

## 参考文献

❶ Sun H, et al. IDF Diabetes Atlas: Global, regional and country-level diabetes prevalence estimates for 2021 and projections for 2045[J]. Diabetes Res Clin Pract, 2022, 183: 109-119.

❷ Riddle MC, et al. Consensus Report: Definition and Interpretation of Remission in Type 2 Diabetes[J]. Diabetes Care, 2021, 44(10): 2438-2444.

❸ 邹大进,张征,纪立农.缓解2型糖尿病中国专家共识[J].中国糖尿病杂志.2021,29(09):641-652.

④ 中国2型糖尿病防治指南（2020年版）（上）[J].中国实用内科杂志.2021,41(08):668-695.

⑤ Ilkova H, et al. Induction of Long-Term Glycemic Control in Newly Diagnosed Type 2 Diabetic Patients by Transient Intensive Insulin Treatment[J]. Diabetes Care, 1997, 20(9): 1353-1356.

⑥ Li Y, et al. Induction of Long-Term Glycemic Control in Newly Diagnosed Type 2 Diabetic Patients is Associated with Improvement of Beta-cell Function[J]. Diabetes Care, 2004, 27(11): 2597-2602.

⑦ Weng J, et al. Effect of Intensive Insulin Therapy on Beta-Cell Function and Glycaemic Control in Patients with Newly Diagnosed Type 2 Diabetes: A Multicentre Randomised Parallel-Group Trial[J]. Lancet, 2008, 371(9626): 1753-1760.

⑧ Gregg EW, et al. Association of An Intensive Lifestyle Intervention with Remission of Type 2 Diabetes[J]. Jama, 2012, 308(23): 2489-2496.

⑨ Wing RR, et al. Effects of Intensive Lifestyle Intervention on All-Cause Mortality in Older Adults With Type 2 Diabetes and Overweight/Obesity: Results From the Look AHEAD Study[J]. Diabetes Care, 2022, 45(5): 1252-1259.

⑩ Sjöström L, et al. Association of Bariatric Surgery with Long-Term Remission of Type 2 Diabetes and with Microvascular and Macrovascular Complications[J]. Jama, 2014, 311(22): 2297-2304.

⑪ Isaman DJ, Rothberg AE, Herman WH. Reconciliation of Type 2 Diabetes Remission Rates in Studies of Roux-en-Y Gastric Bypass[J]. Diabetes Care, 2016, 39(12): 2247-2253.

⑫ Lean ME, et al. Primary Care-Led Weight Management for Remission of Type 2 Diabetes (DiRECT): an Open-Label, Cluster-Randomised Trial[J]. Lancet, 2018, 391(10120): 541-551.

⑬ Buse JB, et al. How Do We Define Cure of Diabetes? [J]. Diabetes Care, 2009, 32(11): 2133-2135.

# 2型糖尿病缓解的机制

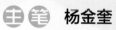 杨金奎

2型糖尿病是一种缓慢起病、缓慢进展的疾病，需经历多年的胰岛素抵抗和β细胞功能的逐渐下降。随着社会经济的发展，食物摄入过多，导致脂肪储存不当，随后引发脂代谢紊乱。而脂代谢紊乱会导致多种细胞生理过程异常，降低肝脏对胰岛素的反应能力，并减弱β细胞分泌胰岛素的功能。在疾病初期，血糖水平仍保持正常，这是因为β细胞具有很强的代偿能力来抵消胰岛素抵抗。当40%～60%的β细胞功能丧失后，持续的脂肪驱动的β细胞功能障碍将导致2型糖尿病的发生与发展。以往一直认为，2型糖尿病是一种逐步进展的慢性病。然而，一系列临床研究，如糖尿病缓解临床试验（DiRECT），改变了这一观点（如图3-1所示）。现在已经证明，通过有效的减肥，2型糖尿病的长期缓解是可以实现的[1]。

多项专家共识阐述了2型糖尿病"缓解"的定义和解释，请参阅相关章节。一般将停止降糖药物治疗至少3个月后测得HbA1c＜6.5%作为缓解的诊断标准。最近

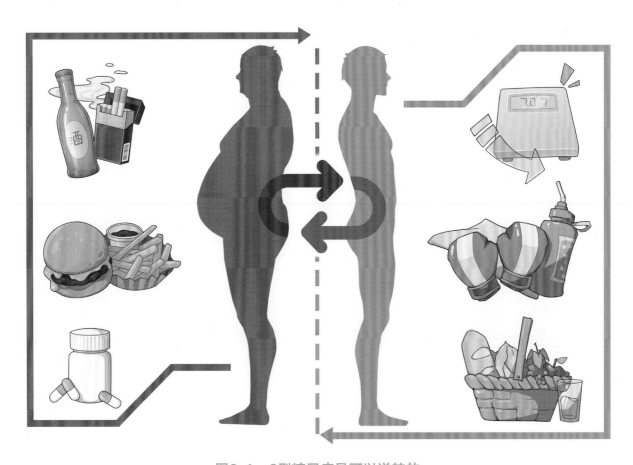

图3-1　2型糖尿病是可以逆转的

对162,316名2型糖尿病受试者进行的一项观察研究表明，5%的患者病情缓解。与2型糖尿病缓解相关的因素包括年龄、确诊糖尿病时HbA1c水平、既往有无降糖治疗史、减肥干预和减肥手术史[2]。

那么，糖尿病缓解的机制又有哪些呢？总体来说，糖尿病缓解的病理生理机制是多方面的，主要是通过减重、锻炼、改变饮食等提高β细胞的功能，增加胰岛素敏感性，改善血糖控制。以下是2型糖尿病缓解具体的病理生理机制。

## 3.1 胰岛β细胞恢复在2型糖尿病缓解中的作用

先天遗传因素和后天环境因素的相互作用导致胰腺的胰岛β细胞功能衰竭，是2型糖尿病发生、发展的关键。β细胞是独特的内分泌细胞，在多种复杂信号的调控下合成、储存和分泌胰岛素，从而严格调节血糖浓度。β细胞的平均直径为10微米（μm），每个β细胞含有约20皮克（pg）胰岛素。β细胞是人类胰岛中最常见的细胞类型，占胰岛细胞总数的50%～80%。通过对尸检样本、器官供体样本和外科手术样本的研究发现，人类的β细胞总重量在0.6～2.1 g之间，β细胞的体积和面积分别为胰腺的1.1%～2.6%和0.6%～1.6%。在健康个体中，β细胞每天分泌30～70单位的胰岛素（主要取决于体重、体力活动和饮食习惯），其中一半在每天24小时的基础条件下分泌，一半在进食时分泌。胰岛素分泌最重要的调节因子是葡萄糖，它既是胰岛素分泌的触发器，又是胰岛素分泌的放大器。其他能调节胰岛素分泌的因素包括除碳水化合物（糖类）以外的营养素（如脂肪分解产物脂肪酸，蛋白质分解产物氨基酸等）、激素和神经递质。

2型糖尿病约占所有糖尿病病例的90%，β细胞缺陷包括β细胞数量减少和功能障碍两方面。细胞研究表明，2型糖尿病中普遍存在的β细胞缺陷是功能障碍，而不是细胞数量减少（凋亡或坏死）（如图3-2所示）。因此，在某些条件下，有功能障碍的β细胞可能会恢复胰岛素分泌，进而使血糖水平恢复到正常或接近正常区间，这种改善就是糖尿病缓解，可以通过改变生活方式或采取一些干预措施来实现[3]。

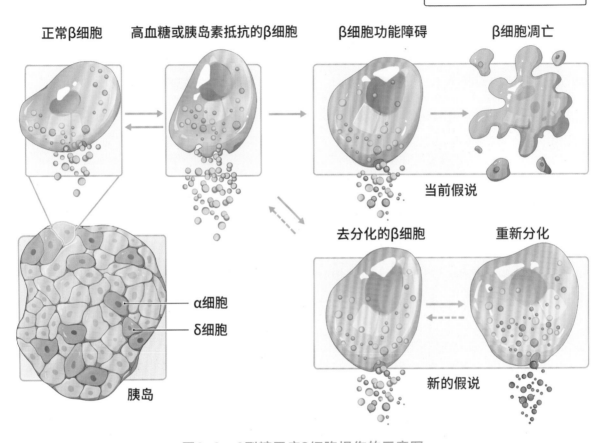

图3-2　2型糖尿病β细胞损伤的示意图

### 3.1.1　非糖尿病受试者体内β细胞功能障碍的可逆转证据

自英国前瞻性糖尿病研究（UKPDS）以来，人们一直认为有功能的β细胞数量的下降始于2型糖尿病发病之前，并在2型糖尿病发病之后持续进展，导致血糖控制恶化，需要逐步加强糖尿病治疗，最终往往需要外源性胰岛素治疗。这种恶化机制包括长期暴露于饱和脂肪酸（脂毒性）、高糖（糖毒性）或两者组合（糖脂毒性），可能激活、加剧线粒体功能障碍、内质网应激、氧化应激、细胞特性丧失等[4]。

越来越多的证据表明，缓解代谢应激可以改善β细胞功能，甚至可以实现2型糖尿病的缓解。20世纪90年代，一项研究调查了脂质输注对胰岛素分泌的短期和长期影响。12名健康个体接受了24小时Intralipid

（10%甘油三酯乳剂）输注，分别在隔夜禁食（基线）、静脉注射Intralipid后6小时和24小时，以及停止输注Intralipid后24小时（恢复试验），进行静脉葡萄糖耐量试验。Intralipid输注使血浆脂肪酸浓度增加了三倍。与基线相比，输注6小时时检测到葡萄糖引起急性胰岛素分泌增加，但24小时时检测到胰岛素分泌下降。再经过24小时恢复期后，空腹血浆脂肪酸浓度和葡萄糖引起的胰岛素分泌已恢复到基线值，这表明体内"脂肪毒性"诱导的β细胞功能改变是可逆的[5]。

后来发现，脂肪毒性对有糖尿病家族史的受试者影响尤其明显。对有或无2型糖尿病家族史的正常葡萄糖耐量个体进行4天脂质输注，其间评估胰岛素分泌。两组分别有13名和8名受试者随机接受脂质（Liposyn Ⅲ，20%甘油三酯乳剂）或盐水输注。在第1天和第2天标准化混合餐后测量胰岛素和C肽水平，并在第3天通过静脉输注葡萄糖进行高血糖钳夹试验。在没有家族史的受试者中，混合餐后和高血糖钳夹期间，脂质输注显著增加了胰岛素分泌。相反，在有2型糖尿病家族史的受试者中，第一时相和第二时相胰岛素分泌均显著降低。在校正胰岛素敏感性后，这些改变显得更加明显。因此，有2型糖尿病遗传

风险的受试者更容易受到血浆脂肪酸增加引起的β细胞功能损害的影响，在接受混合餐和静脉输注葡萄糖后会引起胰岛素分泌减少。在一项后续研究中，同一组患者使用抗脂肪分解的烟酸衍生物阿昔莫司降低血中脂肪酸后，β细胞功能得到改善。该研究采用双盲交叉设计，9名有2型糖尿病倾向的非糖尿病患者随机接受药物或安慰剂治疗两天。结果显示，阿昔莫司使血浆脂肪酸水平降低了1/3，这与混合餐试验期间β细胞功能的改善有关。更明显的是，高血糖钳夹期间的第一时相和第二时相胰岛素分泌也有所改善，在调整了胰岛素抵抗因素后，这种情况进一步明显。这项研究提供了进一步的证据，表明脂肪毒性可以损害β细胞功能，至少在易患2型糖尿病的个体中如此，并且如果代谢损伤得到缓解，β细胞功能障碍就可以恢复，2型糖尿病得以缓解[6]。

### 3.1.2 糖尿病受试者体内β细胞功能障碍的可逆转证据

以上胰岛β细胞功能的恢复与否以及如何缓解2型糖尿病的情况，也在2型糖尿病患者中得到证实。2型糖尿病受试者可通过碳水化合物限制和低热量饮食（通常与体育锻炼相结合）、药物治疗和减肥手术

来缓解糖尿病。在大多数糖尿病缓解的研究中，胰岛β细胞功能得到改善。在最近的DiRECT临床试验中，46%的低热量饮食患者实现了2型糖尿病缓解和持续的非糖尿病血糖控制[1]。在对干预组的64人和对照组的26人进行的子研究中，无论血糖是否正常，胰腺脂肪含量都会下降。糖尿病缓解患者的第一时相胰岛素分泌恢复，并在一年内持续恢复。有趣的是，与复发患者相比，糖尿病持续缓解患者的肝脏甘油三酯生成和棕榈酸含量较少，胰腺脂肪不再积累，并在2年内维持了第一时相胰岛素分泌[7]。

最近有广泛报道称，降糖药物对2型糖尿病患者的β细胞可能产生有益影响。已经发现二甲双胍、吡格列酮、DPP-4抑制剂、胰高血糖素样肽-1（GLP-1）受体激动剂和外源性胰岛素单独或联合使用可增强β细胞功能。2型糖尿病高危人群或新诊断糖尿病患者的胰岛素释放增加40%~70%[8]。但除了极少数例外，大多数患者经治疗产生的有益作用在停药后不久就消失了[9]，这表明降糖药物增强β细胞功能的作用有限。

在减肥手术中，袖状胃切除术、Roux-en-Y胃旁路术和胆胰转流术可改善血糖控制（如图3-3所示），并可促进2型糖尿病的缓解，而那些存在残余β细胞功能的患者糖尿病的缓解更明显[10]。术后糖尿病的缓解可能与体重减轻无关，因为减肥手术后大多数2型糖尿病患者胰岛素分泌迅速改善，但并非所有患者都持续存在胰岛素分泌改善。Roux-en-Y胃旁路术或胆胰转流

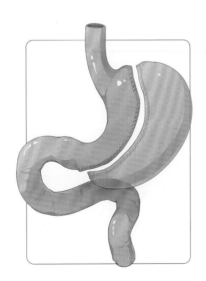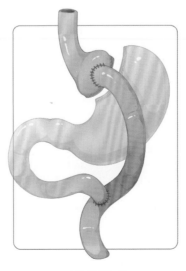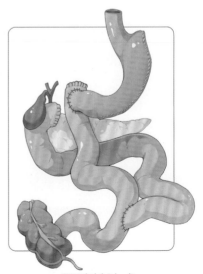

袖状胃切除术　　　　　　胃旁路术　　　　　　胆胰转流术

图3-3　常用代谢手术示意图

术后1~4周，可观察到患者静脉输注葡萄糖后的第一时相胰岛素分泌恢复，这可发生在明显的体重减轻之前，并有助于糖尿病的改善或缓解。尽管减肥手术后促进β细胞功能的机制仍不清楚，但GLP-1释放增加和肠促胰岛素作用增强被认为是主要原因[11]。

总之，这些体内结果表明，某些2型糖尿病患者的β细胞功能可以恢复，从而实现并可维持糖尿病的缓解。

### 3.1.3 非糖尿病患者的胰岛β细胞功能障碍可逆转的体外证据

在过去的几年中，β细胞功能障碍的可逆转性已经在体外分离的人类胰岛中进行了直接测试。使用从器官捐献者的胰腺中分离获得的人类胰岛，可以独立于体内混杂因素来评估β细胞特性，更重要的是，可以揭示胰岛细胞的形态和分子特征。在早期研究中，将7名非糖尿病供体的胰岛先在正常浓度（5.5 mmol/L）或高浓度（16.7 mmol/L）葡萄糖培养基中培养48小时。然后进行"急性胰岛素释放"灌流试验：将低浓度（3.3 mmol/L）葡萄糖分别转换为16.7 mmol/L葡萄糖或10.0 mmol/L精氨酸灌流胰岛。先在高糖下培养48小时的胰岛失去了葡萄糖刺激的"急性胰岛素释放"，但保留了精氨酸刺激的"急性胰

岛素释放"的功能，支持了由糖毒性诱导的β细胞对葡萄糖敏感性选择性丧失的概念。值得注意的是，在含有5.5 mmol/L葡萄糖的培养基中再培养48小时后，胰岛部分恢复了葡萄糖刺激的"急性胰岛素释放"功能。几年后，一项将胰岛更长时间暴露于高糖中的研究进一步证实了β细胞功能障碍可逆性这一发现。该研究将非糖尿病供体胰岛暴露于33.0 mmol/L葡萄糖中4天和9天。在这种糖毒性培养后，胰岛素含量（与胰岛素合成相关）和葡萄糖刺激的胰岛素释放量显著减少。有趣的是，当先前在高糖中培养的胰岛被转移到5.5 mmol/L葡萄糖中3天时，大多数β细胞改变可以部分可逆性恢复[12]。

最近一项针对大量人类胰岛开展的综合性研究用以评估糖脂毒性对β细胞功能的直接影响，以及糖脂毒性作用在洗脱后是否持续或可逆。通过体外糖脂毒性处理，反映最常见的饱和脂肪酸——棕榈酸和高葡萄糖的病理性浓度与糖脂毒性的关系。胰岛分离后，将胰岛保存在对照培养基（含5.5 mmol/L葡萄糖）中2天。然后在糖毒性因素（11.1 mmol/L或22.2 mmol/L的高葡萄糖）、脂毒性因素（0.5 mmol/L的棕榈酸）单独或联合存在的情况下培养2天。随后洗脱毒性因素，也就是将胰岛在正

常培养基中再培养4天。经棕榈酸和/或22.2 mmol/L的高葡萄糖培养后，胰岛葡萄糖刺激的胰岛素分泌下降。值得注意的是，单用棕榈酸或高糖，在洗脱后可以恢复胰岛素分泌功能，但这两种毒性应激因素组合后功能不能恢复，这表明糖脂代谢应激诱导的β细胞功能障碍在某些条件下是可逆的，而在其他条件下是持续的。对暴露于棕榈酸和/或高糖的胰岛进行转录组分析，确定了数百个参与代谢途径、内质网应激和炎症的差异表达基因。有趣的是，糖脂代谢应激源和/或洗脱诱导的基因表达特征至少部分与2型糖尿病胰岛的转录组重叠[13]。

这些体外实验的结果在胰岛细胞水平上直接证实了人类体内的发现，更重要的是揭示了潜在的机制。人类胰岛长期暴露于高血糖环境可能与β细胞功能改变的更深刻机制有关。

### 3.1.4　糖尿病患者的胰岛β细胞功能障碍可逆转的体外证据

糖尿病患者已经存在胰岛β细胞功能障碍，那么其功能是否可以恢复呢？目前已有多项研究结果提示2型糖尿病患者的胰岛缺陷可以恢复。针对2型糖尿病患者胰岛可逆性的首次研究纳入了6名患者。数据显示，与非糖尿病人的胰岛相比，2型糖尿病患者的胰岛表现为胰岛素含量降低、成熟胰岛素颗粒减少、葡萄糖刺激的胰岛素分泌受损、胰岛素mRNA表达减少、胰岛细胞凋亡增加、硝基酪氨酸（氧化应激的标志物）表达增加以及参与氧化还原平衡的基因表达增加。值得注意的是，2型糖尿病胰岛暴露于治疗浓度的二甲双胍24小时后可增加胰岛素含量，增加成熟胰岛素颗粒的数量和密度，改善葡萄糖刺激的胰岛素分泌，增加胰岛素mRNA表达，减少凋亡。这些影响与二甲双胍暴露后氧化应激降低，硝基酪氨酸水平降低以及还原型辅酶Ⅱ（NADPH）氧化酶、过氧化氢酶和谷胱甘肽（GSH）过氧化物酶表达变化有关[14]。一项研究将来自7名2型糖尿病和11名非糖尿病供体的胰岛暴露于10 nmol/L艾塞那肽（一种肠促胰岛素GLP-1类似物）48小时。结果显示，肠促胰岛素可能对2型糖尿病胰岛有直接的有益作用。艾塞那肽改善了2型糖尿病和非糖尿病胰岛的葡萄糖刺激的胰岛素分泌[15]。另一项研究将胰岛暴露于肠促胰岛素45分钟（急性暴露：0.1、1、10或100 nmol/L）或2天（长期暴露：10 nmol/L）。急性暴露于GLP-1或GIP，改善了非糖尿病胰岛中葡萄糖刺激的胰岛素释放，但GLP-1和GIP没有明显的协同作用。用10 nmol/L GLP-1或100 nmol/L GIP单次治疗（急性暴露）2型糖尿病患者的胰岛也观察到类似的效果。GIP或GLP-1联合GIP长期治疗（长期暴露）的2型糖尿病胰岛的胰岛素分泌也得到改善。在2型糖尿病和非糖尿病胰岛中，肠促胰岛素暴露后的胰岛素、PDX-1和Bcl-2表达更高。肠促胰岛素对人β细胞有益作用的机制尚不完全清楚，但据报道，GLP-1受体激动可诱导内质网伴侣BiP和抗凋亡蛋白JunB的表达[16]。

在β细胞功能障碍可逆性的机制研究方面，近期的一项工作研究了调节自噬（导致细胞内成分降解和再循环）对β细胞功能、存活和超微结构的影响。17名非糖尿病和9名2型糖尿病器官供体的胰岛与10 ng/mL雷帕霉素（自噬诱导剂）、5 mM 3-甲基腺嘌呤（3-MA）或1.0 nM布雷菲德菌素-A（此二者均为自噬阻断剂）一起培养1～5天，并在有或无代谢性（0.5 mM棕榈酸盐）、化学性（0.1 ng/mL布雷菲德菌素-A）内质网应激源的条件下进行研究。在非糖尿病胰岛中，棕榈酸和布雷菲德菌素-A降低了葡萄糖刺激的胰岛素分泌；雷帕霉素可预防棕榈酸诱导的细胞毒性损伤，但不能预防布雷菲德菌素-A。棕榈酸暴露会增加非糖尿病胰岛中的β细胞凋亡，雷帕霉素可阻止这种凋亡，3-甲基腺嘌呤可使其恶化。棕榈酸和布雷菲德菌素-A都能诱导内质网应激标记物（PERK、CHOP和BiP）的表达，而雷帕霉素可阻止这种表达。在2型糖尿病胰岛中，雷帕霉素改善胰岛素分泌，减少β细胞凋亡，保护胰岛素颗粒、线粒体和内质网超微结构；这与PERK、CHOP和BiP基因表达的显著降低有关。自噬改变与β细胞功能障碍和死亡有关，在2型糖尿病供体的胰岛中存在mTORC1（雷帕霉素复合物1的作用靶点，抑制自噬途径）的过度活化。此外，棕榈酸暴露可能导致溶酶体去酸化，从而损害自噬。以上所有都支持恢复自噬可以改善人类β细胞健康这一观念[17]。

总的来说，胰岛β细胞衰竭对2型糖尿病的发生、发展和进展性恶化至关重要。胰岛β细胞分子特性的相关变化可以作为干预的目标，通过改善β细胞功能促进2型糖尿病缓解。造成胰岛β细胞衰竭的原因包括遗传和环境因素以及细胞内细胞器（如内质网和线粒体）的作用。现有证据表明，2型糖尿病受试者的β细胞功能障碍可以通过某些减少氧化和内质网应激和/或促进自噬的治疗方案来逆转。另外，在低热量饮食和减肥手术后，不同比例的患者的糖尿病得到缓解，可见减轻代谢压力能直接改善β细胞健康状态。

**糖脂"肝脏恶性循环"与"胰腺恶性循环"的双循环机制**

双循环假说于2008年发表，旨在推测2型糖尿病发展和逆转的原因以及病理生理学机制[18]。这在几项研究中得到了验证，所有研究都强调了肝脏和胰腺内的过量脂肪在该疾病发病机制中的作用。DiRECT已明确证明，通过饮食减肥缓解2型糖尿病是可行且持久的。此外，DiRECT的机制研究扩展了我们对2型糖尿病发展的认识，已经证实肝内和胰腺内脂肪的减少是糖尿病缓解的先决条件，前提是消除代谢负担后β细胞具有恢复能力[19]。此外，在胰腺脂肪积聚和β细胞功能方面占据中心地位的肝脏脂蛋白输出，最近被证明与2型糖尿病的缓解和再发展有关。糖尿病再发展的一个重要原因就是肝脏输出脂蛋白中棕榈酸的增加，因为棕榈酸是新生脂肪生成的必要产物，也是对β细胞毒性最大的脂肪酸。需要进一步研究2型糖尿病患者的脂蛋白和脂质代谢紊乱，特别是考虑到心血管疾病的风险增加。关于脂质种类和脂肪酸中间体与2型糖尿病的发展及心血管风险的关系，还有许多问题有待回答[7]。

2型糖尿病可逆性途径的"双循环"假说被提出已有十多年历史[18]。其假设：

（1）长期摄入过多的热量会使其以甘油三酯的形式被转移到肝脏和其他部位。而肝脏中的过量脂质将降低肝细胞对胰岛素的反应，导致肝脏胰岛素抵抗，从而无法关闭糖异生，造成高血糖和随后的高胰岛素水平。研究表明，在人和动物模型中，脂肪酸的从头合成在很大程度上促成了肝脂肪变性，而这主要是由胰岛素刺激引起的。2型糖尿病患者基础胰岛素水平高，在此情况下，则会引发高脂血症和高血糖的"肝脏恶性循环"。（2）在2型糖尿病发展的早期，β细胞通过增加胰岛素分泌、提高基础胰岛素水平和加强肝脏循环对肝脏胰岛素抵抗作出反应。在这种情况下，极低密度脂蛋白-甘油三酯（VLDL-TG）的肝脏输出将增加，从而推高循环中的甘油三酯水平。皮下脂肪组织提供代谢耐受良好的脂肪储存区，但其储存能力在不同个体中受到不同程度的限制。随着肝脏VLDL-TG输出的增加，个人脂肪阈值将被突破，胰腺和其他部位将出现异位脂肪积聚。这将启动"胰腺恶性循环"，毒性脂肪代谢物将导致易感个体的β细胞功能障碍。由于β细胞有一定的代偿能力，这在疾病进展的早期阶段是可以耐受的。然而，当β细胞不能代偿其功能损失时，2型糖尿病将会出现（如图3-4所示）。

### 3.2.1 脂肪肝与胰岛素抵抗

肝脏是通过内源性葡萄糖生成调节血糖的中心。胰岛素抵抗与代谢相关脂肪性肝病（MAFLD）之间的关联已被充分证明。尽管目前尚不清楚代谢相关脂肪性肝病是一个致病因素还是胰岛素抵抗的结果，但普遍认为两者都与2型糖尿病的发病机制有关[20]。

代谢相关脂肪性肝病会增加2型糖尿病患者的心血管风险。这可能与脂质代谢改变相关的高动脉粥样硬化特征有关。研究发现，几乎所有2型糖尿病患者都有不同程度的代谢相关脂肪性肝病，并且在减肥后肝脏脂肪迅速恢复正常。重要的是，这与肝脏VLDL-TG输出的显著减少和肝脏胰岛素抵抗的正常化有关[7]。

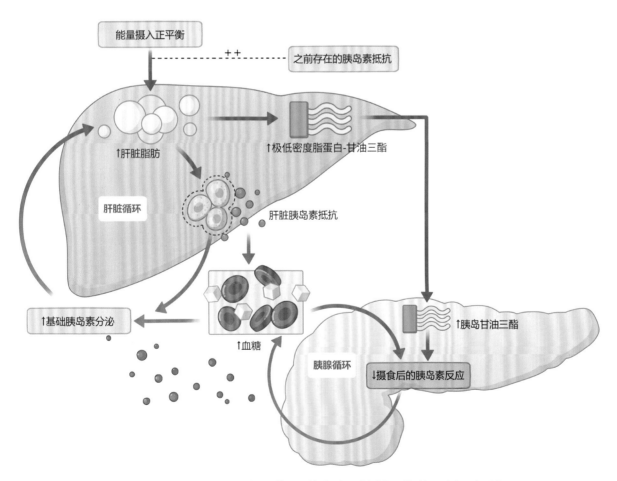

图3-4 "肝脏恶性循环"与"胰腺恶性循环"的双循环机制

### 3.2.2　肝脏甘油三酯输出与脂蛋白代谢

肝脏的另一个主要功能是维持脂质稳态。这主要通过输出VLDL-TG和清除其他脂蛋白残留物来调节。在2型糖尿病中，脂质代谢异常是心血管疾病（CVD）发展的主要危险因素。2型糖尿病患者脂质代谢紊乱的特征是肝脏VLDL-TG的过度产生。这与葡萄糖和胰岛素水平升高时激活脂肪生成基因的转录因子的表达有关。来自脂肪组织的游离脂肪酸是健康个体在禁食条件下产生VLDL-TG的主要来源。在2型糖尿病患者中，肝脏VLDL-TG显著增加。体重减轻后肝脏的VLDL-TG可以显著下降。但这仅发生在那些糖尿病缓解的患者中。在那些没有达到缓解的糖尿病患者中，肝脏VLDL-TG生成量和血浆VLDL-TG浓度的变化都是微弱的。另一方面，糖尿病缓解的丧失与肝脏VLDL-TG生成量和血浆VLDL-TG浓度的显著升高有关，这表明VLDL-TG与2型糖尿病的发展可能有因果关系，尽管这项工作需要在适当的动物模型中进行研究，以证明该因果关系[7]。

载脂蛋白ApoB和ApoE是调节极低密度脂蛋白分泌和代谢的两种主要脂蛋白。ApoB的肝脏合成对于成功组装和分泌极低密度脂蛋白颗粒至关重要。与此相反，ApoE通过与肝细胞上的特定受体结合来决定肝脏对脂蛋白残留颗粒的摄取。因此，ApoE对于清除循环中这些高度致动脉粥样硬化的脂蛋白至关重要。2型糖尿病缓解后高密度脂蛋白胆固醇水平显著升高。因此，研究糖尿病缓解后血浆ApoB和ApoE动力学的变化是有意义的。此外，据报道，ApoE基因的遗传多态性会影响阿尔茨海默病和心血管疾病患者的脂质代谢[21]。

### 3.2.3　脂肪组织储存

过量摄入的能量必须储存起来以备将来使用。糖原合成使葡萄糖储存在肝脏和肌肉中，这一过程由胰岛素调节。当糖原储存空间被填满时，多余的能量将以甘油三酯的形式转移到脂肪细胞中，脂肪细胞通常位于皮下脂肪组织。在2型糖尿病中，肝脏和肌肉胰岛素抵抗将限制糖原储存，并将多余的能量推向脂肪组织。事实上，高水平的葡萄糖和胰岛素可以刺激促进脂肪生成的转录因子，这使得能量以脂肪形式储存这一途径在2型糖尿病患者机体中占主导地位[22]。

皮下脂肪储存的能力有限，这是由遗传、性别和年龄等因素决定的。事实上，这些是决定个体对2型糖尿病易感性强弱的主要因素。此外，据报道，炎症会抑制脂肪组织的扩展能力。2型糖尿病患者的代谢过程与脂肪组织的扩展有关。首先，由于脂肪组织中的胰岛素抵抗，抑制脂肪分解的胰岛素功能将受到影响。而脂肪分解将产生高脂肪酸底物，肝脏VLDL-TG的产生将增加。其次，以VLDL-TG形式存在的多余能量将被转移到循环中，继而保存到体内器官及其周围。再次，高浓度的饱和脂肪酸会引发炎症反应，这会降低脂肪储存能力并将脂肪转到异位部位。最后，肝脏和胰腺内过量甘油三酯的代谢将导致毒性脂质代谢产物激活细胞过程，损害肝细胞和β细胞功能[19]。

除了储存能量，脂肪细胞还能产生多种调节性脂肪因子，这些因子可以影响我们的新陈代谢。据报道，瘦素和脂联素可通过调节葡萄糖和脂肪酸代谢发挥抗糖尿病作用。此外，血浆瘦素与脂联素的比值被认为是2型糖尿病和代谢综合征致动脉粥样硬化的标志。

哺乳动物包括人类体内的脂肪组织可分为白色脂肪组织和棕色脂肪组织。前者就是我们通常认为的脂肪，广泛分布于皮下组织和内脏周围。它是能量仓库，能将多余的能量以脂肪的形式储藏起来。而棕色脂肪组织则是通过自身细胞内大量的线粒体将食物中的能量转化成热能。棕色脂

肪组织对身体代谢具有重要的调节功能[23]。它的生物学特性及其在2型糖尿病发病机制中的作用值得进一步研究。

### 3.2.4 胰腺脂肪与β细胞功能

脂肪胰的概念正逐渐为人们所广泛接受。据报道，脂肪胰在大多数胰腺相关疾病中很常见，包括2型糖尿病、胰腺炎和胰腺癌[19]。有报道称，与非糖尿病对照组相比，2型糖尿病患者胰腺内脂肪升高。糖尿病的逆转始终与胰腺脂肪的大量减少和胰岛素分泌的正常化相关。根据双循环假说，多余的脂肪通过肝脏VLDL-TG输出输送到胰腺。初步研究表明，VLDL-TG输出的下降与胰腺内脂肪的逐渐减少以及β细胞功能的恢复相关。DiRECT项目的进一步研究证实了这些发现，并表明VLDL-TG生成和胰腺内脂肪含量的变化与糖尿病逆转和再发展有关。此外，已经证实VLDL-TG中的棕榈酸特定富集可能会推动这些过程[7]。饱和脂肪酸对β细胞功能的有害影响早已为人所知，研究人员提出了几个概念来解释脂质诱导的β细胞损伤，包括细胞凋亡和细胞去分化（如图3-2所示）。然而，导致β细胞功能障碍的确切机制仍不确定。β细胞去分化似乎是最有可能的，并已成为人们最广泛接受的解释2型糖尿病中β细

胞衰竭的原因。该解释提出,在过量脂肪和葡萄糖的代谢条件下,β细胞转化为α细胞表型。β细胞去分化的结论性数据有限,尤其是在人类研究中[24]。最近,报道了β细胞去分化的两种主要调节因子:生长分化因子-15(GDF-15)和成纤维细胞生长因子-21(FGF-21)[25]。但还需要更多的专门工作来确定导致2型糖尿病患者β细胞功能障碍和恢复的因素。

动物和人类研究的数据表明了饱和脂肪酸在诱导内质网(ER)应激(导致β细胞功能障碍)中的潜在作用。而最近的研究强调了支链氨基酸(BCAA)在2型糖尿病中的作用[26]。据报道,支链氨基酸刺激胰岛素分泌并激活与β细胞质量和功能相关的mTORC1激酶。mTORC1是自噬的负调节因子,自噬是一种已知的调节脂质代谢的过程,据报道受饮食热量水平的调节。高脂条件下β细胞自噬异常,消除这种代谢应激可恢复自噬功能。有人提出了几种

细胞机制来解释β细胞去分化。临床和新陈代谢研究以及其他细胞和动物研究都支持这一过程是由脂肪诱导的代谢物驱动的,这些代谢物导致内质网应激,从而导致β细胞功能障碍。数据证实,β细胞损伤在糖尿病发病后的早期是可逆的,这支持了β细胞去分化而非凋亡的理论。2型糖尿病逆转的潜在过程可能是在体重减轻去除了有毒代谢条件后β细胞的再分化,但这仍有待实验确定[27]。暴露于棕榈酸后的β细胞恢复自噬功能可能有助于β细胞再分化。

总之,2型糖尿病现在可以被视为肝脏和胰腺内脂肪含量过多的状态。决定糖尿病发展和缓解的潜在病理生理机制已有部分了解。肝脏VLDL-TG输出紊乱以及过量摄入热量期间脂质代谢的相关异常似乎是该疾病发病机制的核心,需要进一步研究以确定毒性脂质代谢物以及它们导致β细胞功能障碍的确切体内机制。

## 3.3 胰腺形态学改变与糖尿病缓解

尽管胰腺对全身新陈代谢的作用至关重要,但它仍然是目前研究最少的器官之一。过去20多年来,磁共振技术已成为研究这一器官的最常用的工具,用于研究2型糖尿病患者胰腺形态和脂肪含量。研究发现,2型糖尿病患者的胰腺体积比正常值

小约1/3，随着糖尿病病程的进展，胰腺体积似乎进一步缩小[28]。目前尚不确定出生时胰腺小的人是否更容易发展为2型糖尿病患者。胰岛素在高浓度下可作为一种有效的生长激素发挥作用，例如在餐后，胰腺实质组织通过旁分泌作用促进胰腺生长作用。因此，2型糖尿病患者缺乏局部急性胰岛素分泌可能是其胰腺体积减小的原因。1型糖尿病患者胰岛素分泌完全缺失、胰腺体积减小也能支持这一观点。糖尿病缓解后前6个月，胰岛素分泌的恢复没有导致胰腺体积的改善[28]。然而，考虑到胰腺组织在2型糖尿病发病期间经历的长期胰

岛素缺乏，糖尿病缓解后前6个月没有发生胰腺体积的改善是可以预期的。DiRECT的长期研究中发现了胰腺体积的改善，但只有那些胰岛素分泌恢复的患者胰腺体积才显著增加[28]。值得注意的是，胰岛素和胰岛素样生长因子-1（IGF-1）受体具有高度同源性，因此胰岛素能以低亲和力与IGF-1受体结合，这解释了高浓度胰岛素的促生长效应。IGF-1和胰岛素的缺乏可能与2型糖尿病中观察到的胰腺组织萎缩有关。因此，需要进一步研究2型糖尿病缓解后IGF-1水平的变化及其与胰腺体积变化的关系。

##  3.4 代谢手术后2型糖尿病缓解的机制

### 3.4.1 代谢手术后的β细胞功能与胰岛素分泌

进食后的生理性β细胞分泌胰岛素的反应特点是双相模式，与静脉输注葡萄糖试验产生的第一时相和第二时相胰岛素分泌类似。进食后产生急性胰岛素分泌初始相对陡峭的峰值，相当于第一时相胰岛素分泌，通常发生在进食后的前30分钟内。随后是逐渐平缓增加的胰岛素分泌峰值，相当于第二时相胰岛素分泌，发生在口服

葡萄糖负荷后30～180分钟。虽然空腹状态下血糖浓度是胰岛素分泌的主要刺激因素，但餐后状态下发挥重要作用的是胃肠道信号（主要是内分泌细胞释放的肠道激素）。这可以通过"肠促胰岛素效应"来解释，与静脉注射相比，口服葡萄糖负荷时可以观察到胰岛素分泌增强。这种肠促胰岛素效应导致的胰岛素分泌占餐后胰岛素分泌总量的一半。这种肠道依赖性营养素诱导的胰岛素分泌主要由两种肠促胰岛

素驱动：GLP-1和GIP[29]。

目前对2型糖尿病的理解是胰岛素抵抗增加的背景下胰腺β细胞功能逐渐衰竭。一旦胰腺无法补偿这种胰岛素抵抗，就会出现高血糖，并加速残余储备细胞的恶化。代谢手术部分恢复了β细胞的功能。腹腔镜Roux-en-Y胃旁路术（LRYGB）、胆胰转流手术（BPD）、袖状胃切除手术（VSG）（如图3-3所示）或腹腔镜可调节胃束带手术（LAGB）后，作为β细胞敏感性标志的急性胰岛素分泌增加。在进行口服葡萄糖耐量试验（OGTT）和混合膳食耐受试验（MMTT）时可以观察到这一点，与术前反应相比，术后的餐后胰岛素的早期分泌和全时段分泌增强。在所有类型的手术后，都会观察到胰岛素曲线下的总面积减少。这是因为随着胰岛素敏感性的提高，维持血糖正常所需的胰岛素减少。其潜在的生理机制尚不清楚，研究人员已经提出了一些可能的机制，例如热量限制，消除葡萄糖毒性可以增强葡萄糖感应，改善胰岛素抵抗可以减少β细胞负担或胃肠道激素信号（即肠促胰岛素）的变化。许多人认为，GLP-1分泌增强是一个与减肥无关但很重要的因素，其有助于VSG、LRYGB和BPD术后β细胞功能的改善[30~32]。尽管GLP-1对葡萄糖介导的胰岛素

分泌有重要作用，但这些发现指出了其他因素与代谢手术后血糖控制持续改善的相关性。因此，一些研究人员支持热量限制是代谢手术后β细胞功能急剧改善的主要原因，认为其会降低葡萄糖水平，从而降低葡萄糖毒性。毫无疑问，GLP-1释放与热量限制的结合增强了术后早期β细胞功能。这通过体重减轻和血糖正常对β细胞的有益作用进一步实现。尽管如此，值得注意的是，β细胞功能障碍术后改善程度最重要的预测因素是术前胰腺储备本身：术前β细胞越"耗尽"，术后糖尿病缓解的可能性越小[32]。

### 3.4.2　代谢手术后的胰岛素敏感性

胰岛素敏感性改善的潜在机制取决于评估时间：术后早期和晚期。几天内，可以观察到血糖控制和胰岛素敏感性的改善。大多数研究表明，这种早期改善是继发于肝脏胰岛素敏感性的提高。相比之下，包括骨骼肌和脂肪组织在内的外周组织胰岛素敏感性在术后早期没有变化，但此后逐渐改善并与体重减轻密切相关。这在除BPD手术外的所有外科代谢手术后都能看到，在BPD手术之后，可以观察到肝脏和外周胰岛素敏感性在早期阶段的改善，并且与进行其他肥胖干预的体重匹

配的对照组相比，胰岛素敏感性改善更明显[33]。

在术后3至6个月，体重减轻发挥着重要作用，是胰岛素敏感性进一步提高的主要驱动因素。在这个阶段，可以观察到外周胰岛素敏感性的改善，并且与体重减轻的程度相关。如欧洲胰岛素抵抗研究组（EGIR）队列中所见，体重指数降低30%预示着胰岛素敏感性增加50%。如前所述，BPD手术是这一说法的例外，因为它在体重显著减轻之前就可快速改善肝脏和外周胰岛素敏感性，尽管人们对其机制尚未完全了解[33][34]。

VSG、LRYGB和BPD手术后胰岛素敏感性和体重的长期改善主要归因于抑制食欲的肠道激素（即GLP-1、肽YY和胃泌酸调节素）的增加，有助于增强餐后的饱腹感，最终导致热量和食物摄入量的减少。这里的例外是胃束带手术术后厌食激素不会增加[35][36]。胃束带手术能通过神经机制增强饱腹感，由此造成的体重减轻是使胰岛素敏感性提高的主要因素。根据手术类型的不同，肠道激素分泌的增加可以用不同的介质来解释。在LRYGB或BPD的情况下，小肠旁路、胆汁酸或肠道微生物组的变化被认为是可能的介导因素。已经有研究表明，胆汁酸通过L细胞上表达的G蛋白

偶联胆汁酸受体Gpbar1（TGR5）间接调节葡萄糖，导致GLP-1结合后释放[37][38]。关于肠道微生物群的变化，尚不确定其是否与手术后血糖控制的改善直接相关。然而，如果将健康志愿者的粪便移植给患有代谢综合征的个体，则可以观察到胰岛素敏感性的改善，这与产生丁酸盐的肠道微生物群的增加相关。此外，一些研究表明，将经过LRYGB手术治疗的受试者的肠道微生物群移植给非手术受试者，可以减轻非手术受试者体重。然而，在这些研究中，没有测定葡萄糖代谢和胰岛素敏感性指标的变化。因此，需要更多的研究来阐明肠道微生物组在何种程度上以及通过何种机制改善代谢手术后的葡萄糖代谢。另一方面，VSG手术对胆汁酸循环没有影响。肠道激素释放的增加似乎是胃排空增加的次要原因，胃排空会导致营养物质快速进入小肠，从而刺激肠道激素分泌[39][40]。

### 3.4.3　代谢手术后的葡萄糖吸收

代谢手术后，肠道内的葡萄糖代谢发生了变化。LRYGB和VSG手术后葡萄糖吸收降低，尽管两者的机制不同。RYGB术后，未消化的营养物质到达共同段，与胆汁酸和其他消化分泌物相遇，从而实现营养吸收。已经表明，由于胆汁酸流量的改

变，葡萄糖吸收在消化段中减弱，在共同段中增加。管腔内葡萄糖通过顶端钠-葡萄糖协同转运蛋白1（SGLT1）吸收，该转运蛋白从管腔侧将钠和葡萄糖结合到肠上皮细胞中。因此，肠道对葡萄糖的吸收需要钠的存在，钠来源于胆汁和其他消化液。而在LRYGB之后，胆汁酸转运发生了改变，导致消化段不暴露于这些消化液，而钠不与葡萄糖一起转运。事实上，尽管保留了SGLT1的表达或功能，但排除胆汁酸本身足以减少消化段中的肠道钠-葡萄糖共转运。在这种情况下，胆汁酸通过降低消化段中钠的腔内含量来调节内源性钠的肠道运输[41]。这也解释了为什么通过提供富含钠的溶液可以恢复消化段中的葡萄糖摄取。可以说，SGLT2抑制剂对肾脏的作用就像代谢手术对肠道中SGLT1的作用一样。事实上，已有多项研究表明，在2型糖尿病患者中，抑制SGLT1可降低餐后血糖浓度，改善血糖控制[42]。

VSG手术也会使小肠葡萄糖吸收能力降低。VSG后，胃的大部分被切除，瘦素和胃饥饿素表达细胞减少。胃饥饿素能增加食欲，抑制胃排空，调节能量消耗，减少葡萄糖诱导的胰岛素释放，降低全身胰岛素敏感性。因此，胃饥饿素浓度与胰岛素敏感性和分泌呈负相关。另一方面，瘦

素可通过增强空肠中的葡萄糖转运蛋白2（GLUT2）来促进葡萄糖吸收。最近的一项研究表明，VSG手术后，葡萄糖吸收减少，通过口服瘦素能增强葡萄糖吸收。因此，最近有人假设，VSG后瘦素耗竭是促进葡萄糖稳态改善的主要因素之一，而不是LRYGB后的肠道适应性变化[43]。

### 3.4.4　代谢手术后肠道内葡萄糖的摄取和利用

尽管VSG和LRYGB手术具有相似的有益代谢作用，但在肠道结构、吸收营养成分、肠道激素分泌以及菌群等方面的变化有所不同。已经有研究表明，LRYGB手术后的变化以黏膜增生和肥大为特征的消化段的形态学适应为主。肠黏膜的这些变化是由消化段黏膜暴露于未消化的营养物引起的，在VSG手术后没有发现这种改变。有新的证据表明，这种增生和肥大会导致葡萄糖代谢的重编程，并提高代谢率，以满足更高的能量需求，从而增加肠道对碳水化合物的消耗。通过使用2-[18F]-氟-2-脱氧-D-葡萄糖正电子发射断层扫描计算机断层扫描，可以证明这种较高的代谢率和消化段葡萄糖摄取的增加，其中重塑的肠道表现出仅次于大脑的第二高的葡萄糖消耗[44][45]。事实上，

肠道葡萄糖摄取和血糖改善呈正相关，这与全身葡萄糖处理的改善一致。这一过程的特点是基底外侧葡萄糖转运蛋白1（GLUT1）的过度表达，这增加了对肠上皮细胞的葡萄糖供应，其方式与缺氧对增殖性癌细胞的作用相同。GLUT1在早期肠组织生长中起重要作用，因此在胎儿中高度表达，然后逐渐消失。有趣的是，由于LRYGB后GLUT1的肠道表达增强，肠道葡萄糖利用率的增加与体重减轻或胰岛素分泌和敏感性的改善无关。值得注意的是，肠黏膜绒毛顶端SGLT1活性增强，而SGLT1能与基底外侧GLUT1协同作用，增加肠道的葡萄糖摄取，以满足更高的能量需求。所有这些发现说明肠道是代谢手术后增加葡萄糖处置的器官[45][46]。

### 3.4.5　代谢手术后的肠道糖异生与肝门静脉葡萄糖感应

小肠的葡萄糖释放由两种主要的糖异生酶触发：葡萄糖-6-磷酸酶（Glc6Pase）和磷酸烯醇式丙酮酸羧激酶（PEPCK）。当两种酶都被诱导时，新合成的葡萄糖被释放到门静脉血中。该过程需要肝门静脉葡萄糖感应，该感应最终调节肝脏的内源性葡萄糖产生。该系统需要特定的葡萄糖转运蛋白（GLUT2）的存在，并通过

GLP-1增强门静脉葡萄糖感应的作用，抑制肝脏葡萄糖异生，调节全身葡萄糖处置，刺激外周组织的葡萄糖摄取。此外，肠道糖异生的门脉感应导致食物摄入减少。肝门神经系统产生的这些代谢效应通过连接下丘脑中央核的门静脉周围的自主神经系统发生[47]。

根据上述小肠葡萄糖释放的机制，一些研究表明，与胃束带术相比，LRYGB手术后，远端空肠和回肠中Glc6Pase和PEPCK的表达量和活性增加。这导致肠道向门静脉血释放葡萄糖增加，抑制肝脏葡萄糖产生和食物摄入。这些影响在胃束带术后体重匹配的小鼠中没有观察到，表明LRYGB术后至少有一部分代谢改善与热量限制或体重减轻无关。另一方面，当GLUT2在接受代谢手术的小鼠体内下调时，肝门感应受损，影响胰岛素敏感性和体重[47]。因此，肠道糖异生的增加和通过GLUT2依赖性途径对肝门静脉葡萄糖传感器的刺激被认为是LRYGB提高胰岛素敏感性和减少食物摄入从而有助于解决高血糖的机制之一。然而，以上动物实验的结果还需要人体内研究来证实。

### 3.4.6　代谢手术后的脂肪组织变化

众所周知，脂肪组织功能障碍和身体

脂肪过量，特别是脂肪在腹部内脏的中心沉积会降低胰岛素敏感性和β细胞功能，并且，内脏脂肪沉积是2型糖尿病和心血管疾病的独立危险因素。这是因为脂肪组织是一个活跃的内分泌和旁分泌器官，能释放大量激素和细胞因子，不仅影响体重、食物摄入和能量稳态，还能调节葡萄糖和脂质代谢。脂肪细胞衍生的激素越来越多，包括瘦素、脂联素、抵抗素、酰化刺激蛋白、视黄醇结合蛋白4和内脂素等。虽然应该注意到控制体重和改善新陈代谢的因素的重要性，但我们目前所知道的是，除脂联素外，这些激素的循环浓度在肥胖和胰岛素抵抗状态下会增加，在减肥后会降低。过度肥胖基于这些激素/细胞因子，促进慢性低度炎症，这些特点与2型糖尿病的发展有关[48]。

如前所述，代谢手术后体重显著下降。在手术减肥后，随着身体脂肪百分比的减少，代谢也在发生改善。这种有益于代谢的脂肪再分配进一步促进手术诱导的体重减轻后的葡萄糖代谢改善：内脏和总脂肪减少介导的肝脏胰岛素敏感性改善以及肌肉含量相对增高（促进骨骼肌葡萄糖摄取）[49]。

但不仅身体成分有所改善，脂肪组织本身也经历了一些变化，包括分泌谱、脂肪细胞、形态以及糖脂代谢。关于脂肪因子，瘦素和炎性细胞因子（如TNF-α和几种白细胞介素）减少，脂联素浓度增加，从而导致几种心血管代谢危险因素减少。此外，已证明脂联素浓度与2型糖尿病缓解程度呈正相关。

胰岛素可增强脂肪特异性葡萄糖处理的能力。胰岛素受体是一种酪氨酸激酶，其激活导致胰岛素敏感葡萄糖转运蛋白4（GLUT4）从细胞内储存室易位至质膜。胰岛素刺激的AMP依赖的蛋白激酶（AMPK）和GLUT4的活性在肥胖和2型糖尿病患者中被下调，其基因的选择性失活损害了胰岛素依赖性脂肪葡萄糖的处理，导致2型糖尿病。已经表明，体重减轻后，胰岛素刺激的激酶活性恢复，LRYGB手术后1年，脂肪组织中胰岛素诱导的信号传导和GLUT4活性有所改善[50]。这些与血浆脂联素水平和通过高胰岛素正常血糖钳夹评估的全身胰岛素敏感性相关。几项研究还表明，代谢手术后脂肪细胞形态也发生了变化：脂肪分解途径增加，脂肪细胞增生，细胞体积减小，从而提高全身胰岛素敏感性（如图3-5所示）。

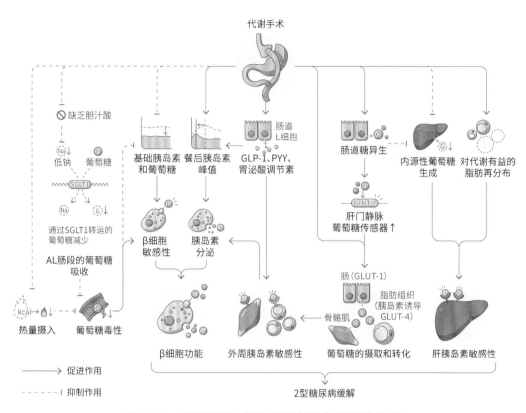

图3-5　肝代谢手术后2型糖尿病缓解的机制

## 3.5 生活方式改善后糖尿病缓解

　　多项有关糖尿病缓解的指南建议，新诊断为糖尿病的人应接受糖尿病自我管理教育和支持（DSMES）[51]。DSMES最重要的部分是决定吃什么。DSMES的目标如下：（1）实现和保持体重目标；（2）实现个体化的血糖、血压和血脂目标；（3）延缓或预防糖尿病并发症。因此，建议每名糖尿病肥胖患者减重＞5%，以获得有益的结果。特别是处在糖尿病前期的肥胖患者应将其减重目标提高7%～10%，以防止

或延缓2型糖尿病进展。事实上，强化的减肥目标（减重15%）可能使2型糖尿病患者的获益最大化。在糖尿病健康行动（Look AHEAD）试验中，采用强化的生活方式干预（ILI）的干预组比对照组更能诱导糖尿病缓解。在Look AHEAD试验中，肥胖的2型糖尿病患者被随机分配到ILI组或糖尿病支持和教育（DSE）组。ILI组明显更有可能实现糖尿病缓解，第一年缓解率为11.5%，第四年缓解率为7.3%，而DSE组在

每个时间点的缓解率为2.0%[52]。

Look AHEAD研究的结果在2型糖尿病缓解临床试验（DiRECT）中得到加强和重新评估。在Look AHEAD试验中，糖尿病缓解不是主要目的，但DiRECT是一项针对糖尿病缓解的试验，在英国的初级保健实践中使用结构化液体饮食配方来减轻体重，并加强生活方式管理，以长期减肥。1年后糖尿病缓解（停用所有抗糖尿病药物2个月后HbA1c≤6.5%）率在干预组达到46%，而在对照组为4%。特别是体重减轻量维持在≥15 kg者糖尿病缓解率达86%。在一项后续研究中证实，体重控制难以维持。在第2年时，干预组中只有11%的参与者体重下降

≥15 kg，有36%的患者糖尿病缓解。因此，保持缓解与持续减重的程度相关[53]。

对于减重状态的保持，营养师的作用是不可或缺的，他们在提供糖尿病特定医学营养治疗方面具有专业知识和技能。营养师提供的营养治疗与2型糖尿病患者HbA1c降低0.3%～2.0%相关。2型糖尿病患者没有统一的饮食模式，膳食计划应该是个性化的。比如在医疗保健中，人们就制订了各种饮食计划，以控制体重并降低2型糖尿病患者的心血管风险，包括有膳食替代品的结构化低热量膳食计划、地中海式饮食模式和有额外支持的低碳水化合物膳食计划。

 **3.6　肠促胰岛素等药物治疗后糖尿病缓解的机制**

在早前的一项研究中，糖尿病持续时间短的患者能通过早期联合治疗（维格列汀和二甲双胍）使血糖水平正常化[54]。因此，建议降低目标HbA1c水平是必要的，并应当强调其对于糖尿病缓解的重要性。如前所述，代谢手术是一种很好的治疗选择，但它的局限性在于接受治疗的患者必须在限制性体重或BMI范围内（体重指数BMI≥40.0 kg/m²；亚洲人BMI≥37.5 kg/m²）。

此外，单纯的强化生活方式改变会使患者难以保持体重和糖尿病缓解。因此，通过改变生活方式联合药物治疗达到血糖正常，可以促进糖尿病的持续缓解。血糖正常后，如果在保持体重的同时对药物减量，则可持续缓解。然而，糖尿病缓解的药物治疗策略有两个基本前提。一是低血糖风险低：如果低血糖频繁发生，则不能通过足量使用疗效高的药物来达到

血糖正常。二是药物疗法需要对减肥有益。通常，钠-葡萄糖共转运蛋白2抑制剂（SGLT2i）和GLP-1受体激动剂（GLP-1 RA）都会导致体重减轻。然而，SGLT2i的减肥效果低于GLP-1 RA。同时满足以上两点的药物类型是GLP-1 RA，特别是利拉鲁肽和司美格鲁肽，这两者最初用于治疗2型糖尿病，可有效降低血糖并减轻体重。由于GLP-1对食欲和能量平衡的调节作用，GLP-1 RA是治疗肥胖症的药物。GLP-1从L细胞中释放，并能够刺激2型糖尿病患者的胰岛素分泌。GLP-1的另一个重要作用是延迟胃排空。此外，在中枢神经系统中GLP-1受体位于下丘脑，这是调节食物摄入的部分。因此，GLP-1 RA能通过多种机制减轻体重[55]（如图3-6所示）。同时，《ADA/EASD共识》中指出GLP-1 RA因其高效性和安全性而优于胰岛素[56]。

利拉鲁肽和司美格鲁肽被批准为抗糖尿病药物，前者每天皮下给药一次，后者每周皮下给药一次。而更高剂量的这两种药物被开发用于2型糖尿病患者或非2型糖尿病的肥胖患者治疗肥胖以及控制血糖。早在2014年，美国食品和药物管理局（FDA）批准了利拉鲁肽用于成人肥胖症的治疗。2022年12月4日美国FDA批准了利拉鲁肽注射液的说明书标签更新，准许其用于治疗体重在60 kg以上、身体质量指数

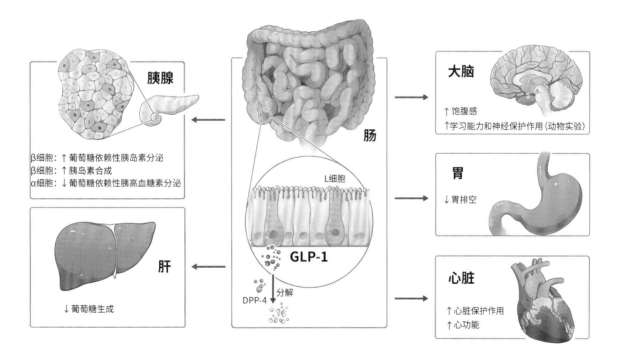

图3-6　GLP-1的作用机制与2型糖尿病缓解

（BMI）在30 kg/m²或以上的12～17岁青少年肥胖症，作为低热量饮食和增加运动的辅助疗法。在非糖尿病和糖尿病患者肥胖和糖尿病前期试验（SCALE）中，与安慰剂相比，3.0 mg利拉鲁肽减轻了体重（差异为-5.6 kg；95%可信区间为-6.0～-5.1 kg；P＜0.001）。此外，在3年的随访中，利拉鲁肽组2型糖尿病延缓发生，其发生时间是安慰剂组的2.7倍（95%CI，1.9～3.9；P＜0.0001），相应的风险比（HR）为0.21（95%CI，0.13～0.34）[9]。2021年6月美国FDA批准使用2.4 mg的司美格鲁肽，用于肥胖或超重的、伴随至少一种体重相关疾病（如高血压、2型糖尿病或高胆固醇）的成年患者减肥。其在国内截至2023年2月尚没有获批治疗肥胖症。在司美格鲁肽治疗肥胖患者的效果（STEP）2期试验中，从基线到第68周，患者平均体重的估计变化为-9.6%（标准误差，0.4）。给予2.4 mg司美格鲁肽的患者的HbA1c浓度从基线到第68周降低了1.6%（标准误差，0.1）。给予2.4 mg司美格鲁肽的患者第68周基线体重减少≥10%的比例为45.6%，给予2.4 mg的司美格鲁肽并达到HbA1c≤6.5%水平的患者比例为67.5%。结果表明，其降糖效果和减肥效果与代谢手术一样有意义[57]。

最近，一种GLP-1/GIP双受体激动剂替尔泊肽在肥胖糖尿病患者的治疗中显示出令人鼓舞的结果[58]。在健康个体中，与单独使用每种激素相比，GIP和GLP-1 RA的联合使用在增加胰岛素应答方面具有相加效应。然而，在2型糖尿病患者中，短时间内联合使用GIP和GLP-1 RA不会产生比单独使用GLP-1 RA更强的促胰岛素分泌作用。替尔泊肽作为一种GLP-1/GIP双受体激动剂，是根据天然GIP序列配制的含有39个氨基酸的合成线性肽。它与天然GIP具有相似的GIP受体亲和力，对GLP-1受体亲和力是天然GLP-1的1/6。在SURPASS-1中，替尔泊肽显著改善了血糖和体重。替尔泊肽15 mg组患者HbA1c降低2.07%，体重平均减轻9.5 kg。HbA1c水平达到≤6.5%的患者比例为86%[58]。体重减少≥10%的患者比例达47%。此外，替尔泊肽通过了全球Ⅲ期临床研究（SURPASS-2），是第一个完成Ⅲ期临床试验的GLP-1/GIP双受体激动剂。在SURPASS-2试验中，将替尔泊肽与司美格鲁肽1 mg进行比较，替尔泊肽优于司美格鲁肽。另一方面，两项试验均未报告临床显著低血糖（血糖＜3.0 mmol/L）。这些特征可以满足糖尿病缓解的所有要求[59]。除了尚未在临床上联合替尔泊肽，肠促胰岛素已通过联合代谢手术和强化生活方式的改变来维持体重减轻和糖尿病缓解[60]。在

2型糖尿病病程相对较短的情况下，GLP-1 RA单独使用导致的体重减轻可能足以实现糖尿病缓解。即使在停止肠促胰岛素刺激后，显著的体重减轻和血糖正常化也有助于维持糖尿病的缓解[61]。

## 参考文献

① Lean ME, Leslie WS, et al. Primary care-led weight management for remission of type 2 diabetes (DiRECT): an open-label, cluster-randomised trial[J]. Lancet, 2018, 391: 541-551.

② Captieux M, Fleetwood K, Kennon B, Sattar N, Lindsay R, Guthrie B, Wild SH. Scottish Diabetes Research Network Epidemiology G: Epidemiology of type 2 diabetes remission in Scotland in 2019: A cross-sectional population-based study[J]. PLoS Med, 2021, 18: e1003828.

③ Riddle MC, Cefalu WT, Evans PH, Gerstein HC, Nauck MA, Oh WK, Rothberg AE, le Roux CW, Rubino F, Schauer P, Taylor R, Twenefour D. Consensus Report: Definition and Interpretation of Remission in Type 2 Diabetes[J]. J Clin Endocrinol Metab, 2022, 107: 1-9.

④ Marselli L, Piron A, Suleiman M, Colli ML, Yi X, Khamis A, Carrat GR, Rutter GA, Bugliani M, Giusti L, Ronci M, Ibberson M, Turatsinze JV, Boggi U, De Simone P, De Tata V, Lopes M, Nasteska D, De Luca C, Tesi M, Bosi E, Singh P, Campani D, Schulte AM, Solimena M, Hecht P, Rady B, Bakaj I, Pocai A, Norquay L, Thorens B, Canouil M, Froguel P, Eizirik DL, Cnop M, Marchetti P. Persistent or Transient Human beta Cell Dysfunction Induced by Metabolic Stress: Specific Signatures and Shared Gene Expression with Type 2 Diabetes[J]. Cell Rep, 2020, 33: 108466.

⑤ Paolisso G, Gambardella A, Amato L, Tortoriello R, D'Amore A, Varricchio M, D'Onofrio F. Opposite effects of short- and long-term fatty acid infusion on insulin secretion in healthy subjects[J]. Diabetologia, 1995, 38: 1295-1299.

⑥ Cusi K, Kashyap S, Gastaldelli A, Bajaj M, Cersosimo E. Effects on insulin secretion and insulin action of a 48-h reduction of plasma free fatty acids with acipimox in nondiabetic subjects genetically predisposed to type 2 diabetes[J]. Am J Physiol Endocrinol Metab, 2007, 292: 1775-1781.

⑦ Al-Mrabeh A, Zhyzhneuskaya SV, Peters C, Barnes AC, Melhem S, Jesuthasan A, Aribisala B, Hollingsworth KG, Lietz G, Mathers JC, Sattar N, Lean MEJ, Taylor R. Hepatic Lipoprotein Export and Remission of Human Type 2 Diabetes after Weight Loss[J]. Cell Metab, 2020, 31: 233-249.

⑧ Marrano N, Biondi G, Cignarelli A, Perrini S,

Laviola L, Giorgino F, Natalicchio A. Functional loss of pancreatic islets in type 2 diabetes: How can we halt it?[J]. Metabolism, 2020, 110: 154304.

⑨ le Roux CW, Astrup A, Fujioka K, Greenway F, Lau DCW, Van Gaal L, Ortiz RV, Wilding JPH, Skjoth TV, Manning LS, Pi-Sunyer X, Group SOPN-S. 3 years of liraglutide versus placebo for type 2 diabetes risk reduction and weight management in individuals with prediabetes: a randomised, double-blind trial[J]. Lancet, 2017, 389: 1399-1409.

⑩ Raverdy V, Cohen RV, Caiazzo R, Verkindt H, Petry TBZ, Marciniak C, Legendre B, Bauvin P, Chatelain E, Duhamel A, Drumez E, Oukhouya-Daoud N, Chetboun M, Baud G, Ahlqvist E, Wierup N, Asplund O, Laferrere B, Groop L, Pattou F. Data-driven subgroups of type 2 diabetes, metabolic response, and renal risk profile after bariatric surgery: a retrospective cohort study[J]. Lancet Diabetes Endocrinol, 2022, 10: 167-176.

⑪ Fellici AC, Lambert G, Lima MM, Pareja JC, Rodovalho S, Chaim EA, Geloneze B. Surgical treatment of type 2 diabetes in subjects with mild obesity: mechanisms underlying metabolic improvements[J]. Obes Surg, 2015, 25: 36-44.

⑫ Marshak S, Leibowitz G, Bertuzzi F, Socci C, Kaiser N, Gross DJ, Cerasi E, Melloul D. Impaired beta-cell functions induced by chronic exposure of cultured human pancreatic islets to high glucose[J]. Diabetes, 1999, 48: 1230-1236.

⑬ Maris M, Waelkens E, Cnop M, D'Hertog W, Cunha DA, Korf H, Koike T, Overbergh L, Mathieu C. Oleate-induced beta cell dysfunction and apoptosis: a proteomic approach to glucolipotoxicity by an unsaturated fatty acid[J]. J Proteome Res, 2011, 10: 3372-3385.

⑭ Marchetti P, Del Guerra S, Marselli L, Lupi R, Masini M, Pollera M, Bugliani M, Boggi U, Vistoli F, Mosca F, Del Prato S. Pancreatic islets from type 2 diabetic patients have functional defects and increased apoptosis that are ameliorated by metformin[J]. J Clin Endocrinol Metab, 2004, 89: 5535-5541.

⑮ Lupi R, Mancarella R, Del Guerra S, Bugliani M, Dcl Prato S, Boggi U, Mosca F, Filipponi F, Marchetti P. Effects of exendin-4 on islets from type 2 diabetes patients[J]. Diabetes Obes Metab, 2008, 10: 515-519.

⑯ Cunha DA, Ladriere L, Ortis F, Igoillo-Esteve M, Gurzov EN, Lupi R, Marchetti P, Eizirik DL, Cnop M. Glucagon-like peptide-1 agonists protect pancreatic beta-cells from lipotoxic endoplasmic reticulum stress through upregulation of BiP and JunB[J]. Diabetes, 2009, 58: 2851-2862.

⑰ Pearson GL, Gingerich MA, Walker EM, Biden TJ, Soleimanpour SA. A Selective Look at Autophagy in Pancreatic Beta-cells[J]. Diabetes, 2021, 70: 1229-1241.

⑱ Taylor R. Pathogenesis of type 2 diabetes: tracing the reverse route from cure to cause[J]. Diabetologia, 2008, 51: 1781-1789.

⑲ Taylor R, Al-Mrabeh A, Zhyzhneuskaya S, Peters C, Barnes AC, Aribisala BS, Hollingsworth KG, Mathers JC, Sattar N, Lean MEJ. Remission of Human Type 2 Diabetes Requires Decrease in Liver and Pancreas Fat Content but Is Dependent upon Capacity for beta Cell Recovery[J]. Cell

Metab, 2018, 28: 667.

⑳ Tilg H, Moschen AR, Roden M. NAFLD and diabetes mellitus[J]. Nat Rev Gastroenterol Hepatol, 2017, 14: 32-42.

㉑ Sofat R, Cooper JA, Kumari M, Casas JP, Mitchell JP, Acharya J, Thom S, Hughes AD, Humphries SE, Hingorani AD. Circulating Apolipoprotein E Concentration and Cardiovascular Disease Risk: Meta-analysis of Results from Three Studies[J]. PLoS Med, 2016, 13: e1002146.

㉒ Kawano Y, Cohen DE. Mechanisms of hepatic triglyceride accumulation in non-alcoholic fatty liver disease[J]. J Gastroenterol, 2013, 48: 434-441.

㉓ Schrauwen P, van Marken Lichtenbelt WD, Spiegelman BM. The future of brown adipose tissues in the treatment of type 2 diabetes[J]. Diabetologia, 2015, 58: 1704-1707.

㉔ Brereton MF, Iberl M, Shimomura K, Zhang Q, Adriaenssens AE, Proks P, Spiliotis II, Dace W, Mattis KK, Ramracheya R, Gribble FM, Reimann F, Clark A, Rorsman P, Ashcroft FM. Reversible changes in pancreatic islet structure and function produced by elevated blood glucose[J]. Nat Commun, 2014, 5: 4639.

㉕ Patel S, Alvarez-Guaita A, Melvin A, Rimmington D, Dattilo A, Miedzybrodzka EL, Cimino I, Maurin AC, Roberts GP, Meek CL, Virtue S, Sparks LM, Parsons SA, Redman LM, Bray GA, Liou AP, Woods RM, Parry SA, Jeppesen PB, Kolnes AJ, Harding HP, Ron D, Vidal-Puig A, Reimann F, Gribble FM, Hulston CJ, Farooqi IS, Fafournoux P, Smith SR, Jensen J, Breen D, Wu Z, Zhang BB, Coll AP, Savage DB, O′Rahilly

S. GDF15 Provides an Endocrine Signal of Nutritional Stress in Mice and Humans[J]. Cell Metab, 2019, 29: 707-718, e708.

㉖ Jang C, Oh SF, Wada S, Rowe GC, Liu L, Chan MC, Rhee J, Hoshino A, Kim B, Ibrahim A, Baca LG, Kim E, Ghosh CC, Parikh SM, Jiang A, Chu Q, Forman DE, Lecker SH, Krishnaiah S, Rabinowitz JD, Weljie AM, Baur JA, Kasper DL, Arany Z. A branched-chain amino acid metabolite drives vascular fatty acid transport and causes insulin resistance[J]. Nat Med, 2016, 22: 421-426.

㉗ Taylor R, Al-Mrabeh A, Sattar N. Understanding the mechanisms of reversal of type 2 diabetes[J]. Lancet Diabetes Endocrinol, 2019, 7: 726-736.

㉘ Al-Mrabeh A, Hollingsworth KG, Steven S, Taylor R. Morphology of the pancreas in type 2 diabetes: effect of weight loss with or without normalisation of insulin secretory capacity[J]. Diabetologia, 2016, 59: 1753-1759.

㉙ Drucker DJ. The biology of incretin hormones[J]. Cell Metab, 2006, 3: 153-165.

㉚ Weiss R. Effects of Roux-en-Y gastric bypass on beta-cell function[J]. Diabetes, 2014, 63: 1171-1173.

㉛ Borgeraas H, Hjelmesaeth J, Birkeland KI, Fatima F, Grimnes JO, Gulseth HL, Halvorsen E, Hertel JK, Hillestad TOW, Johnson LK, Karlsen TI, Kolotkin RL, Kvan NP, Lindberg M, Lorentzen J, Nordstrand N, Sandbu R, Seeberg KA, Seip B, Svanevik M, Valderhaug TG, Hofso D. Single-centre, triple-blinded, randomised, 1-year, parallel-group, superiority study to compare the effects of Roux-en-Y gastric bypass and sleeve gastrectomy on remission of type 2 diabetes and beta-cell function in subjects with morbid obesity: a protocol for the Obesity surgery in Tonsberg (Oseberg) study[J]. BMJ Open, 2019, 9: e024573.

㉜ Buser A, Joray C, Schiavon M, Kosinski C, Minder B, Nakas CT, Man CD, Muka T, Herzig D, Bally L. Effects of Roux-en-Y Gastric Bypass and Sleeve Gastrectomy on beta-Cell Function at 1 Year After Surgery: A Systematic Review[J]. J Clin Endocrinol Metab, 2022, 107: 3182-3197.

㉝ Wilson J, Docherty P, Stubbs R, Chase JG, Krebs J. Assessment of the Dynamic Insulin Secretion and Sensitivity Test (DISST) Pre and Post Gastric bypass Surgery[J]. Exp Clin Endocrinol Diabetes, 2020, 128: 164-169.

㉞ Bradley D, Magkos F, Klein S. Effects of bariatric surgery on glucose homeostasis and type 2 diabetes[J]. Gastroenterology, 2012, 143: 897-912.

㉟ Hindso M, Hedback N, Svane MS, Moller A, Martinussen C, Jorgensen NB, Dirksen C, Gasbjerg LS, Kristiansen VB, Hartmann B, Rosenkilde MM, Holst JJ, Madsbad S, Bojsen-Moller KN. The importance of endogenously secreted GLP-1 and GIP for postprandial glucose tolerance and beta-cell function after Roux-en-Y gastric bypass and sleeve gastrectomy surgery[J]. Diabetes, 2023, 72(3): 336-347.

㊱ Romero F, Nicolau J, Flores L, Casamitjana R, Ibarzabal A, Lacy A, Vidal J. Comparable early changes in gastrointestinal hormones after sleeve gastrectomy and Roux-En-Y gastric bypass surgery for morbidly obese type 2 diabetic subjects[J]. Surg Endosc, 2012, 26: 2231-2239.

㊲ Yang C, Brecht J, Weiss C, Reissfelder C, Otto M, Buchwald JN, Vassilev G. Serum Glucagon, Bile Acids, and FGF-19: Metabolic Behavior Patterns After Roux-en-Y Gastric Bypass and Vertical Sleeve Gastrectomy[J]. Obes Surg, 2021, 31: 4939-4946.

㊳ Kohli R, Bradley D, Setchell KD, Eagon JC, Abumrad N, Klein S. Weight loss induced by Roux-en-Y gastric bypass but not laparoscopic adjustable gastric banding increases circulating bile acids[J]. J Clin Endocrinol Metab 2013, 98: e708-712.

㊴ Munzker J, Haase N, Till A, Sucher R, Haange SB, Nemetschke L, Gnad T, Jager E, Chen J, Riede SJ, Chakaroun R, Massier L, Kovacs P, Ost M, Rolle-Kampczyk U, Jehmlich N, Weiner J, Heiker JT, Kloting N, Seeger G, Morawski M, Keitel V, Pfeifer A, von Bergen M, Heeren J, Krugel U, Fenske WK. Functional changes of the gastric bypass microbiota reactivate thermogenic adipose tissue and systemic glucose control via intestinal FXR-TGR5 crosstalk in diet-induced obesity[J]. Microbiome, 2022, 10: 96.

㊵ Wagner NRF, Zaparolli MR, Cruz MRR, Schieferdecker MEM, Campos ACL. Postoperative Changes in Intestinal Microbiota and Use of Probiotics in Roux-En-Y Gastric Bypass and Sleeve Vertical Gastrectomy: An Integrative Review[J]. Arq Bras Cir Dig, 2018, 31: e1400.

㊶ Baud G, Daoudi M, Hubert T, Raverdy V, Pigeyre M, Hervieux E, Devienne M, Ghunaim M, Bonner C, Quenon A, Pigny P, Klein A, Kerr-Conte J, Gmyr V, Caiazzo R, Pattou F.

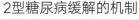

Bile Diversion in Roux-en-Y Gastric Bypass Modulates Sodium-Dependent Glucose Intestinal Uptake[J]. Cell Metab, 2016, 23: 547-553.

㊷ Rosenstock J, Cefalu WT, Lapuerta P, Zambrowicz B, Ogbaa I, Banks P, Sands A. Greater dose-ranging effects on A1C levels than on glucosuria with LX4211, a dual inhibitor of SGLT1 and SGLT2, in patients with type 2 diabetes on metformin monotherapy[J]. Diabetes Care, 2015, 38: 431-438.

㊸ Du J, Hu C, Bai J, Peng M, Wang Q, Zhao N, Wang Y, Wang G, Tao K, Wang G, Xia Z. Intestinal Glucose Absorption Was Reduced by Vertical Sleeve Gastrectomy via Decreased Gastric Leptin Secretion[J]. Obes Surg, 2018, 28: 3851-3861.

㊹ Makinen J, Hannukainen JC, Karmi A, Immonen HM, Soinio M, Nelimarkka L, Savisto N, Helmio M, Ovaska J, Salminen P, Iozzo P, Nuutila P. Obesity-associated intestinal insulin resistance is ameliorated after bariatric surgery[J]. Diabetologia, 2015, 58: 1055-1062.

㊺ Cavin JB, Couvelard A, Lebtahi R, Ducroc R, Arapis K, Voitellier E, Cluzeaud F, Gillard L, Hourseau M, Mikail N, Ribeiro-Parenti L, Kapel N, Marmuse JP, Bado A, Le Gall M. Differences in Alimentary Glucose Absorption and Intestinal Disposal of Blood Glucose After Roux-en-Y Gastric Bypass vs Sleeve Gastrectomy[J]. Gastroenterology, 2016, 150: 454-464, e459.

㊻ Saeidi N, Meoli L, Nestoridi E, Gupta NK, Kvas S, Kucharczyk J, Bonab AA, Fischman AJ, Yarmush ML, Stylopoulos N. Reprogramming of intestinal glucose metabolism and glycemic control in rats after gastric bypass[J]. Science, 2013, 341: 406-410.

㊼ Troy S, Soty M, Ribeiro L, Laval L, Migrenne S, Fioramonti X, Pillot B, Fauveau V, Aubert R, Viollet B, Foretz M, Leclerc J, Duchampt A, Zitoun C, Thorens B, Magnan C, Mithieux G, Andreelli F. Intestinal gluconeogenesis is a key factor for early metabolic changes after gastric bypass but not after gastric lap-band in mice[J]. Cell Metab, 2008, 8: 201-211.

㊽ Camastra S, Vitali A, Anselmino M, Gastaldelli A, Bellini R, Berta R, Severi I, Baldi S, Astiarraga B, Barbatelli G, Cinti S, Ferrannini E. Muscle and adipose tissue morphology, insulin sensitivity and beta-cell function in diabetic and nondiabetic obese patients: effects of bariatric surgery[J]. Sci Rep, 2017, 7: 9007.

㊾ Frikke-Schmidt H, O’Rourke RW, Lumeng CN, Sandoval DA, Seeley RJ. Does bariatric surgery improve adipose tissue function?[J]. Obes Rev, 2016, 17: 795-809.

㊿ Xu XJ, Apovian C, Hess D, Carmine B, Saha A, Ruderman N. Improved Insulin Sensitivity 3 Months After RYGB Surgery Is Associated With Increased Subcutaneous Adipose Tissue AMPK Activity and Decreased Oxidative Stress[J]. Diabetes, 2015, 64: 3155-3159.

(51) Newsholme P, Cruzat V, Arfuso F, Keane K. Nutrient regulation of insulin secretion and action[J]. J Endocrinol, 2014, 221: R105-120.

(52) Skytte MJ, Samkani A, Astrup A, Frystyk J, Rehfeld JF, Holst JJ, Madsbad S, Burling K, Fenger M, Thomsen MN, Larsen TM, Krarup T, Haugaard SB. Effects of carbohydrate restriction

on postprandial glucose metabolism, beta-cell function, gut hormone secretion, and satiety in patients with Type 2 diabetes[J]. Am J Physiol Endocrinol Metab, 2021, 320: E7-18.

(53) Boden G, Sargrad K, Homko C, Mozzoli M, Stein TP. Effect of a low-carbohydrate diet on appetite, blood glucose levels, and insulin resistance in obese patients with type 2 diabetes[J]. Ann Intern Med, 2005, 142: 403-411.

(54) Matthews DR, Paldanius PM, Proot P, Chiang Y, Stumvoll M, Del Prato S, group Vs. Glycaemic durability of an early combination therapy with vildagliptin and metformin versus sequential metformin monotherapy in newly diagnosed type 2 diabetes (VERIFY): a 5-year, multicentre, randomised, double-blind trial[J]. Lancet, 2019, 394: 1519-1529.

(55) Farr OM, Sofopoulos M, Tsoukas MA, Dincer F, Thakkar B, Sahin-Efe A, Filippaios A, Bowers J, Srnka A, Gavrieli A, Ko BJ, Liakou C, Kanyuch N, Tseleni-Balafouta S, Mantzoros CS. GLP-1 receptors exist in the parietal cortex, hypothalamus and medulla of human brains and the GLP-1 analogue liraglutide alters brain activity related to highly desirable food cues in individuals with diabetes: a crossover, randomised, placebo-controlled trial[J]. Diabetologia, 2016, 59: 954-965.

(56) American Diabetes A: 9. Pharmacologic Approaches to Glycemic Treatment: Standards of Medical Care in Diabetes-2021[J]. Diabetes Care, 2021, 44: S111-S124.

(57) Davies M, Faerch L, Jeppesen OK, Pakseresht A, Pedersen SD, Perreault L, Rosenstock J, Shimomura I, Viljoen A, Wadden TA, Lingvay I, Group SS. Semaglutide 2.4 mg once a week in adults with overweight or obesity, and type 2 diabetes (STEP 2): a randomised, double-blind, double-dummy, placebo-controlled, phase 3 trial[J]. Lancet, 2021, 397: 971-984.

(58) Rosenstock J, Wysham C, Frias JP, Kaneko S, Lee CJ, Fernandez Lando L, Mao H, Cui X, Karanikas CA, Thieu VT. Efficacy and safety of a novel dual GIP and GLP-1 receptor agonist tirzepatide in patients with type 2 diabetes (SURPASS-1): a double-blind, randomised, phase 3 trial[J]. Lancet, 2021, 398: 143-155.

(59) Frias JP, Davies MJ, Rosenstock J, Perez Manghi FC, Fernandez Lando L, Bergman BK, Liu B, Cui X, Brown K, Investigators S. Tirzepatide versus Semaglutide Once Weekly in Patients with Type 2 Diabetes[J]. The New England journal of medicine, 2021, 385: 503-515.

(60) Lundgren JR, Janus C, Jensen SBK, Juhl CR, Olsen LM, Christensen RM, Svane MS, Bandholm T, Bojsen-Moller KN, Blond MB, Jensen JB, Stallknecht BM, Holst JJ, Madsbad S, Torekov SS. Healthy Weight Loss Maintenance with Exercise, Liraglutide, or Both Combined[J]. The New England journal of medicine, 2021, 384: 1719-1730.

(61) Riddle MC, Cefalu WT, Evans PH, Gerstein HC, Nauck MA, Oh WK, Rothberg AE, le Roux CW, Rubino F, Schauer P, Taylor R, Twenefour D. Consensus report: definition and interpretation of remission in type 2 diabetes[J]. Diabetologia, 2021, 64: 2359-2366.

四

# 2型糖尿病缓解基本条件的评估

主笔 于淼

并非所有的2型糖尿病都能够缓解，2型糖尿病的缓解还需要满足一些基本条件。因此，临床医生在诱导患者进行2型糖尿病缓解治疗之前，需对相关的基本条件进行全面的评估。

## 4.1 需要排除的情况

准确的糖尿病病因分型是个体化精准治疗的基础与关键。在糖尿病缓解干预措施实施前，需要先排除自身免疫性糖尿病、特发性糖尿病、妊娠期高血糖或特殊类型糖尿病。因此，需要收集患者的起病年龄、起病特点、特殊用药史、既往史、家族史以及合并其他器官系统的症状与体征等信息。体征主要包括患者面容、体型、皮肤表现、脂肪分布、性腺发育及视力、听力等。上述内容对糖尿病的分型诊断具有重要的提示价值，临床医师应详细询问并综合分析。同时，也要对患者进行必要的辅助检查，包括糖化血红蛋白测定、胰岛功能评估、糖尿病自身抗体检测等，建议对疑诊单基因糖尿病者进行基因检测[1][2]。需要排除的情况有以下四类（如图4-1所示）。

（1）首先需要排除年龄较大、基础疾病较多的患者；排除合并严重系统性疾病的患者，如心力衰竭、严重肝肾功能损伤等；排除妊娠和哺乳期患者；排除因患有精神类疾病不能配合治疗的患者。

（2）排除特殊类型的糖尿病，包括皮质醇增多症等其他内分泌疾病、药物以及遗传因素导致的糖尿病。这类糖尿病常具有原发疾病的临床特点，需针对病因或诱因治疗使糖尿病得到缓解。

（3）排除自身免疫性糖尿病，这类糖尿病是由于自身免疫持续破坏胰岛 β 细胞，导致其功能进行性下降，胰岛素分泌减少，通常依赖胰岛素治疗。目前尚无临床证据表明这类患者可得到糖尿病的缓解。

（4）排除2型糖尿病中病程较长、并发症较重、胰岛功能较差（血糖达标时，空腹C肽＜1.0 μg/L）的患者。在这类人群中尚没有糖尿病可以缓解的临床证据[1]。

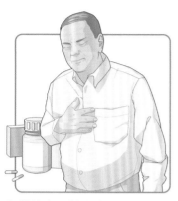

年龄较大、基础疾病较多的患者

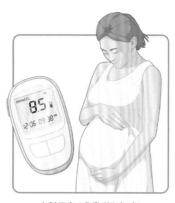

妊娠和哺乳期患者

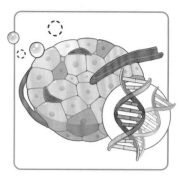

特殊类型的糖尿病

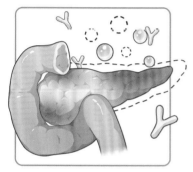

自身免疫性糖尿病

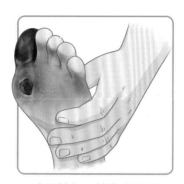

病程较长、并发症较重

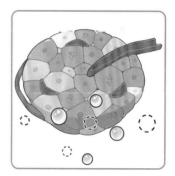

胰岛功能较差
（血糖达标时，空腹C肽<1.0 µg/L）

图4-1 糖尿病患者缓解评估需要排除的情况

## 4.2 影响2型糖尿病缓解的重要因素

目前发现诸多因素包括患者因素（如患者的年龄或BMI）、血糖控制程度、胰岛β细胞功能以及疾病特征（如病程）等均会影响缓解的效果（如图4-2所示）。病程短、年龄较小和胰岛β细胞功能尚可等因素反应胰岛素分泌能力好，这部分患者缓解的可能性大。对于体型肥胖，肝脏、胰腺等内脏脂肪浸润等反应胰岛素抵抗的人群，通过减轻体重、改善脂肪分布也有助于缓解糖尿病[3]。

### 4.2.1 病程

2型糖尿病的病程长短对实现缓解至关重要，早期或新诊断的2型糖尿病患者以胰岛素抵抗为主要表现，及早干预有助于提高缓解率。研究指出，在病程短于4年的

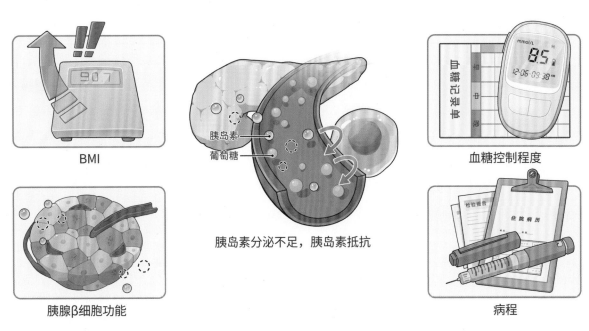

BMI

胰岛素
葡萄糖

胰岛素分泌不足，胰岛素抵抗

血糖控制程度

胰腺β细胞功能

病程

**图4-2 影响2型糖尿病缓解的重要因素**

2型糖尿病患者中，通过极低热量饮食干预，几乎所有的患者都实现了空腹血糖的下降，然而，在病程大于8年的患者当中，只有一半的患者空腹血糖下降。这可能与糖尿病后期需要更多的降糖药物控糖有关[4]。肝脏胰岛素敏感性改善的反应性并不会随着糖尿病病程的进展而下降，但是胰岛β细胞反应性的恢复能力却会下降。第一时相的胰岛素分泌能力也有助于鉴别饮食干预反应者和无反应者。其他类似的研究也证实了糖尿病病程的长短对实现缓解的重要程度。强化生活方式干预下病程2年内的2型糖尿病患者的缓解率最高，其次是病程介于2~7年的患者，病程大于7年的患者缓解率则明显降低[5]。减肥手术对于病程短于1年的患者的缓解率（60%）远高于病程1~3年（20%）和大于3年（15%）的患者。对于这些病程较长的患者，即使术后体重下降明显，达到缓解的可能性也会明显降低[6]。

### 4.2.2 年龄

患者年龄也影响着缓解的概率。年龄较大的患者的病程可能要长于年轻的患者，进而对β细胞的功能产生影响。老龄患者对干预措施的依从性也可能降低。随着年龄的增加还可出现肌肉质量减少、胰腺萎缩等情况。研究显示在≥55岁的患者中接受代谢手术有着更高的并发症发生率和死亡率，降低了缓解的可能性[7]。

### 4.2.3 体重

基线时BMI较高、内脏脂肪堆积较多的患者在干预后，更容易实现糖尿病缓解。体重超标的2型糖尿病患者常合并脂肪肝，导致肝脏来源的脂质进入并沉积在胰腺（脂肪胰），由此对胰岛β细胞造成不良影响，促进糖尿病进展。在病程大于6年且BMI大于27 kg/m²的患者中，体重下降幅度更大的患者对达到缓解的反应性更高。体重的下降有助于减少内脏器官脂肪的堆积，使得糖尿病不再进展或实现逆转，达到缓解。达到糖尿病缓解后避免体重反弹有助于保持缓解状态。部分干预后仍处于肥胖或超重状态的患者能达到并维持糖尿病缓解状态，其中可能的原因不在于体重的下降，而是内脏器官脂肪堆积的减少，尤其是肝脏和胰腺。肝脏脂肪浸润的减少引起的重要效应包括甘油三酯输出减少和胰岛素敏感性改善。胰腺脂肪浸润的减少则有助于恢复胰岛β细胞的反应性。

### 4.2.4 胰岛β细胞功能

胰岛素的应用通常可反映出疾病的严重程度、病程的长短以及血糖的控制情况，即可能反映了胰岛β细胞功能。术前胰岛功能尚存的患者在代谢手术后缓解的概率更高。术前C肽水平低于1.0 nmol/L的患者几乎不能实现缓解[8]。

### 4.2.5 血糖控制情况

血糖控制欠佳会造成糖毒性，抑制胰岛β细胞的分泌功能，造成胰岛素分泌水平的下降。糖化血红蛋白水平高的患者在施行干预措施例如生活方式管理、药物以及手术等后，缓解的可能性降低。

### 4.2.6 遗传因素

有部分患者即使病程大于20年，口服多种降糖药物，在减重手术后，仍能够实现缓解，推测可能有遗传因素参与其中，该类患者尽管持续处于代谢应激状态，但其胰岛β细胞仍存在较好的反应性。

## 4.3 2型糖尿病缓解预测评估

探讨2型糖尿病缓解的影响因素或预测因素有助于评估预后，从而为临床决策提供依据。目前代谢手术后2型糖尿病缓解的预测模型已有10余种，其中ABCD、IMS

和DiaRem等积分系统有较强的预测效力[9]（如图4-3所示）。ABCD积分系统包括年龄（age）、BMI、C肽和病程（duration）4个指标；IMS积分系统包括降糖药数目、胰岛素使用与否、糖尿病病程和HbA1c水平4个指标；DiaRem评分纳入了术前是否应用胰岛素、年龄、基线HbA1c水平，以及术前使用的降糖药物类型。根据现有研究，年龄较轻、病程较短、胰岛功能较好的2型糖尿病患者有更大的可能性通过代谢手术获得缓解[10]。因此，需要对2型糖尿病患者进行缓解基本条件的细致评估，从而识别出合适的患者，对其精准治疗。

### 4.3.1　ABCD积分系统

ABCD积分系统包括手术时年龄、基线BMI、C肽和糖尿病病程4个指标[11]。基于RYGB手术，利用这些指标构建了总分0～10分的评价体系。得分较高的患者更有希望在手术后获得糖尿病缓解。我国《缓解2型糖尿病专家共识》推荐采用"ABCD"评估方法（见表4-1）确定2型糖尿病缓解的基本条件[1]。该积分系统具体包含以下内容。

A　A1（antibody，抗体）　需要对糖尿病患者完善糖尿病自身抗体检测，包括谷氨酸脱羧酶抗体（glutamic acid decarboxylase antibody, GADA）、蛋白酪氨酸磷酸酶抗体（protein tyrosine phosphatase antibody, IA-2A）、抗胰岛素自身抗体（insulin autoimmune antibody, IAA）、抗胰岛细胞抗体（islet cell antibody, ICA）、锌转运蛋白8自身抗体（ZnT8A）等，以排除自身免疫性糖尿病。由于这类糖尿病患者的胰岛β细胞受到持续的自身免疫攻击，β细胞功能通常呈进行性下降，导致胰岛素分泌减少，且这类患者中超重和肥胖的比例比较低。目前，在这类糖尿病患者中尚无糖尿病缓解的临床证据。

A2（age，年龄）　年龄较小的患者预示着有较大的机会通过干预措施获得糖尿病的缓解。年轻患者相较于老年患者对缓解糖尿病的干预措施耐受性更好，选择空间更大，更容易执行。

B　（body mass index, BMI）　需要对2型糖尿病患者进行BMI和腰围的评估。2型糖尿病的缓解率与患者体重下降的幅度有关，较高的BMI（≥25 kg/m²）和（或）腰围（男性>90 cm，女性>85 cm）预示着患者有较大的机会获得缓解。

C　C1（C肽）　有一定的胰岛β细胞功能尚存是2型糖尿病缓解的基础。因此，需要对患者的胰岛功能进行评估，通常检测空腹C肽和餐后2小时C肽来粗测胰岛功能。考虑到过低或过高的血糖均会抑

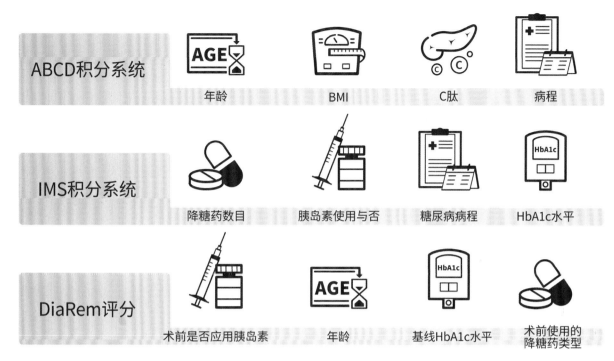

| ABCD积分系统 | | | |
| --- | --- | --- | --- |
| 年龄 | BMI | C肽 | 病程 |
| **IMS积分系统** | | | |
| 降糖药数目 | 胰岛素使用与否 | 糖尿病病程 | HbA1c水平 |
| **DiaRem评分** | | | |
| 术前是否应用胰岛素 | 年龄 | 基线HbA1c水平 | 术前使用的降糖药类型 |

图4-3  2型糖尿病缓解预测评估

表4-1  评估2型糖尿病缓解机会的四个维度[1]

| | 维度 | 具体内容 |
| --- | --- | --- |
| A | A1（antibody, 抗体） | GADA及其他糖尿病相关抗体阴性，表示患者不存在破坏胰岛 β 细胞的自身免疫反应 |
| | A2（age, 年龄） | 年龄较小的患者预示着有较大的机会通过干预措施获得糖尿病缓解 |
| B | （body mass index, BMI） | BMI≥25 kg/m$^2$（或男性腰围 >90 cm，女性腰围 >85 cm） |
| C | C1（C肽） | 空腹C肽≥1.1 µg/L、餐后2小时 C肽≥2.5 µg/L时，表示尚有一定的胰岛 β 细胞功能，有逆转的基础 |
| | C2（complication review, 并发症的评估） | 如有心血管疾病和严重视网膜病变，要进行心肺功能评估，避免高强度运动，以免发生意外事件；如有慢性肾病，不宜选用生酮饮食和高蛋白饮食作为缓解方案 |
| D | （duration, 病程） | 临床证据显示，病程≤5年的2型糖尿病患者在干预后发生缓解的机会较高 |

注：BMI=身体质量指数，GADA=谷氨酸脱羧酶抗体。

制内源性胰岛素分泌，可将血糖控制在5～10 mmol/L时进行C肽检测，以免低估胰岛功能[2]；空腹C肽≥1.1 μg/L、餐后2小时C肽≥2.5 μg/L表示胰岛β细胞尚存一定的功能，疾病有逆转和缓解的基础。然而，C肽水平可随病程进展变化，应注意随访，勿按单次C肽结果对胰岛功能下定论，必要时可重复检测。

C2（complication review，并发症的评估）　需要对2型糖尿病患者因糖尿病产生的并发症及伴发病进行详细评估。完善血常规、尿常规、粪便常规+潜血、肝肾功能、电解质、凝血功能及心肺功能等检测，以排除严重系统性疾病。完善尿微量白蛋白/肌酐、24小时尿蛋白、肾功能检测以评估有无肾脏并发症；完善眼底检查评估有无视网膜病变；完善外周血管超声、超声心动图评估有无大血管并发症；进行糖尿病周围神经病变及糖尿病足的筛查。

评估糖尿病并发症及伴发病的目的是更精准地制订个性化的缓解方案。如患者有心血管疾病和严重视网膜病变，则需要进行心肺功能的评估，避免高强度运动，以免发生不良心脏事件或视网膜脱落等。如患者有慢性肾脏病，则不宜选用生酮饮食和高蛋白饮食作为缓解2型糖尿病的治疗方案。

D（duration，病程）　病程较短的患者

预示着有较大的机会通过干预措施获得糖尿病缓解。临床证据显示，病程≤5年的2型糖尿病患者在干预后发生缓解的机会较高。

### 4.3.2　IMS评分

个体化代谢手术评分（IMS）包括降糖药数目、胰岛素使用与否、糖尿病病程和HbA1c＜7%这四个独立的指标，用来预测代谢手术后长时间的缓解率[12]。目前可通过在线网站https://riskcalc.org/Metabolic_Surgery_Score/计算IMS评分。根据计算的IMS评分可提供Rou-xen-Y胃分流术和胃袖状切除术后每个阶段的糖尿病缓解概率。根据每个阶段的疗效和风险–收益比，对每个阶段的术式（Roux-en-Y胃分流术或胃袖状切除术）选择提供建议。Roux-en-Y胃分流术适用于轻度（IMS评分≤25）和中度（IMS评分25～95）评分的患者，胃袖状切除术适用于重度（IMS评分＞95）评分的患者。

### 4.3.3　DiaRem评分

DiaRem评分基于接受Roux-en-Y胃分流术治疗的2型糖尿病患者提出[13]。术前需要胰岛素控制血糖的患者在术后达到完全或部分缓解的可能性要低，这也是预测减肥或代谢手术后糖尿病缓解的最优指标。年龄、基线HbA1c水平，以及术前使用的

降糖药物类型也参与预测评效。由此，提出DiaRem评分系统（见表4-2）。根据糖尿病缓解的可能性将评分分为五组，评分越低，缓解的可能性越大。

表4-2　DiaRem评分及Roux-en-Y胃分流术的缓解概率

| 变量 | | 评分 |
| --- | --- | --- |
| 年龄（岁） | | |
| | <40 | 0 |
| | 40～49 | 1 |
| | 50～59 | 2 |
| | ≥60 | 3 |
| HbA1c（%） | | |
| | <6.5 | 0 |
| | 6.5～6.9 | 2 |
| | 7.0～8.9 | 4 |
| | ≥9.0 | 6 |
| 其他糖尿病药物 | | |
| | 无磺脲类药物或胰岛素增敏剂（二甲双胍除外） | 0 |
| | 有磺脲类药物或胰岛素增敏剂（二甲双胍除外） | 3 |
| 是否应用胰岛素治疗 | | |
| | 否 | 0 |
| | 是 | 10 |
| **总分** | | **缓解概率** |
| 0～2 | | 87%（83%～90%） |
| 3～7 | | 66%（61%～70%） |
| 8～12 | | 32%（24%～40%） |

续表

| 变量 | | 评分 |
|------|---|------|
| 13～17 | | 16%（12%～21%） |
| 18～22 | | 5%（0～9%） |

　　理想的代谢手术后糖尿病缓解的预测模型有助于指导医生和患者通过平衡手术风险和潜在利益来制定最佳治疗策略帮助医生从具有不同基线特征的糖尿病患者中选择合适的患者进行代谢手术。上述所提到的三种预测模型（ABCD，IMS和DiaRem评分）是基于基线患者特征评估糖尿病缓解的可能性，已在相对较大的独立人群中进行了外部验证，且直观、易于使用。需要注意的是DiaRem和IMS评分是源自美国队列生成，ABCD评分却是基于亚洲人群，在地理起源、种族方面有相当大的差异。在BMI相对较低的亚洲人群中，ABCD评分在预测糖尿病缓解或术后改善情况方面可能具有优势。

## 4.4　总结

　　患者因素（如患者的年龄或 BMI）、血糖控制程度、胰岛 β 细胞功能以及疾病特征（如病程）等被认为是影响2型糖尿病缓解与否的重要因素。目前有多种预测缓解概率的积分系统，在施行干预措施之前，建议临床医生充分完善对患者缓解概率的评估，实现精准、个体化治疗，延缓疾病进展，减少并发症的发生发展，改善患者的生活质量。

## 参考文献

❶ 缓解2型糖尿病中国专家共识[J].中国全科医学,2021,24(32):4037-4048.

❷ 糖尿病分型诊断中国专家共识[J].中华糖尿病杂志,2022,14(02):120-139.

❸ McCombie L, Leslie W, Taylor R, et al. Beating type 2 diabetes into remission[J]. BMJ, 2017, 13(358): j4030.

❹ Steven S, Hollingsworth KG, Al-Mrabeh A, Avery L, Aribisala B, Caslake M, Taylor R. Very Low-Calorie Diet and 6 Months of Weight Stability in Type 2 Diabetes: Pathophysiological Changes in Responders and Nonresponders[J]. Diabetes Care, 2016, 39(5): 808-815.

❺ Gregg EW, Chen H, Wagenknecht LE, Clark JM, Delahanty LM, Bantle J, Pownall HJ, Johnson KC, Safford MM, Kitabchi AE, Pi-Sunyer FX, Wing RR, Bertoni AG. Look AHEAD Research Group. Association of An Intensive Lifestyle Intervention with Remission of Type 2 Diabetes[J]. JAMA, 2012, 308(23): 2489-2496.

❻ Sjöström L, Peltonen M, Jacobson P, Ahlin S, Andersson-Assarsson J, Anveden Å, Bouchard C, Carlsson B, Karason K, Lönroth H, Näslund I, Sjöström E, Taube M, Wedel H, Svensson PA, Sjöholm K, Carlsson LM. Association of Bariatric Surgery with Long-Term Remission of Type 2 Diabetes and with Microvascular and Macrovascular Complications[J]. JAMA, 2014, 311(22): 2297-2304.

❼ Lynch J, Belgaumkar A. Bariatric Surgery is Effective and Safe in Patients Over 55: A Systematic Review and Meta-Analysis[J]. Obes Surg, 2012, 22(9): 1507-1516.

❽ Aarts EO, Janssen J, Janssen IM, Berends FJ, Telting D, de Boer H. Preoperative Fasting Plasma C-peptide Level May Help to Predict Diabetes Outcome after Gastric Bypass Surgery[J]. Obes Surg, 2013, 23(7): 867-873.

❾ Shen SC, Wang W, Tam KW, et al. Validating risk prediction models of diabetes remission after sleeve gastrectomy[J]. Obes Surg, 2019, 29(1): 221-229.

❿ 苏青,郭立新,朱大龙.2型糖尿病缓解:现实还是梦想?[J].中华糖尿病杂志,2021,13(10):930-935.

⓫ Aminian A, Brethauer SA, Andalib A, Nowacki AS, Jimenez A, Corcelles R, Hanipah ZN, Punchai S, Bhatt DL, Kashyap SR, Burguera B, Lacy AM, Vidal J, Schauer PR. Individualized Metabolic Surgery Score: Procedure Selection Based on Diabetes Severity[J]. Ann Surg, 2017, 266(4): 650-657.

⓬ Ohta M, Seki Y, Ohyama T, et al. Prediction of Long-Term Diabetes Remission After Metabolic Surgery in Obese East Asian Patients: a Comparison Between ABCD and IMS Scores[J]. Obes Surg, 2021, 31(4): 1485-1495.

⓭ Still CD, Wood GC, Benotti P, Petrick AT, Gabrielsen J, Strodel WE, Ibele A, Seiler J, Irving BA, Celaya MP, Blackstone R, Gerhard GS, Argyropoulos G. Preoperative Prediction of Type 2 Diabetes Remission after Roux-en-Y Gastric bypass Surgery: A Retrospective Cohort Study[J]. Lancet Diabetes Endocrinol, 2014, 2(1): 38-45.

# 缓解2型糖尿病的方法

**主审** 肖建中 等

## 5.1 生活方式干预在2型糖尿病缓解中的作用（李彩宏　肖建中）

既往认为2型糖尿病（T2DM）是一种慢性进展性的终身疾病，一旦确诊，必须终身通过药物治疗来控制血糖，延缓疾病进展。近年来，受到减重代谢手术后代谢改善效果的启发，以及随着糖尿病发病机制研究的深入，越来越多的临床专家正在讨论将缓解作为2型糖尿病的治疗目标之一。2型糖尿病缓解临床试验（DiRECT）作为首个以糖尿病缓解为主要研究终点的研究，充分证实了早期2型糖尿病可以实现缓解[1]，颠覆了人们对2型糖尿病是"终身疾病"的认知，同时也引发了糖尿病领域对于2型糖尿病临床缓解的极大研究热情。已有很多研究表明，强化生活方式干预可以缓解2型糖尿病，成功率与减重代谢手术相似，但副作用要少得多。

2020年美国生活方式医学会（ACLM）发布的《2型糖尿病缓解与生活方式医学：美国生活方式医学会立场声明》，是最早倡议用生活方式干预促进糖尿病缓解的立场声明，指出缓解是成年2型糖尿病患者的最佳预后，并推荐使用适当剂量的强化生活方式干预作为2型糖尿病管理的主要组成部分[2]；2022年又发布了《以缓解为目标的成人2型糖尿病饮食干预：美国生活方式医学会专家共识声明》，基于现有最佳研究证据，对实现成人2型糖尿病缓解的饮食策略进行了推荐[3]。2021年，我国首部《缓解2型糖尿病中国专家共识》也推荐强化生活方式干预作为2型糖尿病缓解的基本方案[4]。本章着重介绍强化生活方式干预实现2型糖尿病缓解的基本原则、有效手段和推荐方案。有的放矢、方法得当，才能事半功倍。

### 5.1.1 强化生活方式干预实现2型糖尿病缓解的基本原则

#### 5.1.1.1 干预剂量的重要性

如同药物治疗有剂量要求一样，生活方式干预也需要达到一定的"剂量"才能缓解2型糖尿病，适当剂量的重要性怎么强调也不过分。实现2型糖尿病缓解所需的生活方式改变要比预防或控制2型糖尿病所需的强度更大。大多数失败是由于生活方式干预的"剂量"不足，而不是由于生活方式干预本身存在缺陷。"剂量"体现在能量限制程度、运动强度、接受专业咨询或监督的频率以及持续时间等方面。生活方式干预初期获益比较慢，可能需要长达6个月的时间才能稳定其影响。多项研究表明，缓解率较高的"治疗剂量"生活方式干预与缓解率较低的"亚治疗剂量"生活方式干预在"剂量"上存在显著差异。治疗性干预通常采用极低能量饮食（每天600～1100 kcal<sup>①</sup>），平均缓解率为49.4%，亚治疗性干预通常采用更温和的热量限制（每天减少500～600 kcal的能量摄入），平均缓解率为6.9%[2]。当意识到缓解糖尿病是一个可实现的目标时，人们更愿意在行为上做出重大改变，那些成功缓解糖尿病的患者认为强化生活方式干预是可以接受的。

### 5.1.1.2　需要综合管理与方案设计

强化生活方式干预的路径包括：建立跨学科综合干预团队（包括临床医生、糖尿病护理和教育专家、注册营养师、运动师、心理咨询师等专业人员），形成配套管理流程；设计并施行饮食方案，包括食欲调控策略；制定个性化运动处方；血糖和体重监测；认知—行为及心理干预。例如，U-TURN研究[5]中为期1年的生活方式干预措施包括2个主要组成部分：（1）提高结构化和监督培训水平；（2）抗糖尿

病饮食。还包括4个在线补充干预部分：（1）提高基础体力活动水平；（2）增加睡眠时间；（3）自我监测上述相关行为，以及感知到的压力水平、情绪和动机；（4）糖尿病管理教育和网络。

### 5.1.2　实现2型糖尿病缓解的饮食策略

#### 5.1.2.1　饮食干预原则

无论BMI正常或偏高，饮食管理均有助于实现早期2型糖尿病（患者病程≤4年）的疾病缓解，并且伴随其他的生活方式调整可能更有效。除了缓解2型糖尿病，饮食作为主要干预措施还可以降低心血管疾病的风险并改善脂蛋白谱。实现2型糖尿病缓解的饮食干预应遵循以下原则。

（1）能量限制是核心：减少能量摄入可以通过减少食物的体积、分量大小、能量密度，或这些方法的结合来实现。

（2）高膳食纤维饮食：高纤维含量是缓解2型糖尿病的膳食干预的基本特征。应强调饮食中的碳水化合物成分为未精制碳水化合物。"热量限制+纤维摄入"是饮食管理实现糖尿病缓解的核心，特别是对于超重或肥胖的患者而言。

（3）饮食模式应强调食物多样性与相互作用的重要性，二者兼顾，在制定饮食

---

① kcal是热量单位千卡的符号，被广泛使用在营养计量和健身手册上。1千卡（kcal）=4.184千焦（kJ）。

策略时应考虑是否会带来任何短期/长期的不良影响，是否会导致慢性病恶化。

（4）应尽量减少超加工食物的摄入。

---

**U-TURN研究证实的缓解2型糖尿病饮食干预原则**

**核心原则：** 1～4个月减少25%的热量摄入；5～12个月维持等热量摄入。

**基本饮食原则：** （1）限制加工食品摄入；（2）食用时令蔬菜和水果（每天至少600 g）；（3）限制钠盐摄入；（4）食用鱼类（每周350 g）；（5）食用富含纤维的食物（每239 kcal的食物含3 g纤维）；（6）对于水和茶的摄入无限制；（7）禁止摄入含糖饮料如汽水、果汁或"无糖"饮料；（8）咖啡每天最多2杯；（9）不鼓励饮酒。

---

### 5.1.2.2　饮食干预的类型

#### 5.1.2.2.1　热量限制饮食

（1）低热量饮食（calorie-restricted diet，CRD）：一种在按标准体重计算的每日总能量摄入目标基础上，酌情限制能量摄入的平衡膳食模式。CRD可以使每日摄入能量平均降低30%～50%，或每日减少500 kcal左右的能量摄入，或每日总摄入量限制在1000～1500 kcal。采用营养代餐模式的CRD较全食物CRD更有助于减少体重、腰围和脂肪含量，并保持营养均衡。这通常需要在医生监督下进行。

（2）极低热量饮食（Very-low calorie diet，VLCD）：一种每日摄入能量限制在400～800 kcal的饮食模式，这种饮食模式以蛋白质为主要能量来源，严格限制脂肪和碳水化合物的摄入。为达到此目标，通常会使用配方的极低热量饮食（高膳食纤维低热量干预剂）作为主要能量来源，并进行一段时间的强化干预。然而，由于机体处于负能量平衡状态，可能会增加非脂肪性体重减少、痛风以及电解质平衡紊乱等风险。因此，必须在医生等专业人员的严格指导下进行，以降低不良反应的风险。多项研究表明，使用极低热量饮食的部分缓解率平均为49.4%（从42%到100%不等），而普通热量限制饮食的部分缓解率平均仅有6.9%（从13%到43%不等）。完全缓解率也有差别，前者从0%到100%不等，后者从0%到10%不等。

---

**一种有效减重和缓解2型糖尿病的热量限制饮食方案[6]（如图5-1所示）**

• **活跃期：** 极低能量饮食（600～800 kcal/d），低碳水化合物（每天50 g蔬菜）和脂类（每天只摄入10 g橄榄油），活跃期一直持续到患者减掉大部分体重，减重达到目标减重的80%。

• **再教育期：** 低热量饮食（1200～1500 kcal/d），食物可以多样化，参加营养再教育计划，以长期保持体重，减重达到目标减重的20%。

• **维持期：** 摄入热量在1500～2000 kcal/d。

---

#### 5.1.2.2.2　组分饮食

（1）高蛋白饮食（High-protein diet，

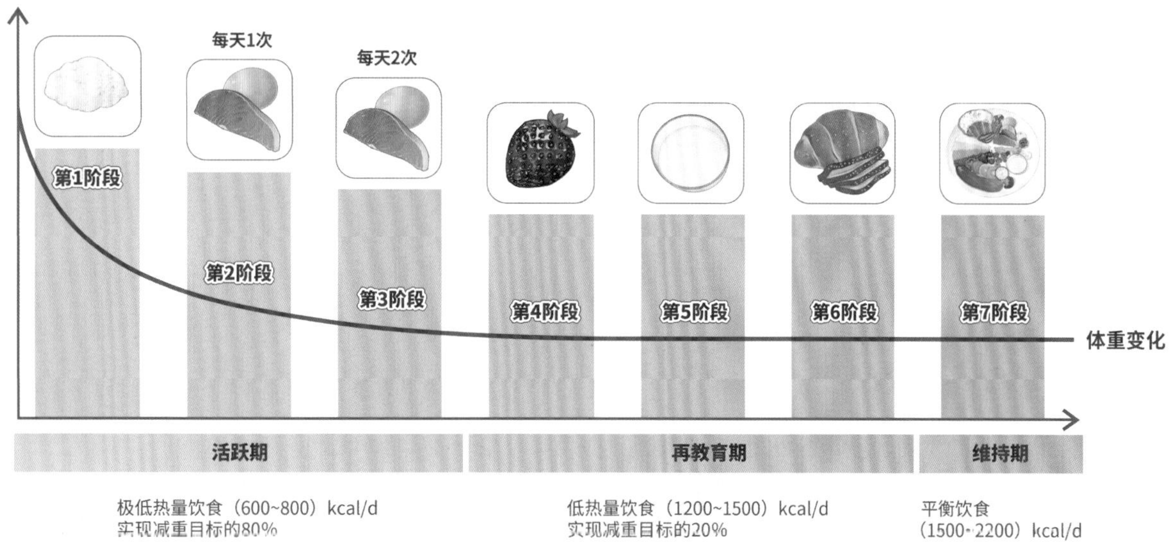

每天1次　每天2次

第1阶段　第2阶段　第3阶段　第4阶段　第5阶段　第6阶段　第7阶段　体重变化

活跃期　再教育期　维持期

极低热量饮食（600~800）kcal/d
实现减重目标的80%

低热量饮食（1200~1500）kcal/d
实现减重目标的20%

平衡饮食
（1500~2200）kcal/d

图5-1　有效减重和缓解2型糖尿病的热量限制饮食方案

HPD）：每日蛋白质摄入量占总能量的20%～30%（或1.5～2.0 g/kg体重）的饮食模式。该饮食模式适用于合并肥胖、高脂血症的患者，有利于减轻体重、减少体重反弹、改善血脂。合并慢性肾病的患者应慎重选择。

（2）低碳水化合物饮食（Low-carbohydrate diet，LCD）：是指在饮食中严格限制碳水化合物摄入量，将碳水化合物减少到总热量的26%以下（2000 kcal/d总热量的饮食，碳水化合物占130 g/d）。低碳水饮食的缺点是经常需要外界的支持，如在医生监督下进行。支持还包括许多实验和教育普及内容，以及适当的治疗方案的确定，这些可能是疾病逆转成功的关键。LCD的结果较好，但需要更长期的后续研究。截止到现在科学研究的时间来看，LCD的效果有两年的可持续性（意味着两年的低碳水饮食不会对身体有健康方面的影响，但更长时间的研究还在进行中），因此需要更多长期的研究，来确定这种饮食的可实行性。

（3）极低碳水化合物饮食：指每日碳水化合物摄入占总热量的6%～10%。极低碳水化合物的饮食通常富含红肉和加工肉类，这些肉类一直与心血管疾病发病率和死亡率增加有关，并且对许多人来说，这种饮食方式不是可持续的。液体代餐，则需要加速药物降级（取消处方）以避免过量服用。虽然没有就少量动物性食品、超加工食品或能量限制达成共识，但在使用以患者为中心的文化可接受方法以最大限度地提高依从性和成功率时，这些可能是重要的考虑因素。

（4）生酮饮食（Ketogenic diet）：是一种以高脂肪（70%～75%）、中等蛋白质（20%～27%）和极低碳水化合物（3%～5%）为主的饮食方法。这种饮食的目的是促使人体产生酮体，以实现快速减脂。由于生酮饮食的营养并不均衡，同时具有诱发心血管事件等风险，需要在专业医师和营养师的指导下短期进行，一般实施4～8周后，再恢复至限能量平衡饮食。

同时，需要特别注意，生酮饮食禁止与SGLT2抑制剂联用[4][7]。

关于碳水化合物限制的建议共识见表5-1。

5.1.2.2.3　间歇性禁食（Intermittent fasting，IF）

常用的间歇性禁食方案包括16∶8断食法、隔日禁食法、5∶2禁食法，具体方案见表5-2。全食物、植物性饮食+间歇性禁食或限时进食可以缓解2型糖尿病。

**表5-1　碳水化合物限制的建议共识**

| 定义 | 碳水化合物（g/d） | 碳水化合物（能量的百分比） |
|---|---|---|
| 极低碳水化合物或生酮饮食 | 20～50 | 6%～10% |
| 低碳水化合物 | <130 | <26% |
| 适量碳水化合物 | 130～225 | 26%～45% |
| 高碳水化合物 | >225 | >45% |

注：基于2000 kcal/d的饮食

**表5-2　不同的间歇性禁食方案**

| 方案 | 频率 | 持续时间 | 注意事项 |
|---|---|---|---|
| 16∶8禁食法 | 每日 | 16小时 | 其他8小时内正常进食，通常是在早晨起床后<br>另一种限制性更强的改良方案是，白天6小时内进食，禁食18小时 |
| 隔日禁食 | 隔日 | 24小时 | 隔日断食，断食日进食500 kcal的餐或基准能量摄入量的25%～50% |
| 5∶2禁食法 | 每周2次 | 24小时 | 在断食日进食一顿500～600 kcal的餐<br>女性约500 kcal/d，男性约600 kcal/d |

### 5.1.3 实现2型糖尿病缓解的运动策略

虽然仅通过饮食干预有助于实现2型糖尿病的缓解，但结合体力活动更有可能实现。运动是控制身体质量指数的最佳手段之一，糖尿病患者通过运动不仅可以直接消耗能量，辅助控制血糖，还可以增加肌肉容积、持续改善胰岛素敏感性，同时改善血压、血脂和心血管健康，并调节情绪，增加愉悦感。

#### 5.1.3.1 推荐有氧联合抗阻运动方案

有氧运动是最佳减脂方案，可以减少全身脂肪。建议超重或肥胖2型糖尿病患者采取有氧运动与抗阻训练相结合的运动方式，每周不少于150分钟的中等强度有氧运动，每周同时应进行不少于2次的抗阻运动（如图5-4所示）。

减重应该采取循序渐进的方法。初期每周至少进行150分钟（每天30分钟以上）的中等强度有氧运动（相当于以5~6 km/h的速度行走），减重维持期每周200~300分钟中等强度有氧运动；结合抗阻训练每周2~3次（非连续），每次15~20分钟，抗阻训练以复合动作（深蹲、硬拉、卧推）为主，8~12次/组；高负载、低次数、低组数和低负载、高次数、高组数相结合的抗阻训练，可以最大限度地达到"增肌减脂"的效果。鼓励超重或肥胖的2型糖尿病患者增加一些非锻炼的、活跃的休闲活动，减少久坐行为。患者运动时需严防低血糖。

#### 5.1.3.2 个性化运动处方

运动处方应该符合患者的能力和喜好，同时考虑到患者的健康情况和体力限度。应该按照"评估健康、制定目标、选

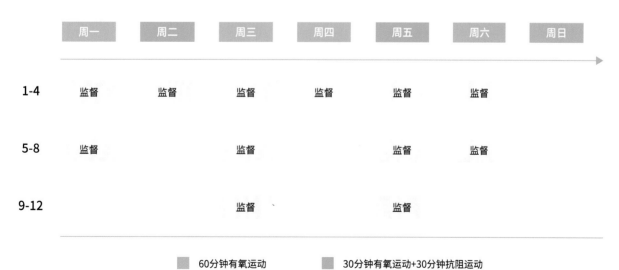

图5-4 U-TURN研究证实的12个月内运动干预方案

择项目、设定强度、运动训练、评估效果、适时调整"的流程来进行。

（1）评估健康：在开始运动前，需要对患者健康状况进行评估，包括了解高血糖、高血压、高血脂、心血管疾病、肥胖程度等病史。接下来，通过一系列测试来评估运动能力，包括耐力（如记录走完一条固定线路需要的时间）、上肢力量（如记录2分钟内能完成推举的次数）、下肢力量（如记录2分钟内在椅子上坐下再站起的次数）、平衡能力（如记录单脚站立能坚持的时间）及柔韧性（如记录坐位双腿放平伸直，上体前屈，双手伸直向前，指尖与双足的距离）。同时，评估运动的安全性和心肺耐力，通常采用运动负荷试验，计算有氧运动强度对应的适宜心率范围，指导运动处方的制定，并评估运动中最严重的心血管缺血性危害。

（2）制定目标：包括1周运动计划安排、每次运动的持续时间及想要进行的运动类型。

（3）选择运动项目：可以选择适合自己、自己喜欢的项目，如快走、慢跑、游泳、球类、舞蹈、健身操、弹力带、哑铃等。

（4）设定强度：每天至少30分钟的中等强度有氧运动，每次运动10分钟，累计30分钟/天，也是有益的。每周做2次以上的抗阻力量训练，每次持续20分钟。

（5）评估效果、适时调整：运动过程中注意避免运动损伤，根据身体状况动态调整运动强度，选择适宜的运动环境、装备，及时监测运动效果。当体重下降过快，身体疲劳和机能下降时，应适当减少运动负荷，体重变化不明显时，应增加运动负荷以加速减脂[4][8]。

训练量要达到每周240～420分钟。在第一阶段和第二阶段，参与者每周完成4次有氧培训课程，时长45～60分钟。此外，还包括2个由有氧和阻力训练组成的联合培训课程。培训课程的有氧部分将持续30～35分钟，阻力部分将持续30分钟。在第三阶段，参与者将完成2次有氧培训课程和3次联合培训课程。有氧训练的持续时间依旧为30～35分钟，每周一次，培训课程将在外面进行。而所有其他培训课程将在健身中心进行。培训是有组织化的，并在整个项目期间接受监督[5]。

---

**中国大庆糖尿病预防研究[9]总结的生活方式干预"500111法则"。**

5：每天至少运动半小时，每周坚持5天。

0：不喝甜饮料。

0：晚餐后"零"进食。

1：胖人每餐少吃50克主食。

1：每天至少吃500克蔬菜。

1：每周最多外出就餐1次。

### 5.1.4　减重与糖尿病缓解

减重是2型糖尿病缓解的核心，体重减轻是缓解的主要驱动力和预测因素，保持体重减轻似乎是持续缓解的主要驱动力。

（1）减重目标：以体重减轻百分比来制定减重目标而不是以具体的体重数作为目标，因为相对于固定的减重目标，按照百分比给予建议可能更适用于所有BMI范围。研究表明，减重15%以上能够逆转2型糖尿病的疾病进程。我们应该告知每一个被诊断患有2型糖尿病的患者，如果减掉15%的体重，他们的病情可能是完全可逆的。

（2）减重幅度对于2型糖尿病缓解至关重要。研究证实，2型糖尿病的缓解在那些减掉更多体重的参与者中更加普遍：体重增加组有0%的人获得缓解；体重减轻0～5 kg组有7%的人获得缓解；体重减轻5～10 kg组有34%的人获得缓解；体重减轻10～15kg组有57%的人获得缓解；体重减轻超过15 kg组有86%的人获得缓解[1]。

（3）体重轨迹对于糖尿病缓解至关重要，快速减重并维持干预有助于促进糖尿病缓解。

### 5.1.5　生活方式改变的支持与监测

#### 5.1.5.1　自我管理支持

遵守强化生活方式干预的主要障碍包括卫生保健提供者的沟通和支持、教育不足。针对尝试缓解2型糖尿病的个人的综合生活方式医学调整计划应包括尽可能多的自我管理支持策略。患者的教育和知识普及对自我管理支持非常重要，营养知识是饮食质量的关键驱动因素，医生给出的专业建议应集中在促进健康饮食上，包括摄入特定食品、膳食计划、食品购买和外出就餐的相关信息，指导患者正确认识包装食品上的营养成分标签[3]。

#### 5.1.5.2　自我监测

自我监测设备对血糖、血压、体重和其他生理指标的监测提高了干预的安全性并作为患者的动机来源。这些设备的数据可以为了解生活方式治疗的影响提供直接和及时的反馈，并作为一种跟踪工具。近年来，持续葡萄糖监测（CGM）对2型糖尿病患者来说已经变得更加容易获得，并且为患者和临床医生对血糖模式的理解增加了相当大的清晰度。在适用的情况下，CGM技术可以为患者提供关于生活方式选择对血糖控制的影响的及时和可操作的见解，以帮助坚持生活方式的改变。监测还包括识别症状（例如头晕），这些症状将作为可能需要减少药物剂量或停止用药的信号[3]。

#### 5.1.5.3　药物降级计划

强化生活方式治疗可以减少对药物

的需求，药物降级计划应包括以下方案：（a）确定可能对生活方式干预的成功产生负面影响的药物，如增加胰岛素分泌、增加体重的药物。（b）教育患者识别并报告症状和/或自我监测值，以提醒需要药物降级。在增加生活方式干预强度后，出现低血糖或血糖接近正常，往往提示可以药物降阶，减少种类，降低剂量。这需要和经治医生讨论，逐步进行[3]。

生活方式干预的各种尝试都有不同程度的缓解糖尿病作用，是糖尿病预防、治疗和缓解的关键方法。对于糖尿病缓解甚至逆转的持续效果，最重要的是怎样选择适宜的干预措施，怎样有效地执行这些干预措施，了解不同的干预措施的有机结合方法和除体重外的指标监测，如逆转预测指标的监测等。同时，深入了解每个个体的糖尿病发病机制，采取精准的干预措施，也是需要进一步研究的。

## 5.2 有哪些减重药物可以缓解糖尿病？（金晨曦　赵文惠）

回首往昔，大唐盛世，以胖为美。到了现代社会，身边较胖的人群同样只多不少。随着生活节奏加快，人们的饮食也经常选择外卖、快餐等，这些大都是高热量、高油、高脂食物，在一定程度上促进了肥胖和糖尿病的发生。而在不断增加的糖尿病患病人数的背后，是日益扩大的肥胖人群，可谓再现昔日大唐盛世。有人调侃"十个糖尿病八个胖"，糖尿病患者并非全都胖，但有很大比例的糖尿病患者确实比较胖，尤其是2型糖尿病患者。因此体重管理是2型糖尿病防治的重要环节。然而市场上的"减肥药"可谓"乱花渐欲迷人眼"，且很多都没有任何科学减肥功效。本节将介绍临床可以应用的减重药物，助力科学减重。

### 5.2.1 你知道超重/肥胖的标准吗？

我到底是"胖"还是"健壮"？体重大一定是胖吗？我们先带你了解一下体重的评价标准。目前评估体重是否超标最常用的指标是体质指数（Body mass index, BMI），计算方法是体重（kg）/身高（m）$^2$。我国BMI的分类标准见表5-3。[10]

调查显示，我国成人约一半符合超重甚至肥胖标准，而我国2型糖尿病患者合并体重超重的比例为43.8%，合并肥胖的比例也高达11.8%[11]。但仅凭BMI不能准确地评价是否肥胖，还有一项十分重要的指标，即腰围。如果腹部脂肪较多，四肢脂肪较少，也就是我们所说的"苹果型"身材，那么提示可能存在内脏脂肪的堆积，我们称之为腹型肥胖。我国腹型肥胖的标准是男性腰围≥90 cm，女性腰围≥85 cm。另外，体脂含量也是反映肥胖的重要指标（如图5-5所示），相同体重的两个人体内脂肪含量不同，因此"减重"并不等于"减肥"。

### 表5-3　BMI与体重标准

| 体重标准 | BMI数值（kg/m$^2$） |
| --- | --- |
| 过轻 | <18.5 |
| 正常 | 18.5～23.9 |
| 超重 | 24.0～27.9 |
| 肥胖 | ≥28.0 |

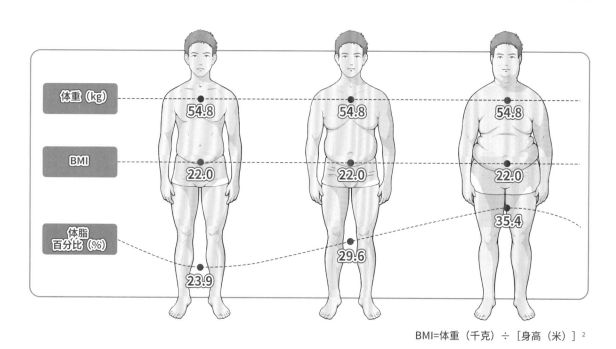

BMI=体重（千克）÷[身高（米）]$^2$

图5-5　体脂百分比对身型的影响

### 5.2.2 "糖友"为什么要关注超重/肥胖？

肥胖的危害是多方面的，也和2型糖尿病的发病密切相关。2型糖尿病最关键的发病机制是胰岛素抵抗，且在起病前多年已经开始出现胰岛β细胞功能的损伤。多项研究证实，内脏脂肪过度堆积也就是腹型肥胖会引起上述两种问题。其次，肥胖会增加血糖的控制难度，体重越重，糖化血红蛋白的水平越高[12~14]。另外，更为严重和需要关注的是，2型糖尿病合并肥胖的患者相比体重正常的患者心血管事件及死亡风险增加。有几组触目惊心的数字，肥胖的2型糖尿病患者发生卒中的风险增加33%，发生冠心病的风险增加49%，死亡风险更是增加了71%[15]。由此可见，肥胖不仅会导致糖尿病的发生，更会增加并发症甚至死亡风险。体重的合理控制和减轻，既能够有效地控制血糖、改善胰岛素抵抗和胰岛β细胞功能，还能够达到降压和降血脂的目的。

### 5.2.3 减轻体重的药物有哪些？

关于饮食、运动减重，其他章节已经为大家做了介绍。如果通过生活方式减重效果不好，那么有没有一些药物可以帮助减肥呢？相信您也看到过形形色色的减肥广告，但目前获得我国食品药品监督管理局批准的减重药物仅有一种，这种药物叫作奥利司他（Orlistat）。我们通常所说的脂肪，学名叫作三酰甘油，它的吸收需要脂肪酶的参与，奥利司他则是一种脂肪酶抑制剂，通过抑制胃肠道的脂肪酶，阻止三酰甘油水解为游离脂肪酸和单酰基甘油酯，减少人体肠腔黏膜对膳食中脂肪的吸收，促使脂肪排出体外。在2007年，该药被国家药品监督管理局批准为减重非处方药，建议用于BMI≥27 kg/m²的2型糖尿病患者[11][16]，具有降低BMI、维持BMI和预防反弹的作用。

已有研究证实，肥胖伴糖尿病前期的患者在接受奥利司他治疗1年后，体重平均减轻10.6 kg，而仅改善生活方式未应用奥利司他的患者体重平均减轻6.2 kg。服用奥利司他也存在一些不良反应，主要为脂肪泻、大便次数增多。长期服用1年以上会导致脂溶性维生素及β胡萝卜素的吸收减少，有非常少数的人会出现肝损伤。因此对于有减重需求的、BMI≥27 kg/m²的2型糖尿病患者，我们的建议是短期应用（半年）以缓解糖尿病的进展。目前在国外也有一些减重药物获得批准应用，在这里提供给大家了解（见表5-4）[16][18][19]。

表5-4 其他在国外获批的减重药物

| 名称 | 药物机制 | 适应人群 | 不良反应 |
| --- | --- | --- | --- |
| Lorcaserin（氯卡色林） | 选择性激活下丘脑神经元上的5-HT$_{2}$c受体，减少食物消耗并增加饱腹感 | 有减重需求的BMI≥27 kg/m$^2$的2型糖尿病患者 | 在非糖尿病患者中最常见的不良反应（＞5%）是头痛、眩晕、疲乏、恶心、口干、便秘，在糖尿病患者中是低血糖、头痛、背痛、咳嗽、疲乏 |
| Phentermine / Topiramate（芬特明/托吡酯） | 抑制食欲、增加饱腹感 | 成人慢性体重管理 | 最常见的是口干、感觉异常、便秘、失眠、头晕、味觉障碍等 |
| Naltrexone / Bupropion（纳曲酮/安非他酮） | 机制不明，认为可以作用于下丘脑食欲中枢和多巴胺回路来抑制食欲 | 成人慢性体重管理 | 最常见的是恶心、呕吐、便秘 |
| Liraglutide（利拉鲁肽） | 短效人胰高血糖素样肽-1（GLP-1）受体激动剂 | 在我国作为合并肥胖的糖尿病患者治疗药物，国外批准用于肥胖人群体重控制 | 最常见的是胃肠道不适，还会增加胰腺炎、甲状腺髓样癌风险 |
| Semaglutide (司美格鲁肽) | 长效人胰高血糖素样肽-1（GLP-1）受体激动剂 | 在我国作为合并肥胖的糖尿病患者治疗药物，国外批准用于肥胖人群体重控制 | 与利拉鲁肽类似 |

另外，尽管部分降糖药物如二甲双胍、达格列净（SGLT2抑制剂）、度拉唐肽具有一定的减重效果，但是如果没有糖尿病，医生并不推荐长期使用降糖药物来减肥。

### 5.2.4 减重药物如何缓解糖尿病？

对于超重和肥胖的糖尿病患者，如果减轻体重到一定程度，不仅可以控制血糖，还可能使糖尿病得到缓解。但多数减重药物如果不配合生活方式的改变，都有体重反弹的风险。国外的大型研究证实，肥胖的人群应用奥利司他治疗4年时间，相比较没有应用奥利司他的人群，糖尿病发生风险降低37%[17]。国内的一项研究显示，应用奥利司他治疗半年后，18%的2型糖尿病患者血糖恢复正常，说明奥利司他通过控制体重、改善肥胖，可以有效预防、缓　解糖尿病[11]。

**5.3** **哪些药物治疗可以缓解糖尿病？**（王晓晶　肖建中）

　　近年来，糖尿病的治疗目标已非仅仅是血糖达标，人们对糖尿病缓解和逆转的关注度越来越高。尽管强化饮食管理、增加体力活动和代谢手术等方式有助于血糖管理和糖尿病缓解，但多数患者很难长期坚持饮食控制和锻炼，且对代谢手术并发症存在担心，这使得药物治疗促使糖尿病缓解成为人们追求的方法。目前临床上正在探索的药物治疗缓解糖尿病的方法，最根本的都是针对高血糖的发生原因，如肥胖、胰岛素抵抗、高血糖毒性等（如图5-6所示）。除短期胰岛素和降糖药物强化治

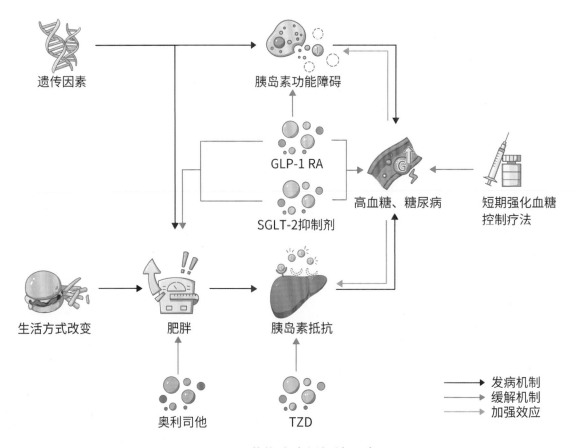

图5-6　药物治疗缓解糖尿病

疗消除糖毒性、改善内在胰岛素分泌不足外，还有一些药物可能用于糖尿病缓解，这些药物必须具备2个基本条件：低血糖风险低；能减轻体重。

### 5.3.1 非中枢神经系统减肥药物

奥利司他是仅作用于胃肠道的减肥药物，已问世20余年，其通过抑制胃肠道分解脂肪所必需的酶即脂肪酶的活性，使饮食中摄入的脂肪无法水解，减少胃肠道对脂肪的吸收，促进脂肪排出体外，从而在实际未限制饮食摄入的情况下达到热量限制模式，产生与代谢手术类似的能量负平衡状态，达到减重的效果。有一项大样本的研究发现奥利司他有助于延缓糖尿病前期向2型糖尿病的发展进程[20]。此外，奥利司他能改善2型糖尿病患者的血糖控制，减少胰岛素用量。这一方面可能与奥利司他能减轻体重有关，另一方面可能与奥利司他通过减少内脏脂肪含量、降低游离脂肪酸水平等方式改善胰岛素抵抗有关。奥利司他亦可刺激胃肠激素GLP-1（胰高血糖素样肽-1）、GIP（葡萄糖依赖性促胰岛素多肽）的分泌，进而刺激胰岛素的分泌，有助于改善糖代谢；同时GLP-1的分泌有助于降低体重。但奥利司他潜在的副作用如脂肪泻、胃肠排气增多等限制了其应用，小剂量起始逐渐加量或与其他药物联合使用可尽可能地降低胃肠道反应。奥利司他与其他降糖药物的联用在糖尿病缓解中的作用仍需进一步探讨。

### 5.3.2 GLP-1受体激动剂

由人体肠道细胞分泌的激素GLP-1能抑制食欲、延缓胃排空，且以葡萄糖依赖的方式促进胰岛素的分泌，从而降低血糖。为了充分利用且放大GLP-1的有益生理作用，GLP-1受体激动剂应运而生。近年来，GLP-1受体激动剂因其心脏、肾脏保护作用以及强效降糖作用而被广泛应用于2型糖尿病患者的治疗。在国外，GLP-1受体激动剂因具有强效减重作用，已被批准应用于肥胖症患者的治疗。而其强效的减重作用也有助于2型糖尿病缓解。在肥胖和糖尿病前期患者中使用3 mg利拉鲁肽可有效延缓2型糖尿病的发生。近期的临床试验得出了鼓舞人心的初步结果，研究发现，高剂量司美格鲁肽治疗68周可降低2型糖尿病患者体重平均10 kg，糖化血红蛋白平均降至6.4%，低于糖尿病的诊断水平[21]。而GLP-1/GIP双受体激动剂的研究结果更令人振奋，大剂量的GLP-1/GIP双受体激动剂治疗40周可使51.7%的2型糖尿病患者糖化血红蛋白平均降至5.7%，达到非糖尿病的状态，同时使体重平均下降9.5 kg。这些患者的糖尿病病程平均4.7年，基线糖化血红蛋白和体重分别为7.9%和85.9 kg[22]。

此类药物的主要不良反应为胃肠道不适，包括恶心、呕吐、腹泻、便秘等。另外，值得注意的是，糖尿病患者停用该类药物后是否仍可维持糖尿病缓解，目前尚缺乏充足证据，需要长期随访的数据进一步明确。

### 5.3.3　钠葡萄糖转运体-2（SGLT2）抑制剂

SGLT2抑制剂是另一类新型降糖药，其通过抑制肾脏对尿糖的吸收，促进尿糖的排泄，发挥降糖作用，也有一定减轻体重的效果。推测该类药物可能有利于2型糖尿病缓解，但目前尚无有关SGLT2抑制剂缓解糖尿病的研究报道。

### 5.3.4　其他

有研究发现运用最大耐受剂量的二甲双胍、吡格列酮和瑞格列奈三联治疗可有效逆转新诊断的2型糖尿病[23]。此外，在病程不到24个月的2型糖尿病患者中联用二甲双胍、吡格列酮和格列齐特治疗也有助于逆转糖尿病。甚至在糖尿病病程5年且已进展为胰岛素治疗的患者（尚无糖尿病并发症）中，逐步加用二甲双胍、格列本脲和吡格列酮，6个月后仍可看到43%的患者不需要胰岛素治疗[24]。也有甘精胰岛素联合二甲双胍和阿卡波糖使早期2型糖尿病得到缓解的报道[25]。

糖尿病发生的主要机制是胰岛素分泌减少和/或胰岛素敏感性下降（胰岛素抵抗）。在初发的糖尿病患者中，高血糖本身会加重胰岛素分泌的缺乏和胰岛素抵抗。任何降低血糖的药物都能使糖尿病得到一定程度的缓解。但是，要逆转糖尿病，或使糖尿病患者血糖处于接近正常水平而不使用药物治疗，就要改变其主要的生理缺陷。因此，减重是促使糖尿病缓解的重要基石。多药联合治疗特别是使能量负平衡的药物治疗，可能更易使体重下降到使糖尿病缓解的程度，但如何进行药物联合治疗，在什么情形下进行药物联合治疗，目前研究证据十分有限，仍有待进一步探讨。在糖尿病缓解后，怎样保持血糖稳定不恶化，也是需要探索的问题。

##  5.4 胰岛素治疗在糖尿病缓解中的作用（王燕磊 肖建中）

### 5.4.1 胰岛素的发现

胰岛素挽救了1型糖尿病患者的生命，也是2型糖尿病患者降糖的终极武器。那么胰岛素是怎么被发现的呢？

最早在公元前1500年的《埃伯斯氏古医籍》（*Ebers Papyrus*）上就有关于表现为多饮、多尿的疾病记录，这与今天所知的糖尿病相符。我国汉初《淮南子·说山训》也有关于消渴病的记载[26]。糖尿病的英文是"diabetes mellitus"，其中"diabetes"来源于希腊文字"diabeinein"，意思是消耗或虹吸。"mellitus"的拉丁意思是"甜"，提示患者的尿液呈甜味。在1889年，Oskar Minkowski和Joseph von Mering在斯特拉斯堡大学的图书馆里偶然遇到，Joseph von Mering提出了胰腺和糖尿病相关的假说。当时这一假说并没有人相信，只有Minkowski愿意一试。Minkowski手术切除了一只狗的胰腺后，狗出现了口渴和尿糖升高的症状。在发现胰岛素之前，1型糖尿病患者会出现消瘦、口渴、糖尿、失明、昏迷等情况，没有有效的治疗手段，唯一的方法就是饥饿疗法，最终只能慢慢地走向死亡。直至1921年，加拿大医生班廷和贝斯特从狗的胰腺中提纯了胰岛素，并将这些胰岛素注射到已切除胰腺的糖尿病狗体内，观察到这些患有糖尿病的动物血糖和尿糖都有所下降。随后的1922年，一名少年糖尿病患者接受了班廷提纯的胰岛素治疗，血糖和尿糖都得到了控制，并逐渐恢复了正常。之后胰岛素逐渐在临床中应用[26]。胰岛素的发现完全扭转了糖尿病患者的命运。

### 5.4.2 胰岛素仅仅能降低血糖吗？

胰岛素有降低血液中葡萄糖的作用。它能通过促进肝脏和肌肉摄取血液中的葡萄糖，促进葡萄糖转化为储存形式（糖原），促进葡萄糖转化为蛋白质、脂肪。也就是说，胰岛素是促进能量储存的激素，促进糖原和脂肪的合成，抑制蛋白质和脂肪的分解。如果缺少胰岛素，将会有更多的蛋白质、脂肪分解，为身体提供能量，而脂肪分解会产生酮体，这正是糖尿病酮症产生的原因。

### 5.4.3 患糖尿病是因为缺乏胰岛素吗？

1型糖尿病患者是由于胰岛β细胞受到自身免疫性破坏，导致胰岛素绝对缺乏。而2型糖尿病则与胰岛素分泌功能相对缺乏和不同程度的外周胰岛素抵抗（胰岛素不能正常发挥作用）有关。2型糖尿病是目前为止最常见的成人糖尿病类型（>90%），由于存在胰岛素抵抗，患者开始分泌更多的胰岛素用来代偿，而长期的胰岛素高分泌可导致自身胰岛功能逐渐下降，产生高血糖。相应地，2型糖尿病早期胰岛功能没有严重受损时，测定患者体内胰岛素时绝对量并不少，只是身体对胰岛素不敏感，才出现了血糖升高。随着病情发展，胰岛β细胞功能障碍及凋亡，胰岛素分泌减少。

### 5.4.4 胰岛素强化治疗可以缓解糖尿病的证据

我们将通过多次胰岛素注射或胰岛素泵治疗，控制血糖到接近正常水平，称为胰岛素强化治疗。2~4周的胰岛素强化治疗可迅速有效地降低新诊断2型糖尿病患者的血糖，并使部分患者达到糖尿病缓解，也就是停用胰岛素后血糖仍在基本正常范围内。2004年，中山大学附属第三医院翁建平团队使用胰岛素泵对138例新诊断2型糖尿病患者进行短期强化治疗2周后，监测第3、第6、第12、第24个月时的缓解率分别为72.6%、67.0%、47.1% 和 42.3%[11]。随后的多项研究表明，在初次诊断时出现严重高糖状态的糖尿病患者（HbA1c≥10%，空腹血糖≥11.1 mmol/L），进行为期两周的胰岛素强化治疗有助于改善2型糖尿病的情况[11]。综合多个相似的研究分析显示，对于新诊断2型糖尿病的患者，进行短期的胰岛素强化治疗能够改善胰岛素β细胞功能、减轻胰岛素抵抗，使得66.2%的患者糖尿病症状缓解[26]。

胰岛素治疗对胰岛的保护作用甚至可以发生在糖尿病前期。一个用甘精胰岛素将空腹血糖降到接近正常水平、预防心血管事件的临床研究（ORIGIN）发现，尽管糖尿病前期的血糖控制不能减少心血管事件，但能减少糖尿病的发生。

### 5.4.5 使用胰岛素会不会上瘾？

胰岛素是最早被发现的、最有效的降糖药物。目前对于1型糖尿病患者，胰岛功能不好的2型糖尿病患者，特殊情况的患者如新发糖尿病血糖较高的人群，围手术期、妊娠期、发生酮症的糖尿病患者，短期应用胰岛素强化治疗可快速控制血糖。2

型糖尿病患者在短期应用胰岛素后，胰岛功能好的可以过渡为口服药或暂时停用降糖药物，胰岛功能差的可能会长期应用胰岛素治疗。是否需要胰岛素治疗，取决于患者是否缺乏胰岛素。而胰岛素缺乏不是应用胰岛素导致的，不存在胰岛素会上瘾的情况。

### 5.4.6　胰岛素强化治疗为什么可以缓解糖尿病呢？

糖尿病未经控制的患者会出现显著和持续的高血糖。血糖是刺激胰岛素分泌的主要物质，但是持续的高血糖一方面抑制胰岛素分泌，另一方面降低胰岛素敏感性，这也就是所谓的糖毒性作用。高血糖的糖毒性使得2型糖尿病患者胰岛 β 细胞休眠，转化为没有分泌功能的原始细胞，短

期胰岛素强化治疗可以降低血糖到正常的水平，使糖毒性状态下休眠的、去分化的胰岛 β 细胞再分化，恢复分泌胰岛素的能力，解除糖毒性，改善2型糖尿病患者的胰岛功能和身体对胰岛素的敏感性（如图5-7所示）。部分患者在生活方式的配合下，糖尿病得到缓解。

### 5.4.7　什么样的人用胰岛素后糖尿病会缓解呢？

这实际上与患者体内尚存的胰岛功能有关。在研究中发现应用胰岛素治疗前空腹血糖较低的、较胖的、胰岛功能较好的、强化治疗时需要的胰岛素剂量少的、病程较短的患者有较大的机会获得缓解。因此，对于超重 / 肥胖体型的初诊2型糖

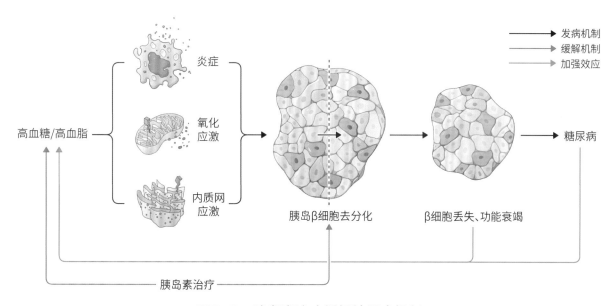

图5-7　胰岛素治疗缓解糖尿病机制

尿病患者，若出现严重高血糖情况，即 HbA1c≥10%，FPG≥11.1 mmol/L，并伴有明显高血糖症状或酮症酸中毒，建议暂时采用胰岛素治疗[27]。当然，一些病程较长的患者，应用胰岛素强化治疗，也可部分恢复胰岛功能，使得简化降糖方案成为可能。

### 5.4.8　胰岛素治疗有没有副作用？

胰岛素是目前降糖效果最强的药物，但胰岛素治疗也存在一些副作用。最常见的为注射胰岛素过量可能会出现低血糖。少数患者可能因注射胰岛素出现局部皮肤过敏，也有极少数患者会产生胰岛素抗体，需更换胰岛素种类。长期注射胰岛素的患者若不及时更换注射针头，还可能出现皮下硬结和皮下脂肪萎缩。若患者注射胰岛素的同时不能很好地控制饮食，可能会引起体重增加。

### 5.4.9　胰岛素强化治疗多久可以缓解糖尿病？

大部分的研究认为强化治疗2～4周可以使部分血糖较高的新诊断糖尿病患者得到缓解。

### 5.4.10　强化治疗时有哪些方案呢？

强化治疗效果最好的是胰岛素泵治疗，这种胰岛素注射方法是模拟人体胰岛素的分泌模式，将速效胰岛素持续小剂量注射到皮下，并在进餐时给予餐时大剂量。这种治疗方式配合持续的血糖监测，使得血糖维持在正常范围成为可能。其次是三餐前应用短效或速效胰岛素，睡前应用中长效或长效胰岛素；另外也有每日应用2～3次预混胰岛素餐前注射的方案。强化治疗时，尽量将空腹血糖控制在接近6 mmol/L，餐后2小时血糖控制到8 mmol/L左右。

### 5.4.11　胰岛素有哪些种类呢？

强化治疗方案很多，使用的胰岛素种类也比较多。目前常用的胰岛素按照注射时间可以简单分为3类：餐前注射的短效或速效胰岛素，睡前注射的中效或长效胰岛素，预混或双胰岛素。短效胰岛素常见的有优泌林R、诺和灵R、甘舒霖R，注射后半小时起效，因此需要在餐前半小时注射。速效胰岛素常见的有门冬胰岛素、赖脯胰岛素、谷赖胰岛素，起效快，可以注射后即刻开始进餐，若餐前忘记注射也可以在餐后立刻补上。中效胰岛素常见的有优泌林N、诺和灵N、甘舒霖N，一般在睡前注射，2小时起效，持续10～18小时。长效胰岛素常见的有地特胰岛素、甘精胰岛素U100、德谷胰岛素、甘精胰岛素U300，前两种作用时间为24小时，后两种作用时间在24小时以上，可在每天的固定时间注射，作为基础胰岛素。预混胰岛素又分为预混人胰岛素和预混胰岛素类似物。前者含有短效胰岛素和中效胰岛素，须在餐前半小时注射，常见的有诺和灵30R、诺和灵50R、优泌林70/30、优泌林50/50。后者含有速效胰岛素和中效胰岛素，须在餐前即刻注射，常见的有门冬30、门冬50、优泌乐25、优泌乐50。预混胰岛素兼顾每次进餐的血糖波动和基础胰岛素的作用，减少了每日注射次数，一般每日注射2～3次。其中名字中的30和50指的是短效或速效胰岛素的含量为30%和50%，剩下的70%和50%就是中效胰岛素了。新上市的德谷门冬双胰岛素中含有30%门冬胰岛素和70%德谷胰岛素，在主餐前即刻注射，每日注射1～2次。

## 5.5 缓解2型糖尿病的方法——其他药物？（刘兆祥　肖建中）

目前针对糖尿病治疗药物的研发如火如荼，包括对现有降糖药物研发不同剂型，如口服药物的周制剂或双周制剂、注射药物的口服制剂或贴片等，有些药物仍处于临床研究阶段。除此之外，关于治疗2型糖尿病的新靶点药物层出不穷，干细胞移植治疗糖尿病、中医药治疗糖尿病亦有一定进展。其中，部分药物或治疗手段有缓解2型糖尿病的潜在可能（如图5-8所示）。

### 5.5.1 2型糖尿病新靶点药物

#### 5.5.1.1 葡萄糖激酶激动剂（GKAs）

葡萄糖激酶（GK）是调节人体控糖激素分泌的重要靶点，可以感知血糖浓度的变化，调节人体多个器官中胰岛素、胰高血糖素样肽-1（GLP-1）和胰高血糖素等激素的分泌，将血糖控制在稳态范围之内。多扎格列艾汀（Dorzagliatin）是GKAs的首例新药，临床研究结果显示其可以有效降糖，具有改善胰岛功能的潜力，目前已经上市。亚格拉汀（Globalagliatin）是另一代表药物，前期临床研究也显示出良好的降糖效果、安全性及患者耐受性，并有望进入临床[28]。

#### 5.5.1.2 多重肠促胰岛素激动剂

肠促胰岛素由肠道内分泌细胞分泌，包括葡萄糖依赖性促胰岛素多肽（GIP）

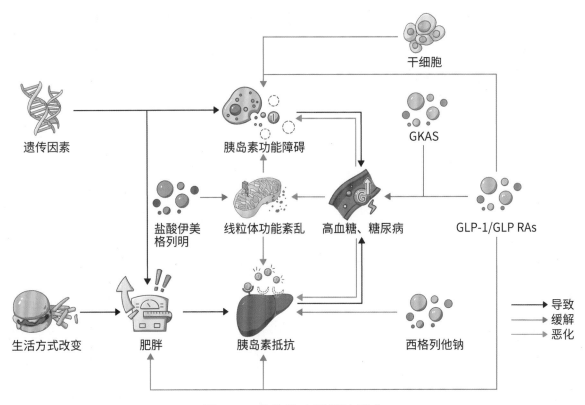

图5-8　药物治疗缓解糖尿病

和胰高血糖素样肽-1（GLP-1），可以促进胰岛素的分泌、抑制胰高血糖素的分泌进而调控血糖[29]。此外，肠促胰岛素还可以延缓胃肠道排空、抑制食欲，在控制血糖的同时发挥减轻体重的作用[30]。Tirzepatide（替尔泊肽）是GIP和GLP-1双受体激动剂，已在美国批准上市（商品名Mounjaro），通过每周一次皮下注射，在强效降糖的同时显著减重，甚至获得糖尿病临床缓解[30]。

### 5.5.1.3　胰高血糖素受体拮抗剂

胰高血糖素是主要的升高血糖的激素，如果拮抗其受体，则可以抑制其升糖

作用。RVT-1502是一种新型小分子胰高血糖素受体拮抗剂（GRAs），在Ⅱ期临床试验中，RVT-1502可明显降低HbA1c和空腹血糖水平[31]。但也有一些GKAs未观察到一致的结果。总之，胰高血糖素受体拮抗剂的安全性及临床机制尚有待进一步研究。

### 5.5.1.4　新型胰岛素增敏剂

过氧化物酶体增殖物激活受体（peroxisome proliferators-activated receptors，PPARs）包括PPARα、PPARγ和PPARβ/δ三种亚型，其中PPARα主要调节能量稳态，PPARγ激活引起胰岛素增敏并增强葡萄糖代谢，PPARβ/δ则主要促进脂肪

酸代谢[28][32]。经典的PPARγ激动剂（罗格列酮和吡格列酮）能够有效改善胰岛素敏感性并降低血糖，但是增加水钠潴留、心衰住院以及骨质疏松风险，其应用受到一定限制。西格列他钠（Chiglitazar Sodium, Carfloglitazar）属于构型限制型过氧化物酶体增殖物激活受体全激动剂，可适度平衡激活PPARα、γ和β/δ三个受体亚型介导的生理作用，改善胰岛素敏感性的同时降低白色脂肪沉积[32]。此外，在保持药效的前提下最小化不良反应的选择性PPARγ受体激动剂（如INT-131）也在研发中。

### 5.5.1.5 具有以线粒体生物能量学为基础的新型作用机制（MOA）的首创药物

盐酸伊美格列明口服片剂（imeglimin hydrochloride, Twymeeg）是一种以线粒体生物能量学（mitochondrial bioenergetics）为靶点的新型首创药物，可改善胰岛素分泌紊乱和胰岛素敏感性，已在日本上市。伊美格列明具有独特的双重作用机制，有潜力在当前治疗模式的各个阶段治疗2型糖尿病，既可以作为单药疗法，也可以作为其他降糖疗法的补充[33]。

上述治疗糖尿病的药物部分已经上市，部分正在进行临床研究，是否能够成为促进糖尿病缓解的方法之一，有待进一步研究确认。这些药物能否改变糖尿病进展过程中的关键因素，如显著改善胰岛素敏感性、改善胰岛分泌功能，能否消除代谢紊乱对这两个关键因素的影响，成为可用的促进糖尿病缓解的方法，都需要大量临床和基础研究的数据进一步证实。

### 5.5.2 干细胞治疗糖尿病

干细胞是人体内一类具有自我更新能力和产生分化细胞能力的原始细胞，在适合的环境下可以自我复制产生大量和自己相同的细胞，也可以分化成各种功能细胞，产生人体内各系统所需要的各类细胞、组织、器官等，医学界称为"万用细胞"。临床上通过提取干细胞，在培养室适当的条件下将其培养、扩增和诱导分化成需要的干细胞或胰岛细胞，然后提取高数量、高质量的干细胞或胰岛细胞再回输到患者体内。前者利用干细胞的自我复制和分化潜能来修复受损的细胞，恢复受损器官、组织的正常功能；后者可以直接补充分泌胰岛素的细胞。

干细胞可以改善胰岛素抵抗、逆转β细胞的去分化、修复受损胰岛β细胞，具有潜在的治疗价值[34]。现有研究观察到部分糖尿病患者移植干细胞后可停用胰岛素或减少剂量。然而，这种干细胞治疗方式在临床应用上的有效性和安全性仍有一定限制，其治疗时机、长期疗效、适应人群等方面的问题仍需要更多的研究来解决。

### 5.5.3　中医药在治疗糖尿病中的作用

糖尿病属于中医学的"消渴"范畴，根据不同的辨证施与不同方药诊治，包括白虎加人参汤、逍遥散、二陈汤合平胃散、葛根芩连汤合三仁汤、生脉散合玉液汤加减等。一些中成药物如天芪降糖胶囊、津力达颗粒、芪明颗粒、葛根芩连汤、大柴胡汤等可能具有协同降糖作用，可以改善症状，提高生活质量[35]。黄连素单体降糖的机制也在临床研究中[36]。中药代茶饮、针刺、穴位埋线或按摩、针灸对糖尿病前期可能有一定的调护作用[35]。

## 5.6　代谢手术——糖尿病缓解最有效方法（肖璐琪　肖建中）

2/3的2型糖尿病患者合并肥胖或超重[37]，这不仅是高血糖的重要原因，而且与高脂血症、高血压、高尿酸血症、睡眠呼吸暂停综合征等疾病有关。对于2型糖尿病患者来说，控制体重是非常重要的一环，甚至说至关重要也不为过。多数患者随着体重的减轻，血糖、血脂等多种代谢紊乱都随之好转。

减重有多种方法。常说的"管住嘴、迈开腿"是最基本的方法，通过改善生活方式、减少热量摄入、增加能量消耗，使能量代谢处于负平衡状态。一些减肥药物也是通过减少食物摄入（GLP-1 RA类药物）或者增加排泄（奥利司他，SGLT2抑制剂）来达到减肥的目的（如图5-9所示）。

困难的是，良好的生活习惯难以养成，药物长期使用也有副作用和难以坚持的问题。代谢手术就逐渐走到舞台中央。

代谢手术在过去有一个人们更熟悉的名字——减重手术。近年来越来越多的临床数据证明，减重手术不光可以减重，还可以改善多种代谢紊乱，包括独立于体重减轻的血糖改善作用，因此更名为代谢手术[38]。

经典的代谢手术术式包括胃袖状切除术、胃旁路术和胆胰转流十二指肠转位术。这三种术式各有利弊，临床上需要根据患者的病情不同选择不同的术式。

胃袖状切除术：该术式是指切除胃底和胃大弯，使膨大弯曲的胃变成竖直的

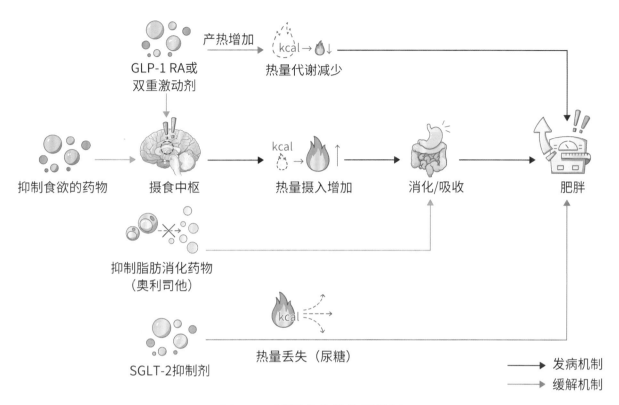

图5-9　减肥药物的作用机制

"袖套"一样，缩小胃容积，基本保持原胃肠道解剖结构，改变部分胃肠激素水平，是中重度肥胖伴2型糖尿病患者的首选术式。

胃旁路术：手术首先将胃切分为上下两个部分——较小的上部和较大的下部，然后截断小肠，将小的一部分胃和空肠连接起来，缩小胃容积和改变食物通道，缩短小肠，减少食物吸收。这一术式旷置了远端胃大部、十二指肠和部分空肠，让食物不经过这些部位消化、吸收，达到限制食物摄入量和减少小肠吸收的作用，并改变营养物质代谢和胃肠道激素调节[37]。这

一术式的减重效果和降糖效果要优于胃袖状切除术，但是创伤也要更大，术后并发症的风险相对于前者更高，一般用于2型糖尿病病程相对较长、减重需求更高的患者。

胆胰转流术：该术式是将远端胃切除，保留上端功能胃后，将上端残余胃与小肠末端吻合，胆胰支则与距离回盲瓣50 cm处的回肠吻合，将胆胰液转流至回肠，减少胆胰液与食物的混合时间，进而减弱消化吸收。这一术式在三种术式中对减重和改善高血脂、高血压、高尿酸等代谢紊乱的效果最好，对糖尿病的缓解率最

高，可以达到95%[39]。但相对地，该术式操作复杂，手术风险最高，创伤最大，术后并发症的风险也最高，发生吻合口漏、出血、肺栓塞的风险均较高，且容易出现维生素、微量元素等营养物质的缺乏[40]，因此在临床上较少应用，对于BMI≥50 kg/m²的严重肥胖患者可以考虑该术式[39]。

那么什么样的糖尿病患者适合做代谢手术呢？国内外不同的指南存在不同的标准，大部分国内指南的标准[39][41]为：如果2型糖尿病患者通过生活方式改善、药物治疗难以有效控制体重及改善代谢紊乱，在排除禁忌后，对于BMI≥32.5 kg/m²的患者，建议行代谢手术。另外，如果患者27.5 kg/m²≤BMI<32.5 kg/m²，同时合并高血压、高血脂等其他代谢综合征组分时，其他方法效果不佳，也可考虑行代谢手术。对于BMI<27.5 kg/m²的2型糖尿病患者，一般不推荐代谢手术治疗。具体手术指征需要专业医师根据个体情况进行评估。

研究显示，T2DM患者接受代谢手术后，术后2年及以上糖尿病的缓解率为78%，改善率为87%[42]。那么代谢手术是怎么做到缓解2型糖尿病的呢？

胃容量减少：胃容量减少，不能容纳大量食物，是代谢手术减肥的显而易见的原因。但是，在减肥手术后，如果不能同时改变生活方式，可能还会出现体重反弹。

吸收的减少：在胃旁路手术和胆胰转流手术中，缩短了有吸收功能的小肠，导致吸收减少。后一种手术还影响脂肪和蛋白质的消化，最后影响热量的吸收。但需要注意一些重要物质，特别是脂溶性维生素如维生素A、D、K等吸收不良的问题。

胃肠激素的改变和肠道菌群的改变：由于解剖结构的改变，胃肠激素和肠道菌群也有改变，这可能在代谢改变中起到重要作用，包括糖尿病的缓解。

以上多种机制交互复杂，包括胃容量减少、吸收减少、胃肠激素改变、肠道菌群改变，以及内分泌改变等。总之代谢手术可能在胰岛β细胞功能改善、胰岛素敏感性提高、糖异生增加、葡萄糖利用率提高，以及肠道吸收和脂肪组织分泌模式和形态的变化上均有积极作用，综合作用促进糖尿病缓解（如图5-10所示）。

代谢手术治疗相比非手术治疗，对2型糖尿病的缓解率更高，在改善血糖的同时，也能改善高血压、高血脂、高尿酸血症等一系列代谢相关的疾病[43]，对于2型糖尿病患者的综合管理、远期预后有着有益影响。但它是一种有创的治疗手段，患者因治疗获益的同时也面临着手术相关的并

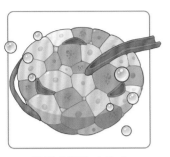

胰腺β细胞功能↑
胰岛素敏感性↑

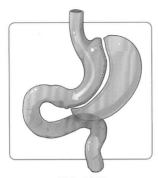

摄入受限

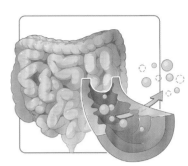

葡萄糖吸收↓

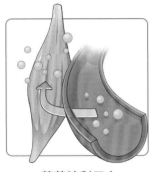

葡萄糖利用↑

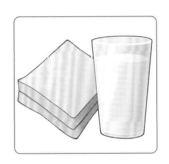

食欲↓摄入减少

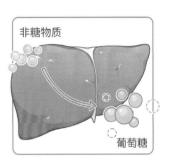

肝脏糖异生↓

图5-10 代谢手术对糖尿病的缓解作用

发症等风险，且需要专业规范的术前评估和术后管理。因此，代谢手术治疗一定要在专业医师的建议和评估下，慎重考虑后进行。

## 参考文献

❶ Lean ME, Leslie WS, Barnes AC, et al. Primary care-led weight management for remission of type 2 diabetes (DiRECT): an open-label, cluster-randomised trial[J]. Lancet, 2018, 391(10120): 541-551.

❷ Kelly J, Karlsen M, Steinke G. Type 2 Diabetes Remission and Lifestyle Medicine: A Position Statement From the American College of Lifestyle Medicine[J]. Am J Lifestyle Med, 2020, 14(4): 406-419.

❸ Rosenfeld RM, Kelly JH, Agarwal M, et al. Dietary Interventions to Treat Type 2 Diabetes in Adults with a Goal of Remission: An Expert Consensus Statement from the American College of Lifestyle Medicine[J]. Am J Lifestyle Med, 2022, 16(3): 342-362.

④ 邹大进,张征,纪立农,等.缓解2型糖尿病中国专家共识[J].中国糖尿病杂志,2021,29(9):641-652.

⑤ Ried-Larsen M, Christensen R, Hansen KB, et al. Head-to-head comparison of intensive lifestyle intervention (U-TURN) versus conventional multifactorial care in patients with type 2 diabetes: protocol and rationale for an assessor-blinded, parallel group and randomised trial[J]. BMJ Open, 2015, 5(12): e009764.

⑥ Muscogiuri G, Barrea L, Laudisio D, Pugliese G, Salzano C, Savastano S, Colao A. The management of very low-calorie ketogenic diet in obesity outpatient clinic: a practical guide[J]. J Transl Med, 2019, 17(1): 356.

⑦ 江波,邹大进,马向华,等.生酮饮食干预2型糖尿病中国专家共识(2019年版)[J].实用临床医药杂志,2019,23(3):1-6.

⑧ 王明义,康涛,杨杰文,等.运动联合营养缓解2型糖尿病的专家共识[J].中国医学前沿杂志（电子版）,2022,14(6):12-21.

⑨ 李光伟.糖尿病生活方式干预"500111"法则[J].江苏卫生保健,2021(6):18.

⑩ 中华医学会糖尿病学分会.中国2型糖尿病防治指南(2020年版)[J].中华糖尿病杂志,2021,13(4):95.

⑪ 《缓解2型糖尿病中国专家共识》编写专家委员会.缓解2型糖尿病中国专家共识[J].中国全科医学,2021,24(32):4037-4048,F01.

⑫ U.K. Prospective Diabetes Study Group. U.K. prospective diabetes study 16. Overview of 6 years'therapy of type II diabetes: a progressive disease[J]. Diabetes, 1995, 44(11): 1249-1258.

⑬ Saisho Y. β-cell dysfunction: Its critical role in prevention and management of type 2 diabetes [J]. World J Diabetes, 2015, 6(1): 109-124.

⑭ Holman RR. Assessing the potential for alpha-glucosidase inhibitors in prediabetic states[J]. Diabetes Res Clin Pract, 1998, 40: S21-25.

⑮ Eeg-olofsson K, Cederholm J, Nilsson PM, et al. Risk of cardiovascular disease and mortality in overweight and obese patients with type 2 diabetes: an observational study in 13,087 patients[J]. Diabetologia, 2009, 52(1): 65-73.

⑯ Price S, Le QN, White ND. Lifestyle and Pharmacotherapy for Weight Loss in Preventing or Delaying Diabetes[J]. Am J Lifestyle Med, 2018, 12(1): 34-37.

⑰ Look AHEAD Research Group, Wing RR, Bolin P, et al. Cardiovascular effects of intensive lifestyle intervention in type 2 diabetes[J]. N Engl J Med, 2013, 369(2): 145-154.

⑱ Riddle MC, Cefalu WT, Evans PH, et al. Consensus Report: Definition and Interpretation of Remission in Type 2 Diabetes[J]. Diabetes Care, 2021, 44(10): 2438-2444.

⑲ Gadde KM, Martin CK, Berthoud HR, et al. Obesity: Pathophysiology and Management [J]. J Am Coll Cardiol, 2018, 71(1): 69-84.

⑳ Torgerson JS, Hauptman J, Boldrin MN, et al. XENical in the prevention of diabetes in obese subjects (XENDOS) study: a randomized study of orlistat as an adjunct to lifestyle changes for the prevention of type 2 diabetes in obese patients[J]. Diabetes Care, 2004, 27(1): 155-161.

㉑ Davies M, Faerch L, Jeppesen OK, et al. Semaglutide 2.4 mg once a week in adults with overweight or obesity, and type 2 diabetes (STEP 2): a randomised, double-blind, double-dummy, placebo-controlled, phase 3 trial[J]. Lancet, 2021, 397(10278): 971-984.

㉒ Rosenstock J, Wysham C, Frias JP, et al. Efficacy and safety of a novel dual GIP and GLP-1 receptor agonist tirzepatide in patients with type 2 diabetes (SURPASS-1): a double-blind, randomised, phase 3 trial[J]. Lancet, 2021, 398(10295): 143-155.

㉓ Jennings AS, Lovett AJ, George TM, et al. Getting to goal in newly diagnosed type 2 diabetes using combination drug "subtraction therapy" [J]. Metabolism, 2015, 64(9): 1005-1012.

㉔ Panikar V, Joshi SR, Bukkawar A, et al. Induction of long-term glycemic control in type 2 diabetic patients using pioglitazone and metformin combination[J]. J Assoc Physicians India, 2007, 55: 333-337.

㉕ McInnes N, Hall S, Sultan F, et al. Remission of Type 2 Diabetes Following a Short-term Intervention With Insulin Glargine, Metformin, and Dapagliflozin[J]. J Clin Endocrinol Metab, 2020, 105(8): 2532-2540.

㉖ 肖新华.胰岛素的过去,现在和未来——纪念胰岛素发现100周年.中国医学前沿杂志(电子版),2021,13(06):1-3.

㉗ 刘烨,王海宁.2021年ADA/EASD《糖尿病缓解专家共识》与《2022年ADA糖尿病指南:2型糖尿病的预防和治疗中肥胖与体重管理》解读——糖尿病缓解的定义与治疗策略.临床内科杂志,2022,(005):039.

㉘ 张鹏翔,曾霖,孟璐,等.治疗2型糖尿病新靶点药物研究新进展[J].中国全科医学,2022,25(20):2551-2557.DOI:10.12114/j.issn.1007-9572.2022.0115.

㉙ 纪立农.肠促胰素的胰腺外作用研究进展[J].中华内分泌代谢杂志,2011,27(6):后插1-4.DOI:10.3760/cma.j.issn.1000-6699.2011.06.025.

㉚ Ludvik B, Giorgino F, Jódar E, et al. Once-weekly tirzepatide versus once-daily insulin degludec as add-on to metformin with or without SGLT2 inhibitors in patients with type 2 diabetes (SURPASS-3): a randomised, open-label, parallelgroup, phase 3 trial[J]. Lancet, 2021, 398(10300): 583-598. DOI: 10.1016/S0140-6736(21)01443-4.

㉛ Pettus JH, D'alessio D, Frias JP, et al. Efficacy and safety of the glucagon receptor antagonist RVT-1502 in type 2 diabetes uncontrolled on metformin monotherapy: a 12-week dose-ranging study[J]. Diabetes Care, 2020, 43(1): 161-168. DOI: 10.2337/dc19-1328.

㉜ 丁婕,傅继华.AMPK、PPARs在2型糖尿病中的作用机制及药物研究[J].药学研究,2019,38(8):477-480,489.DOI:10.13506/j.cnki.jpr.2019.08.010.

㉝ Lamb YN. Imeglimin Hydrochloride: First Approval[J]. Drugs, 2021, 81: 1683-1690. DOI: 10.1007/s40265-021-01589-9.

㉞ 王岳鹏,臧丽,母义明.干细胞治疗糖尿病：未来可期[J].中华内科杂志,2023,62(9):1039-1042.DOI:10.3760/cma.j.cn112138-20230626-00332.

㉟ 中华中医药学会糖尿病基层防治专家指导委员会.国家糖尿病基层中医防治管理指南（2022）[J].中华糖尿病杂志,2023,15(2):100-117.DOI:10.13288/j.11-2166/r.2022.24.017.

㊱ 中华医学会糖尿病学分会.中国2型糖尿病防

治指南（2020年版）[J].中华糖尿病杂志,2021,13(4):315-409.DOI:10.3760/cma.j.cn115791-20210221-00095.

㊲ 侯睿.我国代谢手术缓解肥胖2型糖尿病的研究概况[J].中国临床医生杂志,2022,50(07):789-793.

㊳ Akira Sasaki, Koutaro Yokote, et al. Metabolic surgery in treatment of obese Japanese patients with type 2 diabetes: a joint consensus statement from the Japanese Society for Treatment of Obesity, the Japan Diabetes Society, and the Japan Society for the Study of Obesity[J]. Diabetol Int, 2021, 13(1): 1-30.

㊴ 中华医学会糖尿病学分会.中国2型糖尿病防治指南(2020年版)[J].国际内分泌代谢杂志,2021,41(05):482-548.

㊵ Francesco Rubino, David M Nathan, et al. Metabolic Surgery in the Treatment Algorithm for Type 2 Diabetes: A Joint Statement by International Diabetes Organizations[J]. Diabetes Care, 2016, 39(6): 861-877.

㊶ 王勇,王存川,朱晒红,等.中国肥胖及2型糖尿病外科治疗指南(2019版)[J].中国实用外科杂志,2019,39(04):301-306.

㊷ Buchwald H, Estok R, Fahrbach K, et al. Weight and type 2 diabetes after bariatric surgery: systematic review and meta-analysis[J]. Am J Med, 2009, 122(3): 248-256.

㊸ 杜磊,朱江帆,贾许杨,曲伸.糖尿病代谢手术治疗临床获益及探讨[J].中华糖尿病杂志,2022,14(03):286-292.

# 缓解2型糖尿病的步骤

主审 齐林、陈燕燕、侯新国

## 6.1　缓解2型糖尿病的5R原则（齐林）

2型糖尿病确诊后若不加以特别干预，自发缓解的可能性非常之低。国外相关研究曾对122,781名2型糖尿病患者进行了长期随访，发现2型糖尿病完全缓解的7年累计发生率仅为0.14%，而部分缓解的可能性也仅为1.5%[1]。因此一直以来，我们遵循的2型糖尿病治疗理念是长期控制血糖等代谢指标，预防并发症，提高生活质量，延长患者寿命[2]。直到近年来，强化生活方式干预短病程2型糖尿病相关逆转研究[3~5]、新诊断2型糖尿病胰岛素强化治疗研究[6]、基础胰岛素/GLP-1 RA固定比例复方制剂REMIT-iGlarLixi研究[7]以及代谢手术缓解糖尿病研究[8~10]等研究结果逐渐证实了糖尿病缓解的可行性。"胰岛β细胞去分化理论"[11]和"脂肪阈值理论"[12]在认识和验证、理论和实践方面的双重突破共同打破了糖尿病一旦诊断就必须长期用药的诅咒，糖尿病前期和病程小于5年的一部分2型糖尿病患者逐渐开始进行积极有效的干预治疗，以期实现糖尿病完全或部分缓解。

那么，如何实现2型糖尿病的缓解呢？首先来看《缓解2型糖尿病中国专家共识》中建议的实施缓解2型糖尿病的临床路径必须遵循的5R原则[13]。

（1）责任（Responsible）：首诊医生是2型糖尿病缓解的第一责任人，有责任对符合缓解基本条件的患者进行评估和实施缓解治疗方案[13]。

通俗讲，就是内分泌科医生要熟练掌握2型糖尿病缓解相关知识，不让符合缓解条件的患者错过机会，通过个性化的评估，选择并实施合适的缓解治疗方案，以期达到最佳效果。

（2）评估（Review）：全面了解2型糖尿病患者的病情，评价患者是否具备缓解条件，有无医疗风险，制定缓解过程中应对医疗风险的预案和防范措施[13]。

对短病程的2型糖尿病患者应充分了解病情，评估是否能够达到缓解的条件，同时权衡各种治疗手段的利弊得失，并制定可能的相关风险应对措施。

（3）现实（Reality）：根据病情的现状，设定缓解目标及与之相匹配的缓解治疗方案。对无法落实缓解治疗方案的2型糖尿病患者，要按照指南建议的常规治疗方案进行治疗[13]。

临床诊疗中，对有可能缓解和缓解可能性不大的患者，要针对性地制订不同的治疗方案。对于前者制定个性化的糖尿病缓解治疗目标，并围绕该目标设计有效安全的治疗方案；对于后者由于缓解可能性不大，治疗时不宜强调糖尿病缓解的理念，需要遵循《中国2型糖尿病防治指南》进行标准治疗。

（4）缓解（Remission）：2型糖尿病缓解治疗的全流程包括专业的评估筛选、患者教育和自我管理能力的培训，并由专业团队通过饮食、营养、运动、药物治疗和代谢手术等措施实现缓解[13]。

实施糖尿病缓解治疗通常需要多学科专业团队充分合作才可能完成，特别是代谢手术的实施，不是外科大夫一刀了之，需要内分泌专科医师护士全面了解患者病情，筛选后精准评估，进行患者教育以及自我管理能力的培训，在营养师、运动康复师、心理医师、内分泌科医师和外科医师的通力协作下，完成缓解治疗方案的实施。

（5）随访（Revisit）：接受缓解治疗的2型糖尿病患者需要定期进行随访，评估缓解治疗的效果及BMI改善和维持的情况，以及对健康生活方式的依从性[13]。

接受缓解治疗的糖尿病患者面临糖尿病复发的高风险，因此实现糖尿病缓解目标的糖尿病患者应注意防止糖尿病复发，定期随访并保持健康饮食、运动的生活方式，保持糖尿病缓解的治疗成果。

总之，2型糖尿病缓解的5R原则中，"责任"是寻找目标人群，"评估"和"现实"是实现缓解的必要手段和步骤，"缓解"是采取综合和个性化的干预手段后的结果，而"随访"是保持2型糖尿病缓解持续时间以及切实改善患者预后的重要措施。

## 6.2 建议多学科团队管理（冯新星、陈燕燕）

### 6.2.1 预防和控制糖尿病心血管并发症——糖尿病逆转和缓解的最终目标

心血管疾病是糖尿病最主要的并发症，也是糖尿病患者致死的主要原因之一。糖尿病是一种慢性疾病，高血糖对心血管系统的危害是一个缓慢、进行性累积的过程。在诊治过程中，应充分评估糖尿病患者是否合并心血管疾病及有相关风险，做到早发现、早诊断、早治疗。综合管理是多学科团队管理的核心，也是改善预后的关键。

### 6.2.1.1 糖尿病增加心血管病患者的死亡风险

大量流行病学资料表明，无论1型或2型糖尿病，合并心血管疾病者均较同年龄、同性别患心血管疾病的非糖尿病患者更多。在女性患者中前者是后者的4.5倍，在男性患者中为2倍[14][15]。糖尿病患者心肌梗死的发生率为非糖尿病患者的3～5倍，有70%以上的糖尿病患者最终死于心血管并发症，而心肌梗死更是2型糖尿病患者的首要致死病因，约50%的2型糖尿病患者在初诊时就被发现已合并有冠心病。无冠心病史的糖尿病患者发生主要冠脉事件的危险程度与冠心病患者等同，其在10年内初次发生心肌梗死的危险＞20%，等同于患过心肌梗死的非糖尿病患者10年内再发心肌梗死的危险。具有心肌梗死病史的糖尿病患者未来再发心肌梗死的危险超过40%。因此，美国心脏病协会（AHA）声明"糖尿病是一种心血管疾病"[16][17]。

始于20世纪40年代晚期的弗雷明翰心脏研究（Framingham Heart Study）是心血管流行病学研究方面的首个长期随访研究，旨在探寻促进心血管疾病发展的危险因素。在Framingham队列研究中，美国糖尿病男性和女性的心血管疾病发病率分别是非糖尿病男性和女性的2倍和3倍。此外，在中年男性和女性人群中进行的25年随访结果发现，患有糖尿病伴冠心病的男性死亡率与没有糖尿病但患有冠心病的男性死亡率是相等的，而患有糖尿病伴冠心病的女性，其死亡的风险比没有糖尿病但患有冠心病的女性还高，进一步说明糖尿病增加冠心病发生风险和死亡风险[18]。糖尿病引起心血管病的发病机制非常复杂，主要的病理生理机制与高血糖及胰岛素抵抗促进动脉粥样硬化的发生、发展有关。而且糖尿病合并冠心病患者的冠脉血管病变有如下特点：病变弥漫，管腔狭窄严重，受累冠脉支数较多，而且病变复杂，治疗难度大。由于糖尿病自主神经病变减轻缺血性冠心病的症状，导致疾病发现被延误，使预后更差。

### 6.2.1.2 要重视心血管疾病患者高血糖的筛查

#### 6.2.1.2.1 血糖筛查指标

血糖代谢异常的筛查主要是通过不同方法测定体内血糖水平，目前推荐的糖代谢指标包括空腹血糖、餐后2小时血糖、随机血糖以及糖化血红蛋白等。同时，通过综合评估心血管病患者的一般人口学特征、临床数据和辅助检查的结果来预测未来患糖尿病的风险意义重大。

空腹血糖与餐后血糖是反映血糖水平的两个重要参数。空腹血糖主要反映β细胞基础胰岛素分泌功能的状况和肝脏胰岛素抵抗的程度。空腹时，随着血糖水平的下降，血浆胰岛素水平也相应下降。血浆胰岛素的下降可使脂肪组织分解加强，骨骼肌蛋白分解增加，周围组织葡萄糖摄取减少。在肝脏，以肌肉蛋白水解产生的氨基酸提供碳链作为底物，由脂肪组织分解产生的脂肪酸作为能量来源，进行糖异生，合成葡萄糖。当基础胰岛素分泌异常或肝脏存在相对或绝对的胰岛素作用缺陷时，葡萄糖的产生就会超过利用，从而发生空腹高血糖。餐后血糖主要反映餐后β细胞早相胰岛素分泌功能和外周组织（肌肉与脂肪等）胰岛素抵抗的程度。餐后血糖的调节高度依赖于进餐所诱发的胰岛素分泌的数量和质量，以及肌肉组织对胰岛素的敏感程度。

糖化血红蛋白目前仍然是评价糖尿病患者血糖控制水平的金标准。糖化血红蛋白作为反映糖代谢的指标，能反映2~3个月的血糖控制的平均水平，由于其稳定性好，检测方便，已经被国外很多指南用来作为糖尿病诊断标准之一。有研究表明糖化血红蛋白是影响冠状动脉病变程度的独立危险因素。糖化血红蛋白水平升高与糖尿病大血管及微血管并发症的增加明确相关。UKPDS研究结果显示将糖化血红蛋白控制在小于7%可以将糖尿病微血管并发症的风险降低25%，基线糖化血红蛋白每下降1%，心梗的发生风险将减少5%[19]。另有研究结果表明糖化血红蛋白每增加1%，男性和女性的全因死亡风险就分别增加24%和28%。

6.2.1.2.2　在心血管病患者中筛查血糖的重要性

在心血管疾病患者中，糖代谢异常的发生率明显高于普通人群，加之我国糖尿病高危人群的知晓率偏低，如果心血管患者缺乏合理的血糖筛查，漏诊率极高，对糖尿病的预防和治疗产生极大的影响，也会对我国经济社会发展产生重要影响。

欧洲心脏调查研究纳入了欧洲25个国家，110家医疗中心，共4961例冠心病患者。其中2107例是由于急性心血管事件急诊入院后接受调查。除已知糖尿病患者（$n=1524$）外，其余均采用空腹血糖检测，其中1920例接受口服葡萄糖耐量试验（OGTT）检测糖代谢状况，结果显示急诊事件入院的患者中糖代谢异常发生率高达71%，在稳定性冠心病患者中也高达

66%。多项调查均显示高达2/3的冠心病患者合并高血糖，如果单检测空腹血糖，会漏诊2/3的高血糖人群。因此，对冠心病患者进行葡萄糖耐量试验筛查糖尿病是非常有必要的[20]。在急性心肌梗死患者的糖耐量研究（Glucose Tolerance in Patients with Acute Myocardial Infarction, GAMI）中，急性心肌梗死（AMI）患者分别在出院时、出院3个月和12个月时接受口服葡萄糖耐量（OGTT）检测。结果表明，高血糖人群的比例分别占总人数的67%、66%和65%，符合"2/3"规律。经34个月随访，糖耐量异常（IGT）患者比糖耐量正常的患者，其复合终点事件发生率显著增高（p=0.003）。该研究提示在AMI患者中糖代谢异常是非常常见的，糖耐量受损是发生心血管事件的强有力的预测因素[21]。那格列奈和缬沙坦在糖耐量异常中的结局研究（Nateglinide and Valsartan in impaired glucose tolerance outcomes research, NAVIGATOR）于43,509例心血管高危人群中进行OGTT检测，合并高血糖（IGT和糖尿病）的人群约占总人数的2/3（62.5%）；在9125例合并任一心血管疾病、6641例合并急性冠脉综合征史、2830例接受过冠状动脉血管重建治疗、31,047例仅合并心血管危险因素的患者中，有高血糖（IGT和糖尿病）者分别占总人

数的65.8%、65.9%、68.7%、61.6%，均大致符合"2/3"的规律[22]。欧洲糖尿病诊断标准的合作分析（Diabetes Epidemiology: Collaborative Analysis of Diagnostic Criteria in Europe，DECODE）研究比较了空腹血糖与负荷后血糖对死亡率的预测价值，共纳入具有基线空腹血糖和OGTT 2小时血糖数据的22,514例受试者，平均随访8.8年。研究发现在空腹血糖的基础上辅以OGTT 2小时血糖，可显著提高预测能力。因OGTT 2小时血糖升高而诊断糖尿病的患者与OGTT 2小时血糖正常者相比，其全因死亡的风险比为1.73（1.45～2.06），心血管死亡风险比为1.40（1.02～1.92），冠脉疾病死亡风险比为1.56（1.03～2.36），卒中死亡风险比为1.29（0.66～2.54）。与空腹血糖正常的个体相比，基于空腹血糖而诊断糖尿病的患者各种原因死亡的风险比相应地分别为1.21（1.01～1.44）、1.20（0.88～1.64）、1.09（0.71～1.67）和1.64（0.88～3.07）。因此得出结论：与空腹血糖相比，OGTT 2小时血糖能够更为可靠地预测全因死亡与心血管性死亡[23]。之后在亚洲进行的DECODA研究，同样显示了OGTT 2小时血糖经空腹血糖校正后，可显著预测心血管死亡风险[24]。Nakamura等报道的研究则发现，与OGTT试验正常者相

比，IGT组患者的最小管腔直径明显缩小，其管腔狭窄程度以及晚期管腔丢失明显增加。而负荷后高血糖也是引起冠脉介入术后再狭窄的独立危险因素。正常血糖患者（24例，29处病变）和IGT患者（16例，18处病变），在冠状动脉金属裸支架置入后半年再次接受冠状动脉造影。经过线性回归和多因素回归分析，仅有支架置入后狭窄程度和OGTT 2小时血糖水平与再狭窄相关。这说明，IGT阶段的负荷后高血糖即可对冠脉介入预后产生显著影响[25]。中国心脏调查（The China Heart Survey）的数据显示，在入选的3513例慢性稳定型心绞痛和急性冠状动脉综合征的住院患者中，约80%存在不同程度的糖代谢异常。其中糖尿病为52.9%（1859例：既往已诊断1153例，此次调查新诊断706例），IFG和／或IGT为20.36%（926例，除1例外均为新诊断）。除既往已明确高血糖诊断和本次入院通过空腹血糖可诊断糖尿病的患者外，共有2263例患者接受了OGTT试验。在没有任何糖代谢异常病史的冠心病患者中，如果单纯检测FPG（以6.1 mmol/L为切点），将漏诊80.5%的糖尿病患者和87.4%的糖耐量异常患者[26]。

综上所述，在心血管疾病患者中，要充分重视高血糖的筛查，空腹血糖、OGTT 2小时血糖、糖化血红蛋白都应作为重要的筛查指标。早期识别患者的血糖水平，尽早干预，对于改善心血管疾病的预后意义重大。

### 6.2.2 早期控制血糖——逆转和缓解糖尿病的钥匙

#### 6.2.2.1 蜜月期现象开启了糖尿病逆转的希望

过去，胰岛素治疗常常在其他药物治疗效果不好时，或者极度高血糖威胁患者生命时才使用。因此，人们认为病程晚期再启用胰岛素是天经地义的。受到"1型糖尿病发病之初就给两三次或更多次胰岛素注射后，积极的血糖控制可使大多数儿童进入蜜月期或部分缓解期，停用或仅用很少量的胰岛素就可使血糖正常或接近正常"这一事实的启发，人们开始发现虽然不少2型糖尿病患者起始血糖水平很高，但胰岛素的分泌功能可能只是暂时被高血糖毒性和高血脂毒性抑制，如果及时进行胰岛素治疗，纠正糖毒性、脂毒性对胰岛细胞的损害，让胰岛细胞短暂休息，就有可能使某些患者的β细胞功能部分恢复或完全恢复。这种情况多见于新诊断未经治疗的2型糖尿病患者。

短程胰岛素强化治疗主要通过血糖正常化，减轻糖毒性和脂毒性对β细胞和胰岛素靶器官的负面影响，改善胰岛β细胞功能和胰岛素敏感性，这种疗法被证实具有确切的糖尿病逆转作用。研究表明，短程胰岛素强化治疗大致使50%的患者获得至少1年的临床缓解，治疗2年后缓解率约为40%，部分患者可望获得更长期的血糖缓解。

大量证据显示，大部分的2型糖尿病经过早期积极的干预可进入"蜜月期"，即不用任何降糖药物，在数月或数年间维持血糖正常或接近正常。糖尿病的这种早期逆转（也称Remission）最大程度地减少高血糖持续暴露时间，进而减少与之相关的致残、致死、远期并发症的风险，因而极具实际应用价值。短程胰岛素强化治疗、生活方式干预（低热量饮食+运动）和代谢手术均已成功应用于2型糖尿病的逆转治疗中。

通过纠正高血糖去除糖毒性或经减轻体重来降低β细胞负荷，促进其再分化，是促成糖尿病缓解的重要途径。未来的2型糖尿病治疗策略应以"唤醒β细胞，追求缓解"为目标，这对糖尿病患者获良好的心血管结局将产生不可估量的影响。糖尿病合并心血管疾病患者通过早期强化治疗糖尿病获得逆转或者缓解，对于改善预后意义重大，将极大程度上提高患者的生活质量。

### 6.2.2.2　代谢记忆效应让延缓糖尿病和改善心血管预后成为可能

高血糖对靶器官的损害具有代谢记忆效应，早期起始的血糖优化控制对减少远期并发症具有重要的意义。有研究表明，在诊断后1年内如未进行强化血糖控制，即使后续血糖改善，5～10年后大血管及微血管并发症的风险仍将升高。

世界糖尿病预防的三大里程碑研究——中国大庆糖尿病预防研究、美国糖尿病预防计划研究、芬兰糖尿病预防研究均证明在糖尿病前期进行生活方式干预可以预防或延缓2型糖尿病发生，同时可以改善心脏的其他代谢指标。更欣喜的是三项研究后续的随访研究均表明，尽管干预结束，但早期干预对于糖尿病预防作用可长期持续存在。同时，令人振奋的是大庆研究30年的随访研究表明，早期生活方式干预不仅可以延缓糖尿病发展，减少糖尿病微血管并发症，甚至可以减少心脑血管事件和死亡[27]。

美国糖尿病控制与并发症研究（Diabetes Control and Complications Trial, DCCT）后续的随访研究EDIC（Epidemiology of Diabetes Interventions and Complications Study）也显示早期强化治疗组使心血管事件减少42%，非致死性心肌梗死、卒中、心脏性

死亡减少57%[28]。UKPDS研究结束后的10年延长期随访研究结果显示，原强化降糖组患者任何糖尿病终点事件进一步减少9%，微血管事件减少24%，心肌梗死减少15%，全因死亡率降低13%[29]。

上述研究的结果揭示了早期干预不仅可以延缓糖尿病进展，同时可以改善心血管预后，延长寿命。在惊喜之余，血糖代谢记忆效应开始进入糖尿病治疗领域，为糖尿病早期干预打开了另外一扇窗户。机体内的血糖代谢记忆效应让早期强化血糖控制的获益可以延续，早期干预的长期获益成为可能。

### 6.2.3 降糖治疗的新舞台——改变糖尿病患者的转归

#### 6.2.3.1 降糖治疗的获益从改善微血管并发症开始

胰岛素的发现与成功提取挽救了糖尿病患者的生命，也为糖尿病及其急性并发症的治疗提供了最有效的武器，是世界医学发展的里程碑。越来越多的1型和2型糖尿病患者得以长期存活。随之而来的问题是，以糖尿病视网膜病变、糖尿病肾病、糖尿病神经病变为代表的糖尿病微血管病变，以糖尿病下肢血管病变、糖尿病并发的心脑血管病变等为代表的糖尿病大血管病变等慢性并发症不断出现，开始极大程度地影响着糖尿病患者的健康和预期寿命。降糖治疗是否能够改善糖尿病患者慢性并发症的预后，直到20世纪90年代以前都没有答案，争论不断。

糖尿病控制与并发症研究（Diabetes Control and Complications Trial，DCCT）作为第一项评估强化血糖控制对心血管终点事件影响的随机化对照试验，其研究结果于1993年发表，显示1型糖尿病强化降糖治疗可以使糖尿病视网膜病变的发生减少76%，白蛋白尿的发生减少54%，临床神经病变的发生减少60%。由于该研究中整体心血管事件过少，降糖治疗的心血管获益未能明确，但微血管获益显著[30]。之后2型糖尿病降糖治疗的第一个里程碑研究UKPDS研究横空出世，该研究旨在探讨强化血糖控制能否预防2型糖尿病并发症。结果显示，强化降糖治疗组与常规治疗组相比各种微血管事件减少25%，大血管事件虽未有显著性下降但有下降趋势[31]。以上两个研究结果从根本上结束了人们对降糖治疗是否能够改善糖尿病慢性并发症预后的争论，降糖治疗对改善糖尿病微血管并发症的预后毋庸置疑。

UKPDS研究亚组分析结果显示以二甲双胍治疗的超重的2型糖尿病患者中心肌

梗死发生的风险降低39%，糖尿病相关的死亡风险降低42%。UKPDS 10年随访研究证明在二甲双胍治疗的超重组中糖尿病相关终点事件减少21%，心肌梗死风险降低33%，全因死亡减少27%[32]。另外的研究将304例糖尿病合并冠心病患者随机分为二甲双胍治疗组与格列吡嗪治疗组，随访3年，结果显示相对格列吡嗪组，二甲双胍组减少了心血管事件的发生[33]。UKPDS研究使降糖药二甲双胍从此走上了一线降糖治疗的历史舞台，后续研究也进一步证实了其在心血管获益方面的能力。二甲双胍目前仍在各大糖尿病诊疗指南中占有重要的地位，成为2型糖尿病治疗的常青树。

### 6.2.3.2　不合理的降糖治疗可能增加心血管风险

UKPDS研究的成功使糖尿病研究者受到极大鼓舞，开始进一步探索将血糖降低接近正常水平，能否使2型糖尿病患者心血管显著获益，能否降低死亡风险延长寿命。从此，以心血管获益和降低死亡风险为终点的糖尿病临床研究如火如荼地开展起来。

强化血糖控制与2型糖尿病患者的血管转归研究（The Action in Diabetes and Vascular Disease: Preterax and Diamicron Modified Release Controlled Evaluation，

ADVANCE）选取了11,140例患者，随机分为强化治疗组（降糖目标HbA1c≤6.5%）和标准治疗组。主要终点为复合微血管事件（肾病和视网膜病变）和主要不良心血管事件（心梗、中风和心血管死亡）。强化血糖控制显著减少了主要终点事件（HR 0.90；95% CI，0.82～0.98，P = 0.01），然而这主要是由于微血管事件明显降低所致（HR 0.86；95%CI，0.77～0.97，P = 0.01）。大血管事件的终点并没有显著减少（HR 0.94；95%CI，0.84～1.06，P = 0.32）[34]。

美国退伍军人糖尿病研究（The Veterans Affairs Diabetes Trial，VADT）选取了1791例使用胰岛素或最大剂量口服药而血糖控制不佳（入组时中位数HbA1c＝9.4%）的2型糖尿病患者，随机分为强化治疗组（目标为HbA1c＜6.0%）以及标准治疗组（按计划HbA1c至少下降1.5%），两组平均随访5.6年，主要终点为复合心血管事件（心梗、中风、心血管死亡、血管重建、因心衰住院以及缺血后截肢），累计主要终点发生率在强化治疗组并没有显著降低（HR 0.88；95% CI，0.74～1.05，P＝0.12）。在强化治疗组心血管疾病（CVD）死亡人数更多（38 vs 29，猝死11 vs 4），但无统计学差异[35]。

糖尿病控制心血管危险行动（The Action to Control Cardiovascular Risk in Diabetes，ACCORD）随机选取了10,251例既往有心血管事件（40～79岁）或心血管风险（55～79岁，有明显动脉粥样硬化、白蛋白尿、左心室肥厚或至少两项其他心血管危险因素）的受试者。治疗分为强化治疗组（目标HbA1c＜6.0%）和标准治疗组（目标HbA1c为7.0%～7.9%）。在试验进行至第3.5年，血糖控制研究被研究数据安全监测委员会建议终止（血压和血脂研究仍在继续），原因是发现强化治疗组相较于标准治疗组死亡率显著增加（每年1.41% vs 1.14%；平均3.5年随访257 vs 203死亡；HR 1.22；95%CI，1.01～1.46），同时心血管死亡也有类似的增加[36]。

以上三项大型循证医学研究选择的研究对象均年龄较大，病程较长，入选的患者大部分是已患或高危心血管病患者，研究结果显示，过于激进即严格的血糖控制并不能改善糖尿病患者心血管事件的结局，反而有害。这些结果的公布使糖尿病降糖治疗蒙上了前所未有的阴影。与此同时，Nissen教授在《新英格兰医学杂志》发表的研究结果分析认为罗格列酮可能与心肌梗死和心血管死亡的风险增加有关，更使降糖治疗的研究雪上加霜[37]。研究者开始

对2型糖尿病降糖治疗表现出前所未有的失望。

### 6.2.3.3 降糖治疗回归理性

由于罗格列酮事件的出现，科学家开始认识到不应该只关注降糖本身，降糖药物的心血管安全性似乎更为重要。因为如果一个药物虽然减少了糖尿病微血管并发症，但增加了心血管事件，那么它所带来的负面作用显然超过获得的益处本身。当降糖药物的心血管安全性逐渐开始受到关注后，美国FDA要求所有新上市的降糖药物均要进行心血管安全性的研究，以此为背景，关于降糖治疗心血管安全性的研究开始不断涌现，人们的关注度也越来越高。

具有代表性的是ORIGIN研究。ORIGIN（Outcome Reduction with an Initial Glargine Intervention）研究选取了12,537例糖调节受损或2型糖尿病同时合并其他心血管危险因素的患者，分为甘精胰岛素治疗组和标准治疗组，随访6.2年，结果发现甘精胰岛素治疗组并未增加心血管不良事件的发生。该研究结果提示临床合理应用胰岛素并不会增加心血管不良事件[38]。

但人们仍然对口服药物的心血管安全性表示担忧，此时，以DPP-4抑制剂为代表的药物开始进入了人们的视野。毫无疑

问，这类药物天生就要接受心血管安全性的检验。

SAVOR（Saxagliptin and Cardiovascular Outcomes）研究于2013年在《新英格兰医学杂志》发表，该研究选取了16,492例糖尿病合并心血管病或心血管危险因素的患者，随访2.1年，结果表明沙格列汀治疗组相对于安慰剂组心血管死亡、心肌梗死、缺血性卒中、因不稳定心绞痛住院、因血运重建住院均无明显增加，只有因心衰住院的风险有所增加[39]。EXAMINE（Examination of Cardiovascular Outcomes with Alogliptin versus Standard of Care）研究选取了5,380例近期发生急性冠脉综合征的2型糖尿病患者，试验的主要终点包括心血管疾病死亡、非致命性心肌梗死、非致命性卒中，随访1.5年，研究结果显示阿格列汀组相对于安慰剂组未增加主要心血管不良事件[40]。2015年公布的TECOS（Trial Evaluating Cardiovascular Outcomes with Sitagliptin）研究是一项随机、双盲、安慰剂对照研究，探讨了心血管疾病的2型糖尿病患者在接受常规治疗基础上，加用西格列汀对心血管事件的影响。该研究共选取了14,671例患者，平均随访3年，结果显示，西格列汀不增加此类患者心血管死亡、非致死性心梗、非致死性卒中或不稳定心绞痛住院的复合终点事件风险，也不增加心衰住院或其他不良反应事件的风险[41]。

上述研究重新拨开了人们心中的迷雾，有力地证明了合理降糖并不会增加心血管事件的事实。而新的一类药物——DPP-4抑制剂以良好的心血管安全性、较少的副作用成为降糖治疗的新宠。与此同时，研究者开始重新反思。一方面，越来越多的证据提示降糖对心血管的益处是一个长期的过程，合理的血糖控制能改善心血管疾病预后，过于激进的血糖控制则可能增加心血管病风险。另一方面，降糖药物本身的作用特点不同对研究结果可能有不同影响，这一观点已经逐渐被研究者认可。因此，我们有理由相信具有心血管保护作用、低血糖风险小、对体重影响小又能有良好降糖效果的药物很可能会使患者心血管更好地获益。

### 6.2.3.4　EMPA-REG OUTCOME研究横空出世

在2015年的欧洲糖尿病年会上，EMPA-REG OUTCOME研究作为一个重磅研究被隆重推出，它被誉为2015年糖尿病领域最重要的研究，也被国内外众多学者称为糖尿病领域继UKPDS研究之后的又一里程碑式研究。

受到之前研究的启发，新一代降糖药物SGLT2类降糖药物开始进入人们的视野，恩格列净（Empagliflozin）是其中的代表药物之一。该研究在全球42个国家590个中心共选取了7020例糖尿病合并心血管疾病（冠心病、脑卒中、外周血管疾病）患者，在原有糖尿病常规治疗基础上，随机分为恩格列净低剂量组、恩格列净高剂量组和安慰剂组，主要终点定义为心血管死亡、非致死性心梗、非致死性脑卒中，平均随访3.1年，研究结果显示恩格列净组相对于安慰剂组心血管死亡减少了38%，全因死亡率减少了32%，因心衰住院的风险减少了35%[42]。

该研究是糖尿病降糖治疗领域里第一个真正的心血管死亡和全因死亡有显著下降的大规模临床研究，也是糖尿病领域又一里程碑式的研究。耶鲁大学医学院糖尿病中心Silvio E. Inzucchi教授称该研究是2015年糖尿病领域最重要的研究，不仅由于其研究结果令人惊喜，同时也由于其是第一项证实某种药物能够产生死亡获益的糖尿病临床研究，开创了糖尿病治疗的新纪元。对于该研究中心血管获益机制的解读，研究者认为来源于恩格列净所具有的多方面的心脏保护机制，包括对动脉僵硬度、心功能、心脏需氧量的改善以及对心肾效应等多方面的影响。另外，恩格列净对血糖、血压、体重、内脏脂肪、尿微量白蛋白、尿酸等多种心血管危险因素的改善也是心血管获益的重要原因。

EMPA-REG OUTCOME研究选取的患者均是合并心血管疾病的2型糖尿病患者，恩格列净组与对照组均充分应用了他汀类、ACEI/ARB、β受体阻滞剂、阿司匹林、螺内酯等显著改善心血管预后的药物，远远摆脱了20年前UKPDS研究时期的治疗困境，无论是2型糖尿病还是心血管疾病，其治疗与干预均有了翻天覆地的变化。在这样的基础上，恩格列净组相对于安慰剂组仍然取得了心血管死亡率和全因死亡率以及因心衰住院风险的显著下降，这是令人振奋的结果。人类第一次发现通过降糖治疗可以减少糖尿病患者的心血管事件、延长寿命。对于致死风险主要是心血管疾病的糖尿病患者来讲，这个研究的结果无疑是一个极好的消息。

### 6.2.3.5 新型降糖药物开启了改善心血管结局的时代

6.2.3.5.1 SGLT2抑制剂

随着EMPA-REG OUTCOME里程碑式研究的问世，大家对糖尿病治疗的认识渐渐清晰，再现曙光。但是EMPA-REG OUTCOME的研究结果究竟是个别发现还是类效应，在同类药物上是否能够再现相似的研究结果，是亟待回答的问题，而之后的一系列研究相继爆炸性地进入了人们的视野。

CANVAS研究作为卡格列净的心血管结局（CVOT）研究，纳入全球30个国家/地区10,142例心血管高危的2型糖尿病患者，主要终点是由心血管死亡、非致死性心梗和非致死性卒中组成的复合终点。结果证实，在总体人群中，卡格列净显著降低主要终点风险达14%，显著降低心衰住院风险33%，降低心血管死亡或心衰住院风险22%[43]。

DECLARE研究是一项全球多中心、随机双盲、安慰剂对照的CVOT研究，共纳入来自33个国家882个中心的2型糖尿病患者共17,160例。DECLARE研究的入组患者中，有心血管疾病多重危险因素的人群占59.4%。DECLARE研究结果显示：心血管死亡或心衰住院的复合终点比对照组显著降低17%。该研究第一次在主要人群的2型糖尿病一级预防的人群中显示了心血管获益的强大证据[44]。

以上的两个研究进一步证实了之前在EMPA-REG OUTCOME研究中看到的：SGLT2抑制剂具有显著的心血管获益的能力，尤其在改善心衰预后和肾脏终点预后方面显示了强大的同质性；同时也看到了不只是糖尿病合并明确的心血管疾病患者可以获益，更多的只是合并心血管高危因素的患者也可以在SGLT2抑制剂降糖治疗中实现心血管获益。基于上述的研究结果，SGLT2抑制剂正式登上了糖尿病治疗的历史舞台，成为糖尿病治疗的重要选择。

### 6.2.3.5.2　GLP-1受体激动剂

LEADER研究是一项多国、多中心、随机、双盲、安慰剂对照的大型临床试验，共入选了32个国家（包括中国）9340例2型糖尿病伴心血管高风险患者，结果显示，与安慰剂组相比，利拉鲁肽组获益明显，包括：心血管死亡风险降低22%，全因死亡风险降低15%，主要心血管不良事件风险降低13%。LEADER研究是第一项证实GLP-1受体激动剂（GLP-1 RA）可带来心血管获益的心血管结局的研究，作为又一个里程碑式研究，为GLP-1受体激动剂的心血管获益提供了有力的证据[45]。

SUSTAIN研究采用安慰剂对照设计，共纳入3297例年龄≥50岁的2型糖尿病患者，治疗时间为104周。研究主要复合终点是首发心血管死亡、非致死性心肌梗死或非致死性卒中。研究结果显示，相比安慰剂，司美格鲁肽可使主要复合终点的风险降低26%。SUSTAIN研究成为GLP-1受体激动剂心血管获益的又一重要证据[46]。

REWIND研究是一项多中心、随机、双盲、安慰剂对照研究，旨在评估每周一次的胰高血糖素样肽-1受体激动剂（GLP-1 RA）——度拉糖肽相较于安慰剂对2型糖尿病成人患者主要不良心血管事件的影响。本项研究共纳入9901名2型糖尿病患者，平均基线HbA1c为7.3%。其中69%的受试者在基线时不存在心血管疾病。中位随访时间5.4年。主要心血管研究终点是首次发生的MACE（心血管死亡或非致死性心梗或非致死性卒中的复合事件）。研究结果显示度拉糖肽将主要终点的风险减少了12%，尤其是中风风险下降24%。 根据REWIND研究的结果，美国糖尿病学会重新调整了指南的内容，不再坚持仅在二甲双胍治疗血糖控制不达标的2型糖尿病合并极高危或高危心血管风险患者中启用有心血管保护作用的降糖药物，而是推荐这些可实现心血管获益的降糖药物可以在任何HbA1c水平使用。这个建议的改变的主要依据之一是REWIND研究人群的基线HbA1c水平为7.2%，并且REWIND和其他心血管结局研究的数据分析结果提示，GLP-1 RA的心血管保护作用独立于研究对象的基线HbA1c水平[47]。

以上三项研究奠定了GLP-1 RA在糖尿病降糖治疗方面的重要基础。GLP-1 RA作为注射制剂，本身有着强效的降糖作用。除了降糖之外，上面的三个研究证实了显著的心血管获益的证据，为2型糖尿病合并心血管疾病患者以及2型糖尿病合并高危心血管因素患者的降糖治疗提供了重要的选择。作为和SGLT2抑制剂同时代出现的药物，GLP-1 RA成为糖尿病降糖治疗的黄金选择。

目前已经结束的研究显示了SGLT2抑制剂在2型糖尿病降糖治疗之外心血管获益和肾脏获益的强大证据，尽管由于入选人群不同、药物本身的异质性等各种因素，不同研究的结局仍有所差异，但都在不同程度上显示了心肾获益的证据。部分GLP-1受体激动剂也在研究中显示了心血管获益的重要证据。至此，降糖治疗正式从单纯控制血糖为中心转向以改善心血管事件和死亡结局、改善肾脏结局为目标兼顾血糖控制的崭新时代。

降糖治疗的不断进展让糖尿病的缓解从梦想成为可能，为糖尿病逆转和缓解的希望打开了新的窗户。心血管疾病不再是糖尿病患者的噩梦，糖尿病患者的寿命得以延长，生活质量得以改善，人类在战胜糖尿病的进程中进入了新的阶段。

## 6.3　饮食管理（齐林）

### 6.3.1　糖尿病缓解饮食管理概论

2020年《英国医学杂志》（*The BMJ*）发表了滕卫平教授主持的国内31个省、自治区、直辖市大型糖尿病流行病学调查，研究发现根据ADA标准，中国成人总糖尿病、自报糖尿病、新诊断糖尿病和糖尿病前期的患病率分别为12.8%、6.0%、6.8%和35.2%。国内糖尿病患者总数为1.298亿（未计入港澳台数据），其中男性7040万人，女性5940万人[48]。已发表的全国性调查显示，过去30年来中国糖尿病患病率急剧增加：1980年为0.67%，1985年为1.04%，1994年为2.51%，2001年为5.5%，2010年为9.7%，2013年为10.4%，2015—2017年为11.2%[2]。不管是在全体成年人还是40岁以上的成年人中，糖尿病和糖尿病前期患者比例都呈增加趋势。这就是说，大约每10个成年人中，就有一个糖尿病患者；而糖尿病前期人群更庞大，每2～3个成年人中就有1个属于糖尿病前期。

2021年国际糖尿病联盟（IDF）发布了最新全球糖尿病地图（第10版），其中报道中国糖尿病患者数量1.409亿；预计到2045年，该数据将升至1.744亿[49]。

那么，中国糖尿病患病率持续增长的原因有哪些？

首先是我国正在经历的城市化进程。随着经济的发展，中国的城市化进程明显加快。中国城镇人口占全国人口比率在2000年为36.09%[50]，2008年为45.7%[51]，2017年达到58.5%[52]。城市化进程中，人们的生活方式发生了重大变化。从饮食方面看，精制主食和重口味饮食摄入过多，膳食纤维摄入过少，能量摄入从不足到充足，乃至过剩；而相对应的体力劳动强度、持续时间和频率却分别或同时有不同程度的下降，能量消耗下降。这就导致了严重的能量过剩。长久以来，能量过剩超出人体自我调节的平衡能力，导致失衡。

其次，老龄化加剧也是重要的推动因素。中国60岁以上老年人的占比逐年增加，2000年为10%，2008年为12%，2017年增加到17.3%[50-52]。2007—2008、2010、2013、2015—2017年的调查中，60岁以上的老年人群糖尿病患病率均接近或超过20%[48][53~56]。随着年龄增加，血糖调节相关器官逐渐衰退，机体保持血糖平衡的能力下降，发生糖尿病的风险增加。

再次，超重和肥胖患病率增加也推动了糖尿病患病率的提高。《中国居民营养与慢性病状况报告》（2015年版）显示，超重率和肥胖率呈上升趋势，全国18岁及以上成人超重率为30.1%，肥胖率为11.9%，比2002年分别上升了7.3%和4.8%；6～17岁儿童、青少年超重率为9.6%，肥胖率为6.4%，比2002年分别上升了5.1%和4.3%[54]。2010年的调查结果显示，BMI≥30 kg/m²者占比为5.7%，2015至2017年调查时BMI≥30 kg/m²者占比为6.3%，平均腰围从80.7 cm增加到83.2 cm[48][55][56]。超重和肥胖会导致胰岛素抵抗，而胰岛素抵抗是糖尿病发生发展的重要病理生理机制之一。

最后，中国人2型糖尿病的遗传易感性高于高加索人。在发达国家及地区居住的华人糖尿病的患病率显著高于高加索人[56]。

可以看到，城市化过程中增加的不良饮食习惯作用于高遗传易感性中国人群，驱动超重和肥胖，而超重、肥胖又增加糖尿病患病风险。老年化进程使这一作用更加突出。

从人类进化的自然历史进程来看，绝大多数历史时期内人类面临的最主要威胁是饥饿。进化过程中的自然选择决定了人类储存脂肪的能力强于消耗脂肪的能力，处于洪荒时代的人类祖先只有具备较强的抵御饥荒的能力才有可能存活并繁衍。发挥这种作用的特殊基因统称为"节俭型基因"，该类基因可帮助人类祖先在饥荒年代存活，但在现代这种可随时获得丰富食物的社会，则会导致能量过度积累，引起腹型肥胖和胰岛素抵抗[57]。

从表观遗传的维度上来看，在胎儿期若出现营养缺乏，如在子宫内营养不良的环境下，胎儿会产生适应性反应，在学术上被称为"节俭表型"；为了适应子宫内营养匮乏的环境，胎儿的机体组织结构、生理功能和代谢均会持续发生应对性变化；该胎儿出生后，若成长过程中物质生活丰富，就容易"追生长"，进食过多、能量过剩、脂肪积累，导致肥胖[58][59]。我国有关饥荒与肥胖的研究提示，生命早期经历严重饥荒会增加成年期肥胖的风险[60]。这提示在从物质匮乏时代到小康社会的历史进程中，我国有一大部分人正受到该种表观遗传的影响，面临较高的糖尿病患病风险。

而肥胖诱发糖尿病的原因则与胰岛素发挥作用的过程有关。人体胰岛β细胞分泌的胰岛素需要结合到位于细胞表面的特殊受体——胰岛素受体上，通过激发细胞内部一系列的分子级联反应发挥降血糖作用；胰岛素作为配体如同"钥匙"，而细胞表面的胰岛素受体就像"锁孔"，胰岛素与胰岛素受体结合会启动一系列生化响应，产生降血糖的作用。在肥胖的人体内，细胞表面胰岛素受体的数目明显减少或与胰岛素的结合能力减弱，即"锁孔"出现了问题，因而分泌的胰岛素就不能发挥降血糖作用，血糖逐步升高，最后发生糖尿病[61]。因此，超重、肥胖是糖尿病高发的重要原因。

以往，尽管我们有胰岛素、二甲双胍、SGLT2抑制剂、GLP-1受体激动剂等多种有效降糖药物[2]，但无论哪一种都需要终生服药，并不能治愈糖尿病。干细胞为治愈糖尿病带来了希望的光[62]，然而目前还在科学研究阶段，相关理论和技术尚未成熟，不能广泛应用于临床。

那么是否可以探索在一部分糖尿病患者中设置糖尿病缓解的治疗目标呢？

近年研究提示，大部分新诊断2型糖尿病患者的胰岛β细胞并非处于死亡状态，而是在高血糖、糖尿病病程、胰岛素抵抗、脂毒性、肥胖等因素的影响下发生了胰岛β细胞的去分化和转分化（α细胞），进入"沉睡"状态[11]。因此在确诊时间不长的患者中去除这些不利影响因素，以期唤醒这些沉睡的胰岛β细胞，实现糖尿病逆转是可能的。英国学者Taylor教授基于双循环假说的病理生理学机制，详细论述了2型糖尿病的发病病因、临床实践中的循证学验证、减重后长期体重维持的手段、极低热量饮食的实际操作等问题[63]。双循环假说认为，2型糖尿病是肝脏脂肪过多引起胰腺内脂肪过多，进而导致两个器官功能障碍的结果；鉴于此，通过限制热量摄入，这种状态应该能够恢复正常[63]。

COUNTERPOINT研究在病程短的2型糖尿病患者中验证了这一预测，结果显示肝脏葡萄糖处理能量在7天内恢复正常，β细胞功能在8周内恢复到接近正常[64]。REMIT-iGlarLixi研究证实，甘精胰岛素利司那肽治疗组较标准治疗组在治疗12周后糖尿病复发风险下降43%，能更有效地诱导糖尿病缓解，糖尿病缓解率可达标准治疗组两倍[7]。减重代谢手术相关研究证实，体重减轻20%较体重减轻5%以下的患者更容易实现糖尿病缓解，而更多的体重减轻并不能进一步提高糖尿病缓解可能性[65]。

从理论到临床试验，糖尿病缓解具备了走向临床的条件。基于此，临床专家提出了新的理念，即"重获健康生活"而不仅是"平稳控制血糖"[13]。可以看到，几乎所有的糖尿病缓解相关研究都强调了饮食干预的重要性，并将其作为主要干预手段，或配合运动以及降糖药物。

### 6.3.2 强化生活方式干预饮食管理糖尿病缓解相关研究的启示

#### 6.3.2.1 Look AHEAD研究

Look AHEAD研究是一项在美国16个研究中心进行的大型随机对照研究，纳入5145例肥胖或超重的2型糖尿病患者，随机接受强化生活方式干预（干预组）或糖尿病支持教育（对照组）治疗，其中干预组患者每日摄入1200～1800 kcal的营养代餐，且每周进行至少175 min的中等强度锻炼[66]。4年随访结果显示：干预组的体重减轻明显大于对照组（1年时为8.6% vs 0.7%，研究结束时为4.7% vs 0.8%），干预组第1年的糖尿病缓解率为11.5%，第4年为7.3%，而对照组始终为2%[67]。

#### 6.3.2.2 DiRECT研究

"糖尿病缓解临床试验"（DiRECT研究）是一项在英国49个基层医疗机构进行的试验，纳入298名近6年内确诊为糖尿病且体质指数偏高（BMI为27～45 kg/m²）的受试者，为期12个月[3]。一年后随访结果显示：采取积极的饮食限制管理，可以使近半数受试者实现糖尿病症状的完全缓解（糖化血红蛋白<6.5%），而且很可能

不再依赖药物治疗；在12个月内如果能减肥15 kg以上，糖尿病症状的缓解率更是达到86%[3]。DiRECT研究发现，给予短病程（小于6年）糖尿病患者极低热量饮食干预1年后，干预组有24%的患者体重下降15 kg及以上，糖尿病缓解率高达46%，而对照组无人体重下降到15 kg及以上，糖尿病缓解率仅为4%[3]。更令人兴奋的是，缓解疗效长期持续，2年之后，仍有36%的干预组患者和3%的对照组患者处于缓解状态[3]。

#### 6.3.2.3 DIADEM-I试验

2020年8月《柳叶刀-糖尿病与内分泌学》发表DIADEM-I试验研究结果，发现诊断2型糖尿病3年以内的中青年超重或肥胖患者有希望逆转糖尿病。只要他们积极减肥，体重减轻超过10 kg，并坚持健康的生活方式，就有61%的人在不服用任何药物包括胰岛素的情况下，糖化血红蛋白降低到6.5%以下，有33%的患者甚至降低到了5.7%以下，可以说日常血糖水平基本恢复到了正常范围[5]。

#### 6.3.2.4 COUNTERPOINT研究

COUNTERPOINT研究旨在观察极低热量饮食（VLCD）对改善2型糖尿病患者的空腹血糖、血脂和胰岛素第一时相分泌的效果，研究纳入11例2型糖尿病患者（糖尿病病程<4年），受试者接受极低热量饮食

（600 kcal/d）8周[64]。研究发现，第1周受试者的空腹血糖就从9.2 ± 0.4 mmol/L显著下降至5.9 ± 0.4 mmol/L（P=0.003），第2—8周空腹血糖维持稳定；脂肪含量方面，第1周肝脏脂肪减少30%，第8周时，肝脏（P=0.003）和胰腺（P=0.03）的甘油三酯均显著降低；第一时相胰岛素分泌也由基线的0.19 ± 0.02 nmol·min$^{-1}$·m$^{-2}$升至0.46 ± 0.07 nmol·min$^{-1}$·m$^{-2}$（P=0.006）[64]。

### 6.3.2.5　Counterbalance研究

Counterbalance研究观察了短期极低热量饮食后恢复正常饮食对体重、肝脏和胰腺脂肪含量及一相胰岛素分泌的影响[5]。研究纳入630例2型糖尿病患者（糖尿病病程0.5～23年），停用口服降糖药或胰岛素后，接受8周的极低热量饮食（624 kcal/d），随后恢复等热量饮食（根据静息能量消耗确定）。研究共观察6个月。极低热量饮食期间，患者体重由基线的98.0 ± 2.6 kg下降至83.8 ± 2.4 kg（P＜0.001）；恢复正常饮食后患者体重保持稳定，第6个月时体重为84.7 ± 2.5 kg[5]。研究中，恢复等热量饮食后，若空腹血糖＜7.0 mmol/L，则定义为有反应者，共12例。在极低热量饮食后恢复等热量饮食6个月后，有反应组、无反应组患者肝脏甘油三酯含量和胰腺甘油三酯含量均显著低于基线（均P＜0.05）；一相胰岛

素分泌均显著高于基线（均P＜0.05）[5]。

### 6.3.2.6　ReTUNE研究

本研究旨在探讨非肥胖型糖尿病患者是否可以通过饮食干预实现糖尿病缓解[12]。研究纳入了20例BMI＜27 kg/m$^2$的2型糖尿病患者，平均年龄为59.3 ± 7.1岁，平均BMI为24.8 ± 1.7 kg/m$^2$；受试者参加最多3个减重周期，以降低体重5%为目标；每个周期包括2～4周的低能量饮食期（800 kcal/d的配方代餐+非淀粉类蔬菜）和4～6周的体重维持期；入组之后，在每个体重减轻周期开始时停用降糖药；研究在第12个月时进行最后一个减重周期；在基线和第12月分别使用磁共振（MRI）评估肝脏和胰腺的脂肪，测定血浆极低密度脂蛋白甘油三酯（VLDL-1TG）水平，使用DI指数评估胰岛功能，70%（14/20）的患者获得持续的糖尿病缓解（停用降糖药物后HbA1c＜48 mmol/mol），其中10例患者在第1个减肥周期后缓解，3例在第2个周期后缓解，1例在第3个减肥周期后缓解，中位缓解时间为8周；随访至第12月时未发现体重反弹（64.1 ± 2.9 kg vs 64.11 ± 2.6 kg，P=0.86）；MRI显示减重后患者的脂肪组织压迫信号减少（PAI-1：由8.64降至5.99，P＜0.02）；在体重未减轻的对照组中未观察到脂肪压迫信号缓解[29]。研究结果提示，

减重可以诱导非肥胖（BMI<27 kg/m²）糖尿病患者发生糖尿病缓解，其诱导缓解的机制和肥胖（BMI>27 kg/m²）的患者相同[12]。这也印证了Roy Taylor教授提出的"个体性脂肪阈值"假说，即体内脂肪含量突破身体所能接受的阈值后会增加糖尿病患病风险，不论BMI如何。每个个体都有皮肤下的脂肪存储能力，即"个人脂肪阈值"，超过该阈值，脂肪不能再储存在皮肤下时就会被储存在肝脏内，并溢出到身体的其他部位如胰腺等，导致2型糖尿病[12]。

### 6.3.2.7　双循环假说

双循环假说（Twin Cycle Hypothesis）最初由DiRECT试验的领导人、英国纽卡斯尔大学的Roy Taylor教授提出。该理论认为：2型糖尿病是由肝脏中脂肪的积累导致的，这会导致胰岛素抵抗并增加肝糖生成；这些作用反过来会增加血浆胰岛素水平，加剧胰岛素刺激脂肪产生从而形成"自我强化循环"，增加的肝脂肪水平导致脂质过度溢出到包括胰腺在内的多个组织器官中，而长期暴露于饱和脂肪酸可导致β细胞损伤，久而久之导致2型糖尿病[63]（如图6-1所示）。因此，通过饮食控制减肥，可以逆转2型糖尿病。

Taylor教授说："这意味着我们现在

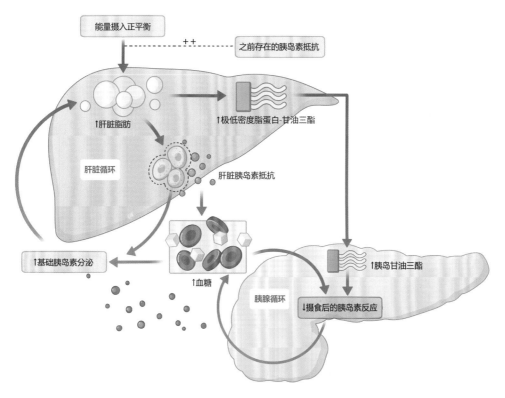

图6-1　双循环假说

可以将2型糖尿病视为一种简单的疾病，即个体积累的脂肪超过了他们所能应付的水平——这意味着通过持续的调节饮食，患者能够减掉脂肪并有可能逆转糖尿病。诊断后越早这样做，越有可能实现缓解[63]。"

### 6.3.3　饮食干预缓解2型糖尿病推荐的膳食模式

2型糖尿病缓解的策略包括：强化生活方式干预、减重药物、非胰岛素降糖药物、胰岛素强化治疗、基础胰岛素/GLP-1 RA固定比例复方制剂治疗、代谢手术等。其中，强化生活方式干预首选饮食疗法。在饮食干预的临床路径制定中有三个抓手：（1）建立跨学科综合干预团队，形成配套管理流程；（2）设计并施行饮食方案；（3）进行食欲管理[13]。

完善的跨学科团队应该包含内分泌医生、营养（医）师、运动治疗师、糖尿病教育者或健康管理师、心理咨询师，有时还需要胃肠外科医生加入。医生负责2型糖尿病患者管理中医疗方案的制订、治疗方案的调整、疗效和安全性监测，并向患者介绍医疗方案实施的流程及其对糖尿病转归的意义，充分获得患者对治疗方案的理解和配合；医生与营养医师密切配合，应当向患者说明生活方式干预流程、团队协作分工情况，对患者进行评估后，由经过训练的营养师为患者制订符合指南和循证依据的饮食营养治疗方案，并对患者实施的情况进行跟踪和反馈，确保营养方案的实施；糖尿病教育者和／或健康管理师可以帮助患者了解疾病相关知识、掌握自我管理的知识和技能、提高对生活方式干预的依从性；医生和运动治疗师给患者出具符合患者兴趣、容易实施的运动处方并辅导患者掌握正确的运动方法和技能；有条件的团队可以配置心理咨询师，有助于提升患者信心，减少不良情绪对干预效果的影响[13]。

CRD和限能量地中海饮食配合运动能作为缓解2型糖尿病的基本方案[13]。CRD目前主要有3种类型：（1）在目标能量摄入量基础上减少30%～50%的能量摄入；（2）在目标摄入量基础上每日减少500 kcal左右的能量摄入；（3）每日摄入量1000～1500 kcal。有研究表明，短期（4～12周）阶段性的特殊饮食模式（包括高蛋白饮食、生酮饮食、VLCD、LCDs、VLCDs）有助于减重和缓解2型糖尿病[13]。经评估地使用辅助控糖食品或功能食品可起到增加饱腹感、辅助控糖、降低饮食管理难度的作用，也有利于减重和缓解2型糖尿病。辅助减重食品、半代餐、阶段性代餐包等可以发挥提升饱腹感、延缓碳水化合物吸收速度、补充营养素及辅助控糖的作用。营养（医）师需要评估这类产品的配方合理性、安全性，并做好与普通饮食的搭配。代餐应提供蛋白质、纤维素和微量元素，保证营养素的基本需要，控制能量摄入。常见代餐品种主要有3种：（1）去除80%淀粉的代餐粉（用以制成包子、面包、面条等）替代日常主食；（2）代餐饼干；（3）代餐汤品[13]。

### 6.3.3.1 地中海饮食

Keys等在20世纪60年代首次确定并提出了地中海饮食模式，这个研究基于大规模前瞻性研究，纳入11,579例研究对象，随访15年发现生活在地中海区域的人群具有相对低的全因死亡率和冠心病死亡率，进一步病因学分析揭示其原因在于地中海饮食模式[68]。其膳食结构特点为：以植物性食物为主，包括全谷类、豆类、蔬菜、水果、坚果等，鱼、家禽、蛋、乳制品适量，红肉及其产品少量，食用油主要是橄榄油，适量饮红葡萄酒。其营养特点是脂肪供能比为25%～35%，其中饱和脂肪酸摄入量低（7%～8%），与常规饮食相比，不饱和脂肪酸摄入量较高[68]，如图6-2所示。地中海饮食可有效减轻超重/肥胖者、

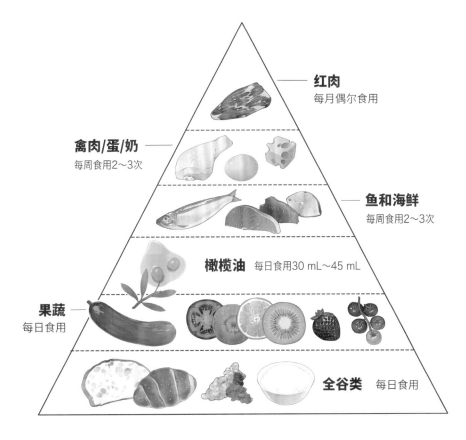

图6-2 地中海饮食

糖尿病和代谢综合征患者及产后女性的体重[68]。

与低脂饮食相比，地中海饮食可以使新诊断的2型糖尿病患者减少对糖尿病药物的需求，也能够增加2型糖尿病患者缓解的概率[69][70]。

### 6.3.3.2 限能量饮食（calorie-restricted diet，CRD）

CRD是指在目标能量摄入基础上每日减少能量摄入500～1000 kcal（男性为1200～1400 kcal/d，女性为1000～1200 kcal/d），或较推荐摄入量减少1/3总能量，其中碳水化合物占每日总能量的55%～60%，脂肪占每日总能量的25%～30%[71]。越来越多的研究表明，CRD是有效的体重管理方法，能够减轻肥胖者体重、减少体脂含量，进而减轻机体炎症反应，降低代谢综合征组分，减少心血管疾病危险因素[72]。

### 6.3.3.3 低碳水化合物饮食（low carbohydrate diets，LCDs）

低碳水化合物饮食通常指膳食中碳水化合物供能比≤40%，脂肪供能比≥30%，蛋白质摄入量相对增加，限制或不限制总能量摄入的一类饮食。极低碳水化合物饮食（very low carbohydrate diets，VLCDs）以膳食中碳水化合物供能比≤20%为目标，生酮饮食是VLCDs的极

特殊类型。近年来，越来越多的RCT研究和Meta分析报道短期应用LCDs的减重效果显著，短期干预有益于控制体重、改善代谢，超重/肥胖的2型糖尿病患者短中期采用LCDs有利于改善血糖控制，但其长期的安全性和有效性仍待进一步研究[73]。不推荐儿童和青少年以减重为目的执行长期LCDs，因为长期应用的LCDs的研究较少，难以评估其远期不良后果[74]。Storz MA等发表的一项系统评价结果显示，任何类型的LCDs与《2020—2025年美国人膳食指南》（DGA）中规定的每日营养目标进行比较，其维生素A、维生素E、维生素B1、叶酸、镁、钙、铁和碘的摄入量均减少，故应额外增加摄入[75]。LCDs可在临床营养师严格指导下短期进行，应定期检测血清微量营养素水平，适当补充膳食纤维和微量营养素。在充分考虑安全性的情况下，尝试其他减重饮食模式干预无效后，在临床营养师指导下可进行短期生酮饮食管理，除监测血酮体外，还应监测肝肾功能、体成分的变化，并密切关注血脂水平[76]。

根据来自23项随机试验（n=1357）的中到低确定性证据，证据综合表明，坚持低或极低碳水化合物饮食6个月的患者可能会获得糖尿病缓解[73][74]。

### 6.3.3.4 间歇性能量限制（intermittent energy restriction，IER）

IER是按照一定规律在规定时期内禁食或给予有限能量摄入的饮食模式。多项研究发现IER不仅对于减重有效，且对代谢性疾病的改善也具有重要作用。目前常用的IER方式包括：隔日禁食法（每隔24小时轮流禁食）、4∶3或5∶2 IER（在连续／非连续□每周禁食2~3天）等。在IER的禁食期，能量供给通常在正常需求的0~25%[77]。Schwingshackl等研究发现：与持续能量限制（continuous energy restriction，CER）相比，IER的优势并不明显，而不同类型的IER模式的减重效果也并无显著差异；与常规饮食相比，IER干预可以减轻超重／肥胖者的体重，改善糖脂代谢指标；在非糖尿病的超重／肥胖者中，IER可改善其胰岛素抵抗水平，提高胰岛素敏感性，但对血糖的影响尚不确切[78]。

### 6.3.3.5 DASH饮食

DASH饮食是1997年美国的一项大型高血压防治计划发展出的饮食模式，这项计划中发现，饮食中如果能摄入足够的蔬菜、水果、低脂（或脱脂）奶以维持足够的钾、镁、钙等离子的摄取，并尽量减少饮食中的油脂量（特别是富含饱和脂肪酸的动物性油脂），就可取得一系列代谢及心血管获益，DASH饮食常被用来作为预防及控制高血压的饮食模式[79]。其结构如图6-3所示。

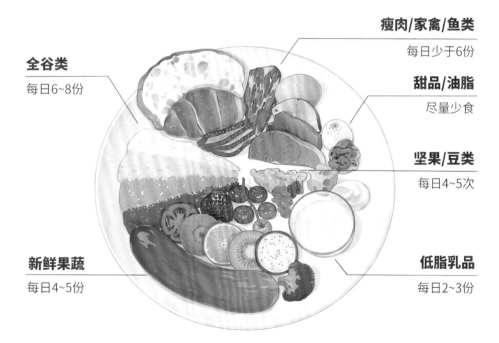

瘦肉/家禽/鱼类　每日少于6份

全谷类　每日6~8份

甜品/油脂　尽量少食

坚果/豆类　每日4~5次

新鲜果蔬　每日4~5份

低脂乳品　每日2~3份

图6-3 DASH饮食

DASH有四大原则：摄入足量的蔬菜、水果和低脂奶制品；控制钠、甜点、含糖饮料和红肉的摄入；摄入适量的全谷物、鱼、禽肉和干果类；减少摄入饱和脂肪、胆固醇和反式脂肪含量较多的食物[79]。

#### 6.3.3.6　传统江南饮食

传统江南饮食的特点是：高植物组分，提倡增加粗粮，减少精米精面；推荐植物油，低温烹饪；增加白肉，减少红肉；推荐豆制品；蔬菜多多益善，保证适量水果；推荐适量坚果、奶类；强烈推荐蒸、煮、涮的烹饪方式。上海瑞金医院宁光院士牵头的相关饮食模式在减重、降糖等方面的比较研究结果提示，传统江南饮食在摄入同等热量前提下，减重效果以及血糖稳态维持与地中海饮食模式相当[80]。

### 6.3.4　饮食缓解2型糖尿病相关问题

#### 6.3.4.1　"生物钟—进食—肥胖"之间复杂的相互作用

从本质上讲，肥胖是由过量的能量摄入与较少的能量消耗引发的能量失衡导致的。食物的过度摄入也与自身生物钟和代谢循环紊乱有关[81]，即在不适合的时间进食更容易导致脂肪累积。遗传引起的生物钟紊乱可使夜间活动动物在日照状态下（休眠期）消耗更多食物，并产生更为严重的肥胖问题[82]。在错误的时间进食导致食物诱导型肥胖恶化[83]；然而，将进食高热量食物的时间限制在活动期间时，则能改善代谢，并有助于健康[77][83]。可见，进食节律与自发性能量循环紊乱可能增加食物诱导型肥胖与代谢综合征风险，但是机制尚不明了。

#### 6.3.4.2　各种食物在减重方面的作用

对于控制体重而言，饮食干预中需要关注碳水化合物、脂质和蛋白质三大营养物质的数量和种类。

首先要摄入正确种类的脂肪，其次是控制摄入脂肪的数量：E. Ros在综述中指出，发胖与多吃不健康脂肪，如饱和脂肪，特别是反式脂肪相关；而多吃健康脂肪，如单不饱和脂肪、多不饱和脂肪，则发胖的可能性较低[84]。

高蛋白饮食可以减轻体重（尽管是短期的）[85][86]。高蛋白饮食的减肥效果可能要归功于如下原因：更有饱腹感，更大的热效应，改善体脂比例[87][88]。健康的高蛋白食物包括坚果、豆类、鱼类、家禽肉，用这些食品代替红肉和加工肉制品，可降低患心脏病、糖尿病和结肠癌的风险[86][89][90]。一项长达20年的关于120,000名男性和女性的随访研究显示，多吃红肉和加工肉制品的人增加了更多的体重（每4年多454 g），而吃更多坚果的人则体重减少了（每4年少227 g）[91]。

低碳水化合物、高蛋白的饮食能帮助我们短期内减重[86]，但要长期控制体重和预防慢性病，首先要选择正确的碳水化合物，其次要控制碳水化合物数量。精制谷物、白米饭、白面包、白面条、精加工的早餐麦片等都富含极易消化的碳水化合物，都是高升糖指数和高血糖负荷的食物，会引起血糖和胰岛素的急剧升高，短时间内可导致饥饿感飙升，从而导致暴饮暴食；并且，长远来看，这些食物还会导致体重增加、患糖尿病和心脏病的风险增加；在饮食和生活方式变化的研究中，饮食中增加薯条、土豆、薯片、含糖饮料和精制谷物的人，随着时间的推移体重增加得更多，反之减少这些食物摄入量的人，体重则减轻了[92~94]。

不论是为了预防疾病还是减重，我们都建议在饮食中提高全谷物食品、水果和蔬菜的比例。这些食物也会提供热量，但当人们多吃这些食物时，会减少其他食物摄入。这是因为这些食物中的纤维素能够减缓消化速度，延缓饥饿感。另外，水果和蔬菜的含水量也很高，可以让我们在摄入较少的热量时有更强的饱腹感。

坚果是减肥者最好的零食。坚果中含有较多的热量和脂肪，然而研究发现，吃坚果并不会长胖，反而有助于控制体重：一方面是因为，坚果富含蛋白质和纤维素，两者都让人有饱腹感；另一方面，经常吃坚果的人比那些很少吃坚果的人患心脏病或死于心脏病的可能性更小[91][95~97]。

大多数乳制品对减肥没有作用。不过，最近哈佛大学公共卫生学院在饮食和生活方式变化研究中发现了一个例外情况：多喝酸奶的确能减肥，然而多喝牛奶或多吃奶酪对体重变化不起作用[91]。可能是酸奶中的有益细菌有助于体重控制，但这一点还需要更多的研究证明。

含糖饮料比糕点更可怕。现已有确凿证据证明含糖饮料会导致体重增加、患肥胖症和患糖尿病的风险上升[98~101]。对88项研究进行系统评价与荟萃分析后发现，喝含糖碳酸饮料会因摄入更多热量而发胖[98]。荟萃分析显示，儿童和青少年每天多喝约350 mL的含糖饮料，BMI就会增加0.08 kg/m²[99]。另一项荟萃分析表明，有喝含糖饮料习惯的成年人患2型糖尿病的风险比平时很少喝含糖饮料的人要高26%[100]。证据还表明多喝含糖饮料可能增加患心脏病的风险[101]。

含糖饮料和糕点一样都是会快速消化的碳水化合物。而研究表明，固体形式的碳水化合物能带来饱腹感，液体形式的碳水化合物则不会，所以即使已经从含糖饮料中摄取了很多热量，我们也不会因此而少吃[102]。针对儿童和成人的研究表明，少喝含糖饮料，体重便会下降[99]。因此，为了降低肥胖症的发病率，许多国家开始讨论是否需要征收"饮料税"。

果汁热量比碳酸饮料还高。如果想要减轻体重，喝果汁并不比喝含糖饮料好：即便是未加糖的100%纯果汁，也比相同体积的含糖碳酸饮料含有更多热量。哈佛大学公共卫生学院一项持续20年追踪120,000名男性和女性的饮食、生活习惯的研究发现，多喝果汁的人比不喝果汁的人增重更多[91]。儿科医生和公共健康倡导者建议成人和儿童都将每天的果汁饮量限制在一小杯内。

小份餐具帮大忙。餐具虽然不是食物，但选好餐具对减肥也有作用。短期研究清楚地表明，当餐盘里的食物分量越大时，人们也会吃得越多[103]。

### 6.3.4.3　饮食管理相关精神心理问题

抑郁和食物成瘾是饮食管理中的两个主要精神心理问题。

肥胖患者常会伴有抑郁状态。脂肪组织中有一系列的免疫细胞，它们产生与炎症相关的信号蛋白。这些信号蛋白诱导慢性炎症，其中细胞因子与心理健康问题密切相关，是抑郁症的生物标志物之一[104]。

抑郁症与肥胖是一个双向加剧的过程。研究表明，抑郁的人体内的细胞因子浓度更高，促炎细胞因子会导致胰岛素抵抗，从而引起肥胖及2型糖尿病；肥胖的炎症状态则促进细胞因子的产生，抑制血清素，加重抑郁状态，形成恶性循环[105]。如图6-4所示。

Hadis Varaee等对8项随机对照试验进行的荟萃分析（$n=590$）结果显示：低碳水化合物饮食与焦虑（SMD=0.19，95%CI，0.10～0.47；P=0.20）和抑郁（SMD=0.06，95%CI，0.11～0.24；P=0.49）之间没有任何显著关联；然而，如果排除其中一项研究，低热量饮食则会显著增加焦虑（SMD=0.33，95%CI，0.12～0.54；P≤0.001）[106]。

对饮食的限制诱发焦虑抑郁，而精细加工制作的食品则可能存在食物成瘾的问题。

超精细加工食品是指经多道加工程序处理而产生的食物。研究表明，饮食成瘾和毒品成瘾之间存在广义的生物学和行为相似之处；其中，添加脂肪和精制碳水化合物含量高的超精细加工食品与饮食成瘾相关性最高；碳水化合物是大脑的第一供能营养素，我们的大脑回路最喜爱坚果、

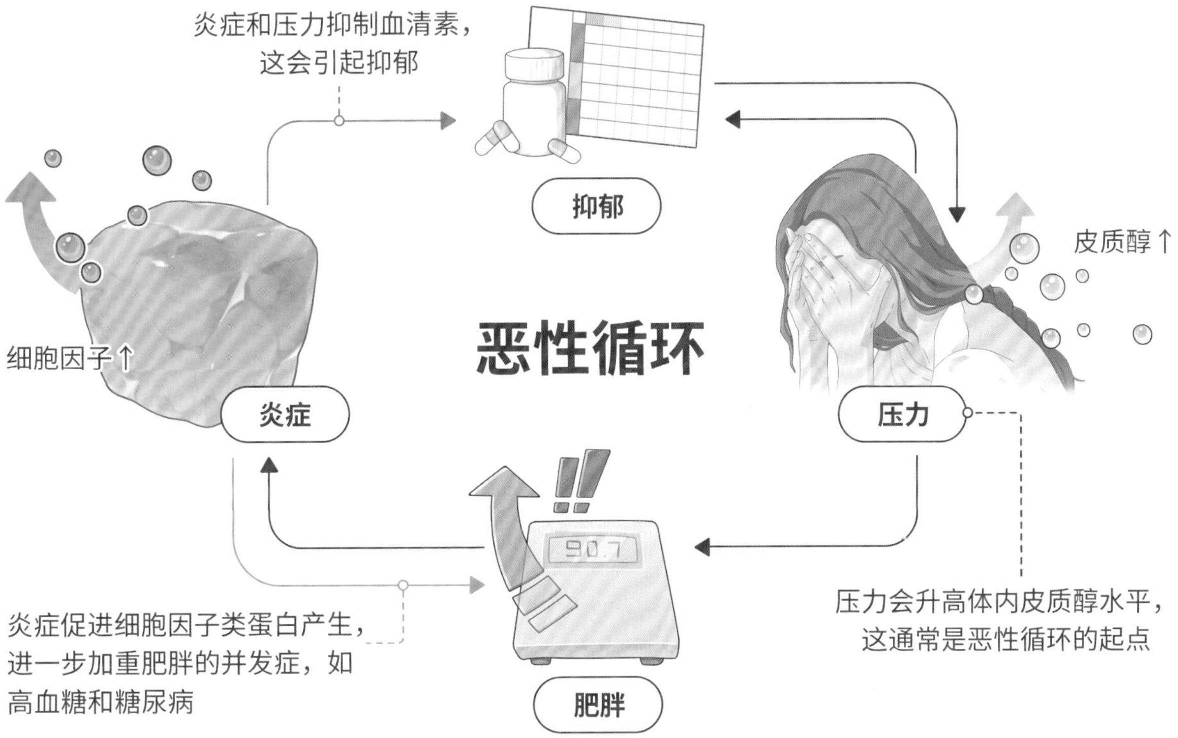

炎症和压力抑制血清素，
这会引起抑郁

**抑郁**

皮质醇 ↑

**恶性循环**

细胞因子 ↑

**炎症**

**压力**

炎症促进细胞因子类蛋白产生，
进一步加重肥胖的并发症，如
高血糖和糖尿病

压力会升高体内皮质醇水平，
这通常是恶性循环的起点

90.7

**肥胖**

图6-4　肥胖与抑郁双向恶性循环

水果和肉类等高热量食物，而超精细加工食品大都含有大量糖和脂肪[107]。除了糖和脂肪的吸引，超加工食品通常还含有其他食品添加剂，如着色剂、增味剂、稳定剂、香精、乳化剂、甜味剂、防腐剂、增稠剂等，使用这些食品添加剂有利于我们咀嚼，并可以增加口感，使食品看起来更诱人、闻起来更美味，它们影响大脑中的奖励信号的强度，并强化这种奖励机制的传递速度[107]。

超加工食品利用了我们对美味、高热量食物的渴望，让我们在不自觉中"强迫性地"食用它们，就像致瘾药物会干扰

大脑的动机、寻求奖励机制的脑回路一样[108]。碳酸饮料、甜饮料、巧克力、糖果、冰激凌、速食汤、面包、蛋糕、薯片、饼干、比萨饼、风味酸奶、汉堡、方便面等都属于超精细加工食品[109]。

耶鲁大学开发了评估食物成瘾程度的耶鲁物质成瘾量表[13]。量表中的行为指标包括对食用某种食物缺乏控制、尽管产生不利后果仍继续食用，以及尝试戒掉该食物却未成功等11项症状；没有一种单一的症状可以定义为成瘾，存在2～3个表示轻度成瘾，存在4～5个表示中度成瘾，存在6个或更多表示严重成瘾[109]。见表6-1。

表6-1　物质使用障碍诊断标准[109]

| 序号 | 物质使用相关行为 | 符合记1分，否则不计 |
|---|---|---|
| 1 | 物质摄入数量和摄入时间都大于预期 | |
| 2 | 多次努力戒断该物质使用，但仍对该物质有持续需求 | |
| 3 | 获取、使用该物质以及从该物质带来的效应中恢复需要较多时间 | |
| 4 | 使用该物质导致重要的社交场合或娱乐活动被耽搁或减少 | |
| 5 | 即便在知晓使用该物质对身体、精神的不良影响后仍然使用 | |
| 6 | 耐受（物质使用量随时间增加；想要获得的情感体验随时间减少） | |
| 7 | 减量或停用该物质产生戒断症状，通过再次服用减轻戒断反应 | |
| 8 | 渴望该物质 | |
| 9 | 因使用该物质而不能胜任本职工作 | |
| 10 | 不顾人际或社会后果也要使用该物质 | |
| 11 | 在对身体有威胁的情景下使用该物质（例如，在驾驶车辆时） | |
| 总分 | | |

### 6.3.4.4　美国生活方式干预医学院专家共识声明的启发：饮食干预缓解2型糖尿病要点

《以缓解为目标的成人2型糖尿病的饮食干预：美国生活方式干预医学院专家共识声明》指出：饮食干预可以改善肥胖和胰岛素抵抗，减少热量摄入；无论BMI正常或偏高，饮食管理均有助于实现2型糖尿病缓解，并且伴随其他的生活方式调整可能更有效；饮食管理实现缓解的能力与干预强度有关，中低强度饮食管理实现缓解的成功可能性较低，而高强度干预实现缓解的可能性则相应提高[110]。

"热量限制+纤维摄入"是饮食管理实现糖尿病缓解的核心，尤其是对于超重/肥胖的患者而言；同时应兼顾营养全面，在制定饮食策略时考虑可能的短期/长期不良影响，避免因饮食干预导致的慢性病恶化[110]。

在2型糖尿病的"初始缓解目标实现"

和"长期缓解状态维持"这两个不同阶段，需要选择的饮食模式可能有所不同：极低热量饮食或使用液态膳食替代品仅适用于实现初始缓解[110]，特别需要注意的是，极低碳水化合物饮食通常富含红肉和加工肉，与发病率和死亡率增加有关，往往不可持续；而营养更为平衡，富含纤维、抗氧化剂的饮食模式（例如地中海饮食、DASH、植物性饮食）可能更适合维持缓解[110]。

### 6.3.4.5 饮食干预缓解2型糖尿病饮食方式建议

减慢进餐速度：增加咀嚼次数，每进食一口食物咀嚼20～40次；适时停顿，减少每一口食物的体积，用非优势手持筷或用叉[13]。

餐前饮水或吃少量坚果（如10颗杏仁、20粒花生）：坚果含不饱和脂肪酸，进食后能刺激胆囊收缩素的分泌，通过迷走神经和非迷走神经途径降低食欲[13]。

合理安排进餐顺序：①餐前喝汤，容易产生饱腹感；②先吃蔬菜、低糖水果，其体积大，食用量低，减慢吸收速度，诱导饱腹感；③肉类等荤菜能量偏高，放在第三位吃，进一步增加饱腹感；④进餐最后吃少量主食和碳水化合物，其吸收缓慢，减少餐后血糖波动[13]。

增加富含膳食纤维的食物：膳食纤维在胃内排空速度慢，易产生饱腹感；可增加燕麦、去除80%淀粉的代餐粉制成的全麦面包、绿叶蔬菜、低糖水果等食物的摄入[13]。

### 6.3.4.6 生活方式干预策略的制定

在制定生活方式干预策略时，如果策略中包含了饮食干预，那么要考虑：易接受、易坚持；适应患者的偏好、价值观、文化背景[13]。要给患者更多的饮食指导，加强患者教育和自我管理能力，如制订饮食计划、指导饮食购买、提供外出就餐策略、指导饮食包装的解读等[13]。

## 6.4 运动管理（齐林）

前面我们重点讲了强化生活方式干预缓解2型糖尿病中的饮食管理，"管住嘴"可以减少能量摄入，在实现糖尿病缓解过程中是非常重要的；但在"管住嘴"的基础上"迈开腿"可以消耗更多的能量，减少脂肪堆积，更容易达到减重目标以缓解糖尿病。

规律运动可增加胰岛素敏感性、增强

骨骼肌功能、改善糖脂代谢、延缓或减轻糖尿病及并发症发生发展，降低高血压、骨质疏松症和某些癌症的风险，降低死亡风险，并减轻压力和改善情绪。科学地开展运动管理，不仅有可能让短病程的2型糖尿病患者达到缓解，病程较长的患者也会受益。研究显示，体力活动减少和久坐行为会导致多器官胰岛素敏感性降低和心肺健康受损的可逆性降低，同时伴有中枢和肝脏脂肪增加以及血脂异常，久坐还会导致心血管疾病患病风险增加；反之，体育活动增加与死亡率和心血管疾病风险降低相关[111][112]。因此，有专家指出，增加身体活动是一种简单可行、低成本的全球健康战略。

针对2型糖尿病缓解的运动管理，重点是在饮食干预的基础上，选择合适的运动达到必要程度的减重。糖尿病运动治疗实施中应当遵循安全性、科学性、有效性、个体化原则，并在运动治疗过程中进行监测，根据进程对治疗计划不断调整。实施运动处方的过程分为评估健康、制定目标、选择运动项目、设定运动强度、运动实施、评估效果以及适时调整七个步骤[13]。

### 6.4.1　评估健康状况、运动能力和运动行为

运动治疗前需要进行评估，评估内容包括患者健康状况、运动能力和运动行为。

健康状况评估旨在评估患者病史、并发症和合并症，例如高血糖、低血糖、高血压、高血脂、肥胖程度、心血管疾病情况、骨质疏松、视力、平衡能力相关疾病、骨折、抑郁等影响运动的疾病，包括精神心理疾病。健康状况评估可以提前了解运动处方执行中的限制，预防运动中风险的发生（主要为心血管疾病及跌倒风险等），提高运动处方可行性。

运动能力评估主要针对心肺运动能力及肌肉力量，评估可以接受的运动强度。

运动行为评估可以了解患者既往运动习惯、运动喜好、运动自我效能、既往运动中受伤经历等，以支持运动处方起始剂量，提高运动处方的依从性，减少运动致伤。

评估运动能力的方法如下。

耐力：选择一条固定的线路，记录自己每次走完需要多长时间。

上肢力量：2分钟内能做几次推举？

下肢力量：坐在椅子上站起再坐下，2分钟内能完成几次？

平衡能力：单脚站立（建议在有扶手处练习）坚持几分钟？

柔韧性：坐在稳固的椅子上，伸出一条腿放在对面的椅子上，脚跟朝地，用手

够伸展的腿部，看能伸多远？

评估运动安全性和心肺耐力：通常采用运动负荷试验即可，评估运动中最严重的心血管缺血性危害，避免猝死的发生。

在进行负荷运动试验的同时，可以计算有氧运动强度对应的适宜心率范围，辅助运动处方的制定。同时评估胰岛 β 细胞功能等，判断是否符合糖尿病缓解适应人群。

### 6.4.2　制定目标

WHO2020年运动指南中提出：建议每周至少150～300 min的中强度有氧运动或75～150 min的高强度有氧运动或二者的结合；可以用小强度的活动代替不运动[113]。

具体制定运动目标，可以分三种情况[113]。

其一是以糖尿病缓解为目标的患者制定运动目标时，需要在饮食干预基础上达到减重幅度。重点是选择合适的运动方式和运动强度，同时有一定的时限，需要在一定时间段内达到期待的效果。

其二是一般糖尿病人群，特别是病程较长、基本很难达到缓解的患者，目标是控制血糖、血压、血脂、尿酸等代谢指标，预防并发症，提高生活质量，延长寿命。重点是循序渐进，在开始阶段采取低强度的体育活动，之后逐渐增加运动强度，提高依从性和成就感。

其三是通过药物、手术已达到糖尿病缓解的人群，可以通过运动优化减重效能，尽可能长时间地维持减重效果，以达到糖尿病的长期缓解。

国外相关研究提示，不同病程的2型糖尿病患者实现糖尿病缓解所需要的运动量和可能性不同。病程小于6年的2型糖尿病患者需要减掉10%～15%的体重才能达到肝脏和胰腺脂肪的显著减少，恢复胰岛素敏感性，改善胰岛 β 细胞功能，达到糖尿病缓解；而病程较长（大于6年）的患者可能需要减掉20%～25%的体重才能缓解[114]。

### 6.4.3　选择运动项目

#### 6.4.3.1　有氧运动

规律的有氧运动可以改善2型糖尿病患者的胰岛素敏感性、血压、血脂和其他代谢参数，帮助降低HbA1c（哪怕体重并没有减），并改善线粒体功能。所有2型糖尿病患者（包括老年患者）都应遵循每周150～300分钟中等强度有氧运动，或者每周75～150分钟剧烈有氧运动，或二者的组合，最好平均到一周七天内，每周150分钟是最低标准，如果能每周300分钟，健康益处更大——也就是运动得越多益处越大。每两次有氧运动的时间间隔不应超过

2天，每周都要做涉及全身主要肌肉群的中高强度肌肉强化训练，最少2天，多则益善[115]。

下面这些运动在满足相应的运动要素（如强度和运动持续时间）时属于有氧运动：散步、快走、慢跑、骑自行车、游泳、水上活动、划船、跳舞、间歇训练（比如高强度间隙训练HIIT）等。

### 6.4.3.2　抗阻运动

对于患有2型糖尿病的老年朋友，抗阻训练可以改善肌肉力量、骨密度、血压、血脂和胰岛素敏感性，并降低HbA1c；有氧运动和抗阻训练相结合，优于只做有氧运动或只做抗阻训练[115]。

抗阻训练包括自由重量训练（如哑铃、壶铃、杠铃等）、器械辅助抗阻（健身房固定器械）、弹力带或体重作为阻力（如靠墙深蹲、坐姿抬腿等）的8～10种涉及全身主要肌肉群的训练；抗阻训练建议每周2～3天（中间间隔1～2天），每次训练可以完成1～3组动作，每组动作重复10～15次[115]。

### 6.4.3.3　柔韧性训练

柔韧性训练是能够增强关节灵活性的训练。不管是仅做柔韧性训练，还是柔韧性与抗阻训练相结合，都能改善2型糖尿病患者的关节灵活性；对于身体状况欠佳的患者或老年人，应设置较低的柔韧性训练强度，以提高可行性和依从性[115]。

柔韧性训练包括静态拉伸、动态拉伸或本体感觉神经肌肉促进疗法（PNF疗法）、平衡练习、瑜伽、太极拳等。建议每周训练次数不少于2～3天，每次拉伸到紧绷或轻微不适的程度，静态或动态维持10～30秒，每组重复2～4次[115]。柔韧性训练通常用于其他运动开始前的肌肉和关节热身[115]。

### 6.4.3.4　平衡练习

力量训练也能够改善2型糖尿病患者的整体身体平衡能力、改善步态、降低跌倒风险；对于跌倒风险比较高的2型糖尿病老年患者，在家多做平衡练习有助于降低跌倒风险，即便腿部力量没有增加[115]。抗阻练习中降低重心的训练动作、瑜伽和太极拳等，都可以兼收平衡练习效果；平衡练习时一般不设置运动强度或持续时长，平衡练习的频率建议每周训练的天数不少于2～3天[115]。

### 6.4.3.5　其他类型运动

除了传统的静态和动态拉伸、瑜伽、太极拳、普拉提和其他类型的身体活动，都有助于改善2型糖尿病患者的血糖、血脂、HbA1c，有助于减重及改善神经症状，提高生活质量[115]。

### 6.4.3.6 久坐时间和运动间隔

久坐或久躺不动会大大增加2型糖尿病的发生风险。打断久坐可以通过时常离座、增加步行、增加简单抗阻训练实现。只要打断这种状态，就可能有助于改善血糖、胰岛素敏感性和甘油三酯水平[115]。碎片化运动经过大量累积，对血糖的益处甚至比等长时间的持续中等强度运动更明显；爬楼梯也能有效降低餐后血糖，在楼宇生活和工作时可以考虑利用上下楼梯增加活动量[115]。

### 6.4.4 选择运动强度

有些运动并不能增加运动者24小时身体脂肪燃烧率[116]，运动期间和运动后24小时脂肪酸氧化不变，就不能认为运动可以带来脂肪燃烧，减少身体脂肪含量[117]。研究发现，运动能否减少体脂与运动强度有关：高强度运动可有效减少体脂，且此效果与脂肪燃烧无关；而中等强度的有氧运动减少体脂效果较差[117]。

运动对降低死亡风险的效果也与运动强度有关。随着年龄增长，有氧运动对改善胰岛素敏感性的作用会逐渐降低[118]；而中年以后，增加运动强度可以延长寿命[119]。

运动强度与人们对运动处方的依从性有关。临床显示人们对长时间有氧运动的依从性低于高强度间歇训练和抗阻训练。

其他证据提示，中等水平的有氧运动并不能够减轻2型糖尿病患者的腹部肥胖程度，也不能增加胰岛素敏感性。

多数人对于运动强度都没有概念，但其实有简便的估算方法，即用心率、自我感觉等来衡量运动强度。适合"糖友"运动强度的心率称为"靶心率"，靶心率应为最大心率的50%～70%。

靶心率的计算方法：

第一种 适宜靶心率（次/分钟）=（220-年龄）×（50%～70%）

第二种 适宜靶心率(次/分钟)=170-年龄

运动强度可根据自身感觉来掌控，如图6-5所示。

**运动强度适中的自我感觉**

**运动过程中**
心跳和呼吸加快，但不急促

周身发热、出汗，但不是大汗淋漓

运动中能说话，但不能唱歌

**运动结束后**
精神充沛，但不感觉疲劳

心率可以在10分钟之内恢复到安静时的心率水平(静息心率)

图6-5 运动强度是否适中的自我感觉评估方法

某些情况下，运动强度不适合通过仪器测得的心率值进行评估，如心律失常者。自觉疲劳程度量表可用于对运动强度进行评估，也可以在没有专业测量设备或仪器时用于粗略估计运动强度（见表6-2）。

表6-2　自觉疲劳程度评估心率

| 等级 | 主观运动感觉 | 对应参考心率 |
|------|--------------|--------------|
| 6 | 安静，不费力 | 静息心率 |
| 7 | 极其轻松 | 70 |
| 8 | | |
| 9 | 很轻松 | 90 |
| 10 | 轻松 | |
| 11 | | 110 |
| 12 | | |
| 13 | 有点吃力 | 130 |
| 14 | | |
| 15 | 吃力 | 150 |
| 16 | | |
| 17 | 非常吃力 | 170 |
| 18 | | |
| 19 | 极其吃力 | 195 |
| 20 | 精疲力竭 | 最大心率 |

### 6.4.5　运动实施

#### 6.4.5.1　运动时间选择

餐后优于餐前：餐后进行轻度或中度有氧运动，更有助于改善餐后血糖。

那么一天之中不同时段进行体育活动真的会产生不同的效果吗？究竟什么时候运动才会得到最大的健康收益呢？近期，由荷兰莱顿大学医学中心的Jeroen H. P. M. van der Velde领衔的研究团队，在内分泌学与代谢领域的*Diabetologia*杂志上发表了最新研究文章。

他们发现，久坐中途站立或轻度运动并不具有代谢益处，而不同时段的运动也具有不同的效果，相比于早上（06：00—12：00）运动，在晚上（18：00—24：00）进行中度到剧烈的运动可以将胰岛素抵抗指数降低25%[120]。该研究为我们选择体育运动的时间点提供了一个参考。

#### 6.4.5.2　特殊人群运动疗法注意事项

对6～17岁之间的青少年2型糖尿病患者而言，每天应进行时长≥60分钟的中高强度运动，其中大部分时间应该是中或高强度有氧运动，且高强度有氧运动的频率少于每周3天，力量训练的频率为每周≥3天，骨骼强化训练的频率应为每周≥3天[115]。

#### 6.4.5.3　运动禁忌及注意事项

有心血管疾病症状、糖尿病病程较

长、年龄较大、伴随其他糖尿病相关并发症的成年人，建议先完成医疗检查和运动测试，再开始运动计划；血糖＞13.9 mmol/L，血液或尿酮水平中等或较高时，不建议运动；血糖＞16.7 mmol/L时要尤其小心，必须保证充足的饮水量且自我感觉状态良好，才能开始轻缓的体力活动[115]。

运动前、运动期间和运动后，都应当足量饮水，同时避免在一天中温度最高的时间段或者阳光直射的情况下运动，要预防中暑[115]。用胰岛素或服用磺脲类药物（以及可能在运动前2～3小时内服用了格列奈类药物）的糖尿病患者，如果有频发低血糖的倾向，一定要随身携带能够快速升血糖的碳水化合物，甚至备用胰高血糖素——以纠正可能发生的低血糖[115]。

### 6.4.6　运动效果评估和适时调整策略

#### 6.4.6.1　有氧运动评估

有氧运动的主要作用在于改善心肺功能，消耗脂肪。在有氧运动中，评估有效性的主要标准就是心率，只要能达到目标心率就是合格的。对大多数人而言，有效燃脂的有氧运动心率要求为110～150次/分，高强度运动时心率保持在80%～90%$HR_{max}$（最大心率），如果有氧锻炼强度低于45%$HR_{max}$，就不能达到有氧运动处方的预期目的。

没有专门的评估条件时，可以通过身体反应自己粗略估计有氧运动是否达标：当你运动后说话时大喘气并断断续续，那就说明你的有氧运动心率基本在要求范围内。

#### 6.4.6.2　抗阻运动评估

抗阻运动也称力量训练，可以根据不同的强度结合训练的重复次数来达到不同的训练目标。首先介绍两个基本概念：Rep和Max重量。你只能举起一次的重量为Max重量，Rep是训练动作的重复次数。燃脂耐力训练要求50%Max重量，15～20Rep；增肌训练要求60%～80%Max重量，8～15Rep；纯力量训练要求80%Max重量，3～8Rep。按照以上标准来选择自己的强度和重复次数，如果训练后能感受到明显的肌肉充血肿胀，那就说明你的无氧训练达标了。

#### 6.4.6.3　运动治疗应遵循循序渐进和持之以恒的原则

应当注意的是，运动处方应当遵循循序渐进的原则，并应坚持进行运动训练。起始设置高剂量的运动处方可能导致疲劳、免疫力下降，更容易生病受伤；平时不运动，偶尔运动时设置过高的强度、过久的运动持续时间等一过式、爆发式运动不利于实现运动处方的目的，还容易降低运动的依从性。

#### 6.4.6.4　运动监测和调整

目前计步器和穿戴设备如运动手环、智能手表已广泛应用于运动强度的监测和调整，大大方便了运动强度评估、运动持续时间记录、运动风险提示，打断静息状态，并通过社群分享、组队运动提高运动积极性。

目前，运动手表通常使用最大心率百分比和储备心率百分比作为划分心率区间的主流方案。从运动生理学的角度看，这两种划分方式都展示出与最大摄氧量百分比一一映射的关系。美国国家体能协会（NSCA）出版的 *Essentials of Strength Training and Conditioning* 一书中，明确了这三种划分方式的对应换算关系。

用最大心率百分比划分心率区间的方式通常被设置为运动手表默认的呈现方式。市面上几乎所有的运动手表都是基于用户输入的年龄信息，然后通过常用的最大心率推算公式，即 $HR_{max}=220-$年龄（age），去预估用户的最大心率值并划分区间，见表6-3。

总之，随着信息科技的进步，如今越来越多的智能设备引入了健康管理功能，其中最早投入应用的是计步器。无论是手机上的微信运动，亦或是智能手表、手环的运动统计，严格来说都是计步器的拓展

#### 表6-3　某运动手表设定的最大心率百分比划分心率区间的范围和意义

| 区间 | 最大心率% | 身体自身感觉 | 益处 |
| --- | --- | --- | --- |
| 1 | 50%～60% | 非常轻松，几乎没有疲劳，有节奏地呼吸 | 有助于热身、放松及协助恢复 |
| 2 | 60%～70% | 舒适轻松，心血管负荷低，稍微深呼吸 | 提高一般基础训练程度，提升恢复能力以及促进新陈代谢 |
| 3 | 70%～80% | 有节奏的步幅，稳步控制的快速呼吸 | 提高一般健身训练程度，提高接受中等强度训练能力，以及提高训练功率 |
| 4 | 80%～90% | 快速的步幅，稍有不适感，导致肌肉疲劳与呼吸急促 | 提高接受高强度与高速度运动的能力 |
| 5 | 90%～100% | 身体感到无法支撑，呼吸与肌肉感觉非常疲劳 | 呼吸与肌肉达到最大消耗或者接近最大消耗程度 |

应用。研究证明了运动监测设备能让代谢性疾病患者的运动量有中小程度的提高，这种改善会在短期至中期内出现，其中，使用监测设备的类型以及是否有健康专业人员的定期会诊是关键因素。其他因素如血压、胆固醇水平、体重和BMI等并没有因为使用监测设备而发生显著改变。这些结果说明，向患者定期反馈并给出健康生活方式的建议，才是这些健康监测设备能够发挥效果的正确方式。

因此，运动疗法是糖尿病综合防治方案中必不可少的组成部分，通过选择合适的运动方式和运动强度，减轻体重，有利于糖代谢的调节，改善胰岛素敏感性、脂肪代谢和心肺功能，也有利于改善体质、提高愉悦感、减少或避免体重反弹、防治慢性并发症。

在以糖尿病缓解为目标的运动疗法中，短病程超重、肥胖的糖尿病患者结合饮食管理减轻体重，可以改善胰岛素抵抗和 β 细胞功能，实现和保持长久的糖尿病缓解。这对提高患者生活质量、减少公共卫生支出都有重要意义。

## 6.5 行为及心理干预（齐林）

生活中人们会遭受各种精神压力。人体研究表明，精神压力会带来一系列生理上的变化，如炎症因子水平的改变，以及伴随着慢性炎症而产生的肥胖。生活、学习和工作中的紧张情绪、心理压力，影响应激性激素的分泌，如甲状腺激素、肾上腺素、糖皮质激素及血管紧张素等。医学心理学及免疫学的研究发现，持续或过强的心理应激，会导致下丘脑肾上腺髓质系统和垂体肾上腺皮质系统的机能变化；这两个系统长期反复被激活并作用于胰岛细胞会导致胰岛系分泌紊乱，干扰胰岛素的分泌，导致胰岛细胞自身的分泌障碍，从而诱发糖尿病[121]。因此心理因素是糖尿病的诱发因子，它对胰岛细胞分泌的影响还要取决于个体的心理适应能力。最近一项研究表明负面情绪引发的焦虑情绪会直接导致肥胖，外界压力会使棕色脂肪细胞分泌的白细胞介素-6（IL-6）增加，导致其无法正常调节葡萄糖的新陈代谢和分解脂肪，最终造成肥胖[122]。压力—焦虑—肥胖—糖尿病，一环扣一环，现代人压力越来越大，压力性肥胖也越来越多，肥胖引发的糖尿病等健康问题也日益突出。

另外，心身医学研究证实，肥胖症与心理社会因素密切相关。焦虑、烦躁、压抑等情绪对食欲和饮食规律有重大影响。长期心理应激还可导致情绪障碍，扰乱下丘脑摄食中枢，而使部分人发生夜进食综合症，它以多食、肥胖为特征，发病率约占肥胖症的15%，为糖尿病的重要危险因素[121]。

由以上研究结果可知，不良情绪可诱发肥胖，而肥胖又进一步加重不良情绪，从而形成恶性循环，最终导致糖尿病的发生。肥胖人群中心理问题的发生率高于正常人群，其中抑郁、焦虑、进食障碍是发生率最高的三种心理表现（抑郁27.7%，焦虑17.2%，进食障碍7.6%）[123][124]。对进行减重手术后的肥胖患者随访发现，术前患有抑郁、焦虑等心理疾病或术后抑郁者更可能出现体重停止下降甚至反弹，预示减重效果不佳[125]。此外，神经质人格特质的人群中，焦虑、抑郁、压力性进食的发生率会更高[126]。因此，糖尿病患者的心理干预非常重要，既不宜过度紧张，也不能放任不管，要让患者对疾病有客观的认识，对疾病控制有信心，才能配合治疗，过度担忧反而容易引起其他疾病。而对于

肥胖患者，治疗也不应仅局限在生活方式干预、手术减重等生理层面，更应关注其心理干预，包括心理评估及心理、行为治疗。

（1）心理评估：肥胖者常见的心理因素如压力、沮丧、抑郁等，容易导致过度进食并引发罪恶感而陷入恶性循环中，此类患者更可能会因为各种心理社会原因而拒绝寻求减重帮助，甚至引发自杀等高危行为[127][128]。此外，减重所引起的能量负平衡和能量储备降低会促使中枢和外周调节因素发生改变，从而导致减重者食欲增加和能量消耗减少，引起减重后复重[129]。在医疗活动中，对肥胖患者表达充分的尊重，仔细倾听并建立信任，通过心理评估及时发现可能存在的心理问题并给予积极的引导、干预，能够增加患者减重治疗的信心，提高治疗效果[130]。

（2）认知行为疗法（cognitive behavioral therapy，CBT）：通过调整超重和肥胖患者的生活环境及心理状态，帮助患者理解和认识体重管理、肥胖及其危害，从而做出积极的行为改变[131]。其中包括自我监控、控制进食、刺激控制、认知重建和放松技巧等[132]。行为干预包括激励、支持，指导自我监控（饮食、运动和情绪管理），从而更有利于患者保持减重效果。小组和面

对面个人辅导的干预可以不同方式进行指导，以维持远期减重效果[133]。

（3）人际心理治疗：这是一种以改善患者的人际关系为重点的短程心理治疗。肥胖者人际关系多较为敏感，超重和肥胖儿童、青少年感受到的压力更大，自我意识水平、社会交往能力及自尊水平更低，其消极的心理状态又会进一步加深超重和肥胖程度[134]。人际关系的改善能够明显改善肥胖患者的心理、精神状态，使其具有更低的复发率。

（4）家庭治疗：这是以家庭为基础的综合干预方案，强调借助家庭的力量，充分调动肥胖患者本身的内在潜能，形成良好饮食、运动和生活习惯[131]。家庭成员的饮食习惯和以静态活动为主的生活方式是肥胖发生的易感环境，可增加肥胖发生的危险性[135]。儿童处于饮食行为及生活习惯形成的重要时期，父母的行为习惯对儿童饮食习惯的形成有很强的协同作用。家庭干预后肥胖儿童的BMI降低，体重下降，血压、体脂等生理指标下降[131]。

（5）社会支持：来自家庭成员、亲戚、朋友、医护人员及其他社会群体的社会支持通过积极效应、自我价值和行为塑造等模式，能够对肥胖患者的健康行为产生影响[136]。对同伴和婚姻关系更加焦虑的患者会更容易产生不受控制的饮食行为、更低的身体活动水平和更高的BMI[131]。通过以社会支持为基础的家庭干预不仅可以改变患者的健康行为，还会对整个家庭的BMI、饮食习惯、活动水平等健康相关因素产生积极影响[134]。

（6）现代冥想辅助治疗：现代冥想有机整合了中医的天人合一理论、情志理论、扶正理论以及五行学说、脏象学说和经络学说，充分利用了传统医学的自然疗法和音乐疗法，并结合了现代心身医学、心理治疗和正念冥想中的重要理论与实践，目前已逐渐用于临床上各类疾病的辅助治疗[137~139]。肥胖症患者通过练习现代冥想，可以有效缓解精神压力，减少和转移对食物的欲望，从而发挥辅助减肥的作用[131]。

### 6.5.1 心身障碍与老年糖尿病

糖尿病作为一种典型的心身疾病，常伴有抑郁和焦虑等负面情况，而这又会加重糖尿病，从而形成情绪和血糖之间的恶性循环。因此，心身障碍与糖尿病关系密切。一方面，负性生活事件和负性情绪等相关社会心理因素会增加糖尿病发病风险；另一方面，缺乏安全感、过度依赖家属、经济负担、并发症威胁、孤独无助等又成为糖尿病患者抑郁的根源[140]。因此，临床实践中糖尿病患者合并抑郁、焦虑等心理障碍非常常见，其中尤以抑郁最为常见。糖尿病患者发生抑郁的可能性可达正常人的两倍[141]。

在老年糖尿病患者，尤其是女性患者中，抑郁问题更是不容忽视。数据显示，老年糖尿病患者中抑郁症非常普遍，高达30%的糖尿病患者有明显的抑郁症状，12%至18%的患者符合重度抑郁症的诊断标准[142]。老年糖尿病患者共患抑郁障碍时通常症状并不典型，故容易误诊、漏诊。此外，因症状常被忽略，容易出现治疗不积极甚至拒绝治疗的问题，使得疾病慢性化、反复发作。因此，临床实践中我们应关注老年糖尿病患者的抑郁障碍等心身障碍。

### 6.5.1.1　糖尿病相关心理压力的评估

罹患糖尿病后，患者可能会经历拒绝、愤怒、恐惧、抑郁、接受等心理变化。对于糖尿病患者，我们有必要进行心理问题或心理压力的评估。

《ADA糖尿病诊疗标准》（2024年版）推荐[143]，初诊时评估糖尿病患者的困扰、抑郁、焦虑、饮食失调情况和认知功能，并后续定期评估；当病情、治疗和生活环境变化时，还应进行评估。评估对象还应涉及照顾者和家庭成员。心理筛查和随访时，应了解对糖尿病的态度、对治疗及预后的期望、情感或情绪、生活质量、支持系统及精神病史等。对于年龄≥65岁的老年糖尿病患者，应考虑行认知功能障碍和抑郁症的筛查。所有患者每年进行抑郁筛查，阳性患者进一步接受专科评估，诊断并发症开始或有明显医学状态改变时应考虑评估抑郁症。此外，若患者出现无法解释的高血糖及体重减轻时，应筛查饮食行为失调并重新评估其对医疗方案的潜在影响。

糖尿病相关心理压力评估的主要方法是首先通过询问法进行初筛，了解相关心理痛苦产生的原因，初步评估心理痛苦程度，常用的首选量表见表6-4。

#### 表6-4　糖尿病教育门诊的首选量表

| 缩写 | 中文名称 | 功能 |
| --- | --- | --- |
| WHO-5 | WHO-5幸福感指数量表 | 衡量和评价个体的情绪和/或幸福感 |
| PAID-5 | 糖尿病相关问题量表5 | 衡量和评价个体的心理状态和情绪障碍 |
| SDSCA-6 | 糖尿病自我行为管理量表6 | 用于2型糖尿病患者自我管理行为的评价 |

续表

| 缩写 | 中文名称 | 功能 |
|---|---|---|
| DES-DSF | 糖尿病授权评分表DAWN简化版 | 衡量患者授权能力 |
| EQSDVAS | 欧洲生命质量-五维视觉类比量表 | 检测单个受试者的生命质量 |
| PACIC-DSF | 患者慢性病评估表DAWN简化版 | 了解患者从医护人员处得到了哪些帮助 |

### 6.5.2 糖尿病心理社会问题的严峻形势

糖尿病是需要终身治疗的慢性疾病，会给患者和家庭带来一定的心理负担和经济负担。临床上，这些心理社会问题常导致糖尿病患者的血糖、血压更难控制，且随着病程的延长和并发症的出现，许多患者疏于饮食控制、药物治疗和定期就诊，依从性较差，甚至自暴自弃导致病情迅速恶化，严重影响患者的生活质量和疾病的预后，形成了恶性循环。

### 6.5.3 ADA关于糖尿病患者心理护理的立场声明（2016年）

美国糖尿病协会（ADA）发布的这份声明可以作为中国糖尿病患者合并心理问题的诊疗规范和参考。为了提高最佳药物疗效和心理健康程度，实现个性化的、以病人为中心的心理关爱，需要通过有效医患沟通及心理筛查量表发现问题，并做出评估和诊断。本立场声明重点介绍影响糖尿病患者最常见的心理因素，包括糖尿病危机和心理合并症，同时考虑到特殊人群的需要和护理情况。

目前的糖尿病教育者多为综合医院非心理专科医护人员，需要了解糖尿病常见的心理问题及其对糖尿病的影响。所有患者都应通过一些心理评估量表完成基本的心理评估和筛查。心理支持贯穿在病程发展过程中，包括初诊时、定期随访时、病情变化时、治疗策略变化时、生活工作及重要社会关系变化时。对于筛查结果较为严重的患者，应尽快转至精神科专科治疗。筛查结果不太严重的患者，伴随血糖的良好控制，其心理问题可能会随之逐渐缓解。因此，我们要根据患者的不同情况给予不同的治疗策略，并深入学习心理评估方面内容，以达到更加规范的临床操作。

作为糖尿病教育者，则应发挥应有

的作用，理解老年患者的复杂心理冲突，注意倾听，及时肯定其成绩、转移消极想法，安慰患者并鼓励家属参与，为患者调整制定更切实可行的目标。实际上，有效的沟通和有效的激励才是最真正有效的干预。更好地呵护糖尿病患者的心身健康，离不开家人的支持与接纳、同伴的支持、专业的照护、医生／教育者／患者的努力。

2022年ADA/EASD发布的2型糖尿病血糖管理共识强调糖尿病患者"24小时行为管理"，指出良好的行为习惯有助于促进健康，如图6-6所示。

目前国际糖尿病界特别强调以人为中心的血糖管理共同决策环，即应将糖尿病患者放在决策的核心位置，共同决策。在制订管理计划时纳入患者个人偏好和价值观，同时强调了糖尿病自我管理教育和支持（DSMES）的重要性。共同决策可以提高决策质量，增强患者对治疗风险和获益的了解。总之，在糖尿病缓解治疗中，行为心理干预是必不可少的一环。饮食运动习惯的打破、对疾病认知的缺乏、对未来并发症的担忧，会促使患者出现很

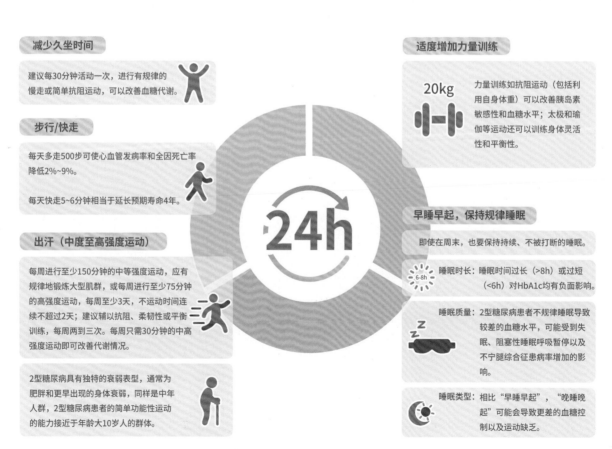

图6-6　《ADA糖尿病诊疗标准》（2024年版）推荐24小时行为管理

多心理问题，需要针对不同人群、不同疾病状况，个性化地予以疏导和管理。这有助于饮食运动疗法的持续，避免体重反弹、前功尽弃。要保持糖尿病缓解效果的持久性，科学的行为心理干预是非常必要的。

## 6.6 血糖及体重管理（王令舒　侯新国）

缓解2型糖尿病治疗实施过程中应配合血糖监测和持续的体重管理。加强患者对血糖的监测，不仅可以帮助患者安全实施生活方式干预，也能帮助患者认识到生活方式改变对血糖的影响。除血糖监测外，还需对患者每天进行早晚两次的体重监测，以达到维持减重效果，防止体重反弹及糖尿病缓解后再发的目的。

### 6.6.1 血糖管理

前文介绍过2型糖尿病缓解的定义：停用降糖药物至少3个月后，HbA1c<6.5%；当HbA1c不能准确反映真实血糖水平时，则采用替代标准，即FBG<7.0 mmol/L或通过连续葡萄糖监测（CGM）估算的HbA1c<6.5%。但2型糖尿病缓解是一个动态变化的状态，仅指这一时期糖尿病不存在，但如果出现体重增加、β细胞功能的持续下降以及其他疾病的应激等都可能导致2型糖尿病的复发。因此，若判定达到糖尿病缓解，仍需每年复查HbA1c。

于是接下来需要讨论的问题有二：

1. 如需诱导糖尿病缓解，对干预期间血糖控制目标的要求是怎样的？

2. 达到糖尿病缓解后应采取何种血糖监测手段，什么时候HbA1c能够反映真实血糖水平，什么时候又必须采用替代标准？

#### 6.6.1.1 诱导缓解的血糖控制目标及持续时间：

对于2型糖尿病早期患者，更严格的血糖控制水平有利于糖尿病的缓解。《短期胰岛素强化治疗逆转2型糖尿病专家共识》也提出，强化治疗期间应使血糖尽可能接近正常水平。

一项加拿大研究[144]把132名糖尿病前期患者随机分为16周代谢干预组、8周代谢干预组和不加任何干预的对照组，同时该试验以空腹血糖<5.4 mmol/L和餐后2小时葡萄糖<6.8 mmol/L为评估的正常血糖标准。16周后，发现16周组、8周组和对照

组达到正常血糖标准分别占70.4%、50%和3.6%。之后12周不加任何干预，发现16周组、8周组、对照组分别有40.7%、21.4%、10.7%的患者糖化血红蛋白符合完全或部分缓解糖尿病的标准。由此表明糖尿病病程早期严格的血糖控制可提高糖尿病缓解率。

在新诊断2型糖尿病患者中使用短期胰岛素强化治疗（SIIT）诱导糖尿病缓解的临床研究多以餐前血糖<6.1 mmol/L和餐后2小时血糖<8.0 mmol/L作为血糖目标[145]。一项队列分析发现，更低的降糖目标（空腹及餐前血糖<5.6 mmol/L和餐后2小时血糖<7.6 mmol/L，平均血糖<6.1 mmol/L）可能增加缓解概率且不增加低血糖的风险[146]。一项研究还发现SIIT期间的血糖达标时间（time in range，TIR）在70%以上（如每日进行7点血糖监测，至少5点以上血糖达标）的患者缓解机会更大[147]。因此，SIIT逆转2型糖尿病专家共识建议SIIT期间，以空腹及餐前血糖<6.1 mmol/L、餐后2小时血糖<8.0 mmol/L作为降糖目标，每日血糖应在70%以上的时间里符合上述标准。在不增加低血糖风险的情况下，可以考虑更严格的血糖目标（如空腹及餐前血糖4.4～5.6 mmol/L、餐后2小时血糖4.4～7.6 mmol/L）。

相比空腹血糖严格达标，有研究表明餐后血糖达标对糖尿病的缓解价值可能更大。

一项德国研究表明与空腹血糖达标相比，餐后血糖达标更有利于糖化血红蛋白HbA1c达标。结果表明仅空腹血糖达标时，仍有36%的患者HbA1c不达标，然而餐后血糖达标时，仅有6%的患者的HbA1c不达标。因此，仅控制空腹血糖通常不足以实现糖化血红蛋白小于7%的目标，控制好餐后血糖却对实现糖化血红蛋白达标至关重要[148][149]。

但2型糖尿病患者血糖控制并非越低越好。如果过度控制血糖，很容易导致患者出现低血糖的情况，即当2型糖尿病患者血浆血糖值低于3.9 mmol/L，可认定为发生低血糖。通常轻者表现为出汗、饥饿、心慌、颤抖、面色苍白等，严重者还可出现精神不集中、躁动、易怒甚至昏迷等，甚至还会引起更严重后果，导致重要脏器损伤，面临死亡的风险。

因此经总结ADA（美国糖尿病协会）和中华医学会糖尿病学分会[2][145][150]对一般成人2型糖尿病患者血糖控制目标要求与诱导糖尿病缓解的研究所要求的控制目标，将一般患者及诱导缓解的血糖控制水平列表比较见表6-5。

表6-5　不同指南／共识／研究推荐一般患者及诱导缓解的血糖控制水平比较

| | 指南／共识／研究 | 控制水平 | 空腹血糖（mmol/L） | 餐后2小时血糖（mmol/L） | HbA1c（%） |
|---|---|---|---|---|---|
| 一般成人2型糖尿病患者 | Management of Hyperglycemia in Type 2 Diabetes | — | 4.4～7.0 | <10.0 | <7 |
| | 中国2型糖尿病防治指南（2020年版） | 严格 | 4.4～6.1 | 6.1～7.8 | <6.5 |
| | | 一般 | 6.1～7.8 | 7.8～10.0 | <7.5 |
| | | 宽松 | 7.8～10.0 | 7.8～13.9 | <8.5 |
| 诱导糖尿病缓解 | McInnes N，et al. | — | <5.4 | <6.8 | |
| | 短期胰岛素强化治疗逆转2型糖尿病专家共识（2021年版） | 一般 | <6.1 | <8.0 | |
| | | 严格 | 4.4～5.6 | 4.4～7.6 | |

#### 6.6.1.2　血糖监测指标及监测频率

达到糖尿病缓解后，仍需要每3或6个月复查HbA1c、FBG或CGM估算的HbA1c。这几种临床常用的血糖监测方法各有利弊，需根据个体病情选择合适自己的监测指标。

（1）静脉血浆葡萄糖

静脉血浆葡萄糖是评估糖尿病缓解状态的重要标准。FBG和糖负荷后2小时血糖是临床常用的静脉血浆检测指标。在一些情况下，低于126 mg/dL（7.0 mmol/L）的FBG可以用作缓解的替代标准，就像高于该水平的值是2型糖尿病的初始诊断依据一样。但这种方法需禁食过夜后采血，且重复测量结果之间的波动较大。而75 g口服葡萄糖负荷后测量2小时血浆葡萄糖似乎也不理想，采血较为复杂且同样存在重复测量结果不稳定的问题。此外，对于接受了代谢外科手术的患者，由于手术可以改变口服葡萄糖后血糖反应的正常模式，可能出现早期高血糖以及口服葡萄糖后的低血糖，因此也不适宜使用糖负荷后2小时血糖来评估糖尿病状态[151]。

（2）毛细血管血糖

毛细血管血糖监测包括患者自我血糖监测（SMBG）及在医院内进行的床旁快速血糖检测。毛细血管血糖监测操作简单方便，能即刻反映患者的血糖状态，但受到检测方法与血样的影响，结果与静脉血浆葡萄糖仍存在一定差异且更加不稳定，因此不能替代静脉血糖的检查。

（3）HbA1c

HbA1c是临床上评估长期血糖控制状态的"金标准"，也是评估2型糖尿病缓解状态的重要指标。国内外指南[152]表明正常HbA1c范围在4%～6%，建议大多数成年2型糖尿病患者HbA1c的控制目标为＜7%。对早期2型糖尿病患者建议每3个月检测1次，一旦达到糖尿病缓解状态后，每6个月检测1次。《ADA糖尿病诊疗标准》（2023年版）则建议每3个月或6个月复查以上指标。然而，它的缺点是不能反映即刻血糖水平和血糖的波动情况，这一点不如直接的血糖水平监测。而且其检测也有一定局限性，如对于伴有贫血和血红蛋白异常疾病的2型糖尿病患者，糖化血红蛋白结果并不可靠[153]。

（4）CGM

持续血糖监测是指通过葡萄糖传感器连续监测皮下组织间液的葡萄糖浓度变化的技术，可随时监测2型糖尿病患者的血糖水平，据此可计算出葡萄糖目标范围时间（TIR）、葡萄糖高于目标范围时间（TAR）、葡萄糖低于目标范围时间（TBR）及很多反映血糖波动的参数，对优化2型糖尿病血糖管理具有重要意义。其主要适用于需要胰岛素强化治疗的2型糖尿病患者、在自我血糖监测指导下使用降糖治疗的2型糖尿病患者等的血糖监测，可使患者全面了解自己血糖的变化趋势，认识不同生活方式对血糖的影响，引导患者做出正确的饮食选择，促进患者积极改进生活方式；对2型糖尿病缓解的患者也有一定监测价值，能及时发现复发患者。

新指标葡萄糖目标范围内时间（TIR）或称葡萄糖达标时间百分比，是指24小时内葡萄糖在目标范围内（通常为3.9～10.0 mmol/L）的时间（用分钟表示）或其所占的百分比，可由持续血糖监测数据或自我血糖监测数据（至少每日7次血糖监测）计算。2019年发布的TIR国际共识推荐2型糖尿病患者的TIR控制目标为＞70%，则有益于达到糖尿病缓解状态[154]。

综上所述，更严格的血糖控制水平有利于糖尿病的缓解，强化治疗期间使血糖尽可能接近正常水平可提高糖尿病缓解率。患者可通过毛细血管血糖或CGM对血糖进行实时自我监测，也可规律复查静脉血浆葡萄糖或HbA1c，以指导调整生活方式、及时识别缓解或复发。

### 6.6.2 体重管理

根据世界卫生组织的数据，90%的2型糖尿病患者超重或肥胖。减重是解决2型糖尿病及其相关代谢并发症的关键措施。那么，减重多少才能有明显的代谢获益、诱导2型糖尿病缓解？明确有糖尿病缓解证据的减重方式有哪些？减重后体重反弹现象非常普遍，针对体重管理的这一痛点，我们还可进行哪些有益尝试？

#### 6.6.2.1 减重目标

对于2型糖尿病患者，体重控制应贯穿病程始终，使BMI达到正常水平。研究表明，只有减重10%以上才能获得糖尿病缓解的机会，而持续减轻15%以上的体重可以诱导大部分糖尿病缓解。因此建议积极进行体重控制，减轻体重≥10 kg（最好＞15 kg）或减重≥10%。

一项英国的小样本研究[155]对30例2型糖尿病患者进行8周的极低热量饮食干预后再进行6个月的正常能量饮食，有13例患者体重平均下降10 kg，同时FBG＜7 mmol/L，HbA1c维持在5.9%～7.8%，达到糖尿病完全或部分缓解。2型糖尿病缓解临床试验（DiRECT）研究[3]则显示，病程＜6年合并肥胖的2型糖尿病患者减重后，缓解率为46%，且减重越多缓解率越高。当减重＞15 kg时，完全缓解率可达86%。

体重减轻越多，获益越大。5%的体重减轻可改善胰岛β细胞功能以及肝脏和骨骼肌对胰岛素的敏感性[156]，而减轻5%～10%可以明显降低HbA1c水平，改善心血管疾病危险因素[146]。前瞻性队列研究ADDITION-Cambridge[157]纳入了867例新诊断2型糖尿病患者，随机接受强化生活方式干预治疗或常规药物治疗。研究发现，与体重保持不变的患者相比，减重10%或以上的患者获得缓解的机会几乎增加了1倍。持续减轻15%的体重对2型糖尿病的进展有重大影响，可诱导大部分糖尿病缓解，并显著改善许多其他的代谢异常状态[158]。

一般而言，2型糖尿病患者减重的原则是渐进式的、连续性的和个体化的，减重的初期目标是在6个月内体重减少5%，之后继续制订长期的减重计划[159]；而由中华医学会糖尿病学分会组织编写的《中国2型糖尿病防治指南（2020年版）》推荐肥胖成人的合理减肥目标为每月减重1～2 kg。总之，体重减轻越多，临床改善越大。

#### 6.6.2.2 减重方式

目前有效的减重措施包括生活干预、药物治疗和减重手术。

生活干预是成功管理体重的重要组成部分，是糖尿病和肥胖症患者的治疗基石，包括饮食营养治疗、运动干预及两者结合，具体见各自章节。饮食调整和定期的体育锻炼相结合的干预措施在改善健康结果方面显示出良好的效果。通过强化生活方式干预（intensive lifestyle intervention，ILI）减轻体重可将糖尿病的发病率降低58%[160]。

奥利司他和利拉鲁肽等慢性体重管理药物可以改善血糖并减少其他降糖药的使用剂量。对于2型糖尿病或糖尿病前期患者，药物治疗适用于行为干预不成功的BMI≥27.0 kg/m$^2$患者的慢性体重管理。具体见"辅助用药"章节。

代谢手术是治疗2型糖尿病和肥胖症患者的一种有效治疗选择。代谢手术可导致持续的体重减轻和2型糖尿病的缓解，因此对于BMI≥32.5 kg/m$^2$的2型糖尿病患者，在充分尝试行为干预和药物治疗后无法降低体重时，手术是一种理想的治疗选择。具体见"代谢手术"章节。

### 6.6.2.3　体重管理的挑战和发展趋势

尽管减重对许多患者产生了有益的效果，但对他们来说，现实情况是长期减肥难以实现，长期的健康干预难以维持，最终导致减重失败。即使在最佳临床试验环境中，例如Look AHEAD，三分之一的患者在1年后仍无法实现至少5%的体重减轻[161]。另一方面，体重受到激素、代谢和神经因素的共同调控。减肥时发生的适应性调节（包括瘦素等激素水平变化、适应性产热导致能量消耗减少以及神经多巴胺信号增加食欲）也会导致减肥进入瓶颈或反弹。减重过程中的激素适应性改变，见表6-6[162][163]：

#### 表6-6　减重过程中的代谢及激素变化

| | 体重下降时 | 维持减重成果时 |
| --- | --- | --- |
| 代谢状态 | 能量负平衡 | 能量平衡 |
| | （以下与维持既往体重时的能量消耗及激素变化比较） | |
| 能量消耗 | ↓↓静息能量消耗（REE）<br>↓非静息能量消耗（NREE）<br>↑肌肉收缩效率 | ↓REE<br>↓NREE<br>↑肌肉收缩效率 |
| 神经内分泌轴 | ↓T3，↓T4，↓TSH，↑rT3<br>↓瘦素/脂肪量40%～50%<br>↑皮质醇<br>↑生长激素 | ↓T3，↓T4，↓TSH，↑rT3<br>↓瘦素/脂肪量约10%<br>皮质醇恢复正常范围<br>生长激素无变化或小幅↑ |

续表

| | 体重下降时 | 维持减重成果时 |
|---|---|---|
| 自主神经 | ↑↑副交感张力<br>↓↓交感神经系统张力 | ↑副交感张力<br>↓交感神经系统张力 |
| 能量摄取 | ↓↓饱腹感<br>↑↑饥饿感 | ↓饱腹感<br>↑饥饿感 |

针对以上原因，优化饮食模式可能是可尝试的方法之一。低升糖指数（GI）饮食和地中海饮食营养结构合理、易于坚持，是适合糖尿病患者的饮食模式。PREDIMED研究证明了地中海饮食在长期减重中的作用：研究纳入7447例老年肥胖受试者并进行5年随访，发现橄榄油+地中海饮食的饮食模式干预能达到5年内的持续减重，效果较低脂饮食更有优势[164]。而低GI饮食则因其高饱腹感及低血糖反应性显示出在维持减重方面的明显优势：一项研究为了观察不同GI值饮食对维持减重效果的影响，纳入773例通过低能量膳食（800～1000 kcal/d）成功减重8%的成人，随访6个月，发现高GI饮食组体重反弹显著高于低GI组（平均相差0.95 kg）；如果低GI饮食又结合高蛋白饮食强化饱腹感，则体重可继续减轻（平均继续减轻0.38 kg）[165]。

另外，随着有效的减重药物的研发，其中一些药物可以靶向中枢神经系统以减少食物摄入量，或靶向参与体重调节和葡萄糖稳态的激素途径实现降低血糖的目的。一系列具有不同作用模式的药物治疗的出现，加上食欲和能量稳态生理学知识的不断更新，为糖尿病患者体重管理提供了全新的联合治疗策略。

最后，代谢手术作为唯一可以常规维持较大程度体重减轻的干预措施，可被当作最终解决方案，然而复杂的外科手术作为全人群干预的主要措施是不可行的。

总之，减重在2型糖尿病患者管理中的价值已被学术界广泛证明，以减重为中心的干预能够改善2型糖尿病的病理生理环境，逆转病程，是未来糖尿病管理的新思路。

综上所述，对2型糖尿病患者来说，只有减重10%以上才能获得糖尿病缓解的机会，而持续减轻15%以上的体重可诱导大部分糖尿病缓解。因此建议积极进行生活方式干预减重，必要时可通过减重药物或代谢手术达到体重控制，减轻体重≥10 kg（最好＞15 kg）或减重≥10%。

## 6.7 代谢手术（王令舒　侯新国）

代谢手术作为一种新兴治疗手段，在缓解2型糖尿病方面已显示了其独特的优势。代谢手术缓解糖尿病的机制不仅包括持久减重，还可独立于减重，从分子层面系统性重建机体调控糖代谢的分子网络，使其从糖代谢异常的状态重构为糖代谢正常的状态，促进糖代谢网络的再平衡[166]。因此代谢手术可作为治疗肥胖糖尿病的一种有效手段，是目前缓解糖尿病、延缓糖尿病各种并发症，甚至治愈糖尿病的重要手段。

### 6.7.1 代谢手术有效促进2型糖尿病缓解

目前已有众多证据支持代谢手术可有效促进2型糖尿病缓解，其效果甚至优于药物联合生活方式干预。

美国一项全球最大规模的糖尿病外科治疗荟萃分析纳入了16,944名患者，研究结果显示：77%的患者在经过胃肠手术后，糖尿病得到完全或部分缓解[167]。而迄今为止代谢手术治疗2型糖尿病领域的最长随访研究则揭示，在10年随访过程中，仅接受药物治疗加生活方式干预的患者没有出现糖尿病缓解的情况，但在所有接受手术治疗的患者中，有37.5%在整个研究的10年期间一直保持糖尿病缓解[168]，这提供了代谢手术缓解糖尿病迄今为止最有力的科学证据。美国糖尿病协会的共识将"治愈2型糖尿病"定义为：高血糖稳定缓解至少维持5年时间[169]。因此这意味着代谢手术是治愈2型糖尿病的潜在治疗方法。需要注意的是，虽然代谢手术为糖尿病患者带来了新希望，但内科学治疗仍然是糖尿病治疗的基础，并应贯穿于整个治疗的始终。

为此，国际糖尿病联盟（IDF）正式发表声明，承认代谢手术可以作为治疗肥胖2型糖尿病的手段之一，并推荐早期进行干预治疗。

### 6.7.2 代谢手术的时机及适应证

代谢手术治疗2型糖尿病的前提是患者的胰岛功能尚可。《中国专家共识》提出：对于BMI≥32.5 kg/m$^2$的2型糖尿病患者，如非手术治疗措施不能显著改善体重和代谢紊乱，可考虑采用代谢手术缓解2型糖尿病。

### 6.7.3 代谢性手术注意事项与禁忌证

选择适合的术式，充分进行术前评估和准备，加强术后随访和营养、运动指导，均是提高手术有效性和安全性的关键。虽然糖尿病代谢性手术风险较一般手术低，但包括肠梗阻、吻合口漏、肺栓塞、深静脉血栓、营养不良等术后近、远期并发症仍然存在，专家认为规范化的手术管理不容忽视。

糖尿病代谢性手术禁忌证如下：

1. 1型糖尿病、妊娠期糖尿病、其他特殊类型糖尿病及2型糖尿病伴胰岛β细胞功能衰竭者；

2. 有严重心、肺、脑、肾衰等严重并发症不宜手术者；

3. 有严重精神、心理、智力障碍者；

4. 近3年内有生育要求的女性。

### 6.7.4 代谢性手术的常用术式及其各自诱导糖尿病缓解的证据

减重和代谢外科历经几十年发展出现了多种术式，目前普遍被接受的标准术式有 4 种：腹腔镜Roux-en-Y胃旁路术（Laparoscopic Roux-en-Y gastric bypass，LRYGB）、腹腔镜胃袖状切除术（Laparoscopic sleeve gastrectomy，LSG）、腹腔镜可调节胃束带手术（Laparoscopic adjustable gastric banding，LAGB）及胆胰转流并十二指肠转位术（Biliopancreatic diversion with duodenal switch，BPD-DS）（如图6-7所示）。所有手术通常在腹腔镜下完成。尽管现在认识到与减肥有关的因素是多重且复杂的，但传统上，这些手术被分为限制性或混合性手术[170]。限制性手术（LAGB和LSG）通过减少胃容量，从而限制食物摄入，混合性手术（LRYGB和BPD-DS）则会在限制食物摄入的同时，通过肠道分流减少营养吸收。

#### 6.7.4.1 腹腔镜Roux-en-Y胃旁路术（LRYGB）

LRYGB手术由两个部分组成：首先，切断远端胃大部，在近端形成一个胃小囊，容积小于50 mL；随后，在Treitz韧带远端30～50 cm处切断空肠，将空肠远端与残胃吻合，近端在距胃空肠吻合口以下约100 cm处与空肠行端侧吻合。LRYGB通过多种机制工作，新构建的胃袋比正常胃小很多，有利于减少食物摄取和热量消耗；此外，脂肪吸收不良在一定程度上会导致热量和营养物质的吸收减少[172]。

根据西方国家大样本荟萃分析报道，LRYGB术后1年余患者减重百分比（Percentage of Excess weight loss，%EWL）为65%～70%，2型糖尿病缓解率为

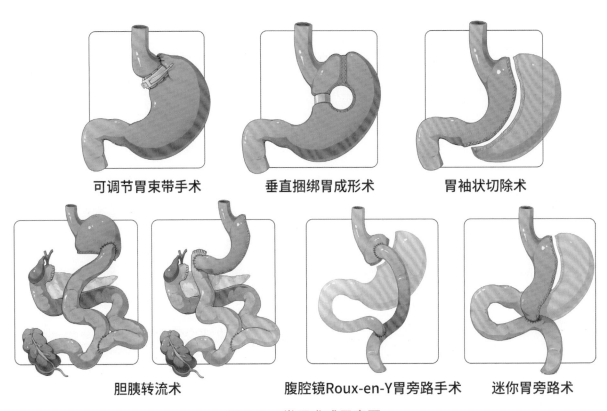

可调节胃束带手术　　　　垂直捆绑胃成形术　　　　胃袖状切除术

胆胰转流术　　　腹腔镜Roux-en-Y胃旁路手术　　　迷你胃旁路术

图6-7　常用术式示意图

80%～85%[167]，是目前手术治疗肥胖且伴有2型糖尿病等代谢病患者的首选术式。童山等[173]回顾性分析结果为2型糖尿病患者在LRYGB术后短期内胰岛β细胞功能改善，胰岛素抵抗缓解，减重及降糖效果均显著。这可能与血糖素样肽-1增高、葡萄糖依赖促胰岛素多肽降低等胃肠激素改变有关。陈宏等[174]回顾性分析表明，术后3个月，患者体质指数、空腹血糖、餐后2小时血糖、糖化血红蛋白与胰岛素抵抗指数水平均较术前明显下降，2型糖尿病的缓解率为90%，治疗有效率为100%。还有文献报道[175]LRYGB用于治疗32例非肥胖型2型糖

尿病患者，术后12个月，12例患者的2型糖尿病获得完全缓解，19例患者获得部分缓解，总治疗有效率为96.9%。可认为LRYGB治疗非肥胖型2型糖尿病可获得较为满意的降血糖、血脂的疗效。

#### 6.7.4.2　胃袖状切除术（LSG）

LSG是通过腹腔镜以垂直方式去除约80%的胃侧面，留下一个长的管状胃袋或套管[176]。LSG通过多种机制起作用：首先，胃容量减少有助于降低食物摄入量和消耗的能量。此外，切除胃大弯会影响胃内的胃肠激素水平，包括降低刺激饥饿的生长素释放肽的水平[177]。据报道，SG术后

1年%EWL为51%～70%，2型糖尿病缓解率约为65%[177~179]。LSG对肥胖2型糖尿病患者的体重及糖脂代谢指标有良好的改善。刘晨等[180]研究证实，肥胖合并2型糖尿病患者术后6个月的空腹血糖、糖化血红蛋白、C肽、空腹胰岛素和体质指数均较术前有所下降，而平均胰高血糖素样肽-1较术前有所升高；买买提·依斯热依力等[181]回顾性分析表明减重手术不仅可以有效降低体重，而且能缓解甚至治愈代谢异常。朱信强等[182]回顾性分析LSG治疗高体质指数2型糖尿病患者的可行性及疗效的稳定性。24例患者的体重在术后第3、第6、第12、第24个月时显著下降，糖化血红蛋白明显改善。根据血糖控制标准，在第24个月时，有19例2型糖尿病患者停止使用胰岛素和口服降糖药，说明24例患者第24个月缓解率达79.2%。临床实践证实，血糖在代谢手术后数日即可恢复正常，远早于体重的下降。LSG术作为独立减重术式安全有效，对于早期的肥胖合并2型糖尿病患者疗效良好[183,184]。

### 6.7.4.3 可调式胃束带（LAGB）

LAGB为在胃上部周围放置可调节的硅胶带，将胃束带捆扎在胃的上端，从而在胃束带上方形成一个小胃袋。上胃袋和胃的其余部分之间的开口大小可用通过腹壁注射的无菌盐水填充带来调整。术后可以随着时间的推移逐渐调整束带。束带的临床效果是使患者进食后易产生饱胀感，进而使患者无饥饿难耐感，自愿地少进食，减少热量摄入[8][185]。据报道，LAGB术后1年%EWL为34%或BMI降低7～10 kg/m²[179]。一项随访时间长达7年的队列研究表明，在入组的2256名糖尿病患者中，16.9%在LAGB术后完全缓解，5.6%部分缓解[186]。然而，LAGB虽创伤较小，但减重效果较差，远期可能发生束带移位、胃漏等多种严重并发症，因此不适合在我国广泛开展[187]。

### 6.7.4.4 胆胰转流并十二指肠转位术（BPD-DS）

BPD-DS是一个具有两个不同组成部分的手术：首先，进行垂直胃切除术，以创建管状胃袋；随后，再横断十二指肠，切断回肠，将回肠远端与残胃吻合，回肠近端与距回盲部约100 cm处回肠吻合。与LSG类似，BPD-DS构建的小胃袋有助于减少食物摄取及消耗。与其他术式不同的是，大量小肠被绕过，导致蛋白质和脂肪中能量的吸收以及某些营养素和维生素的吸收显著减少。与RYGB和LSG类似，BPD-DS同样以改善葡萄糖代谢的方式影响胃肠激素。与RYGB、LSG及LAGB相比，BPD-DS被认为是治疗严重肥胖症和2型糖尿病最有效的代谢外科手术[10][167][179],在减重和代谢指标控制方面均优于其他3种术式。BPD-DS术后1年%EWL为70%,2型糖尿病缓解率达95%～100%[9]。王伦等[188]回顾性分析11例接受BPD-DS治疗的肥胖症患者的临床资料,患者术后1年2型糖尿病缓解率为100%(4/4)。2017年,国际肥胖与代谢外科联盟的统计结果显示,BPD-DS在全球减重及代谢手术中的比例<1%。此类手术主要用于超级肥胖(体重指数>50 kg/m²)或合并严重代谢综合征尤其是合并病程较长的2型糖尿病患者。该手术在国内开展时间较短,手术例数也非常少,没有充分的临床资料证实其对我国肥胖和糖尿病患者的疗效[189]。然而,由于该手术的技术复杂性及增加的短期并发症(例如,泄漏、阻塞)和长期并发症(例如,营养缺乏)风险,仍需谨慎使用。

### 6.7.5　不同术式缓解糖尿病的比较研究

据《大中华减重与代谢手术数据库2021年度报告》显示,与2020年度数据相比,SG术式仍为我国各地区开展减重与代谢手术的主要术式,且所占比例(84.9%)无明显变化,但术式类型有所增加[190]。因此,比较不同术式缓解糖尿病效果的优劣就变得非常必要,可为患者选取更适合且有效的术式提供参考。2021年Lancet期刊发表的一项随访十年的重磅随机对照研究就对比了胃旁路术(RYGB)、胆胰分流术(BPD)这两种代谢手术与常规医学治疗(药物治疗加生活方式干预)干预晚期2型糖尿病的优劣,结果发现代谢手术使37.5%的2型糖尿病患者在10年随访期间保持糖尿病缓解,效果显著优于药物治疗。两种代谢手术间,BPD在代谢方面的获益似乎优于RYGB,但由于手术范围大,严重不良事件的发生率也较高[3]。

由于亚洲人的肥胖和2型糖尿病疾病模式与西方人不同,代谢手术后的疗效可能会有所差异。一项关于亚洲人代谢手术后疗效的荟萃分析显示,RYGB与SG相比,减重效果更好,但2型糖尿病及高血压的缓解水平相似[191]。此外,我国诸多临床研究者也在不断探讨何种代谢手术术式在缓解2型糖尿病等方面能够获得最佳疗效。一项回顾分析比较了30例SG术式及34例RYGB术式,结果显示术后1年,RYGB对血糖的缓解率(88.2%)显著优于SG(76.7%),但在深静脉血栓这一并发症的问题上,RYGB的发生率较高(RYGB 11.8% vs SG 3.3%)[192]。但也同样有研究显示,术后随访1年间,RYGB及SG两组间的糖尿病缓解率及减重效果均无显著差异，但考虑SG术式简单且术后恢复快，仍可作为首选术式。考虑国内开展代谢手术相对较晚，针对2型糖尿病的持久缓解效果，目前仍需要长期随访研究[193]。

### 6.7.6 术后的生活方式指导

代谢手术后的生活方式改变及巩固是个需要长期坚持的过程，关乎代谢手术的效果及糖尿病缓解率。因此在手术后对患者进行营养运动指导，使其养成健康的饮食运动习惯，对于维持减重，诱导糖尿病缓解是非常必要的。

代谢手术后，进餐量随着胃容量的减少而减少，而且胃肠改道可能会导致关键微量营养素的吸收障碍。因此，患者在接受代谢手术后应注意加强营养检测，必要时对微量营养素进行补充。许多报告表明，代谢手术术后热量摄入将立即大幅降低至400～600 kcal/d，并在术后一年回升至1000～1200 kcal/d，在术后数年或更长时间进一步达到1200～1500 kcal/d。从长远来看，术后膳食摄入量将在术前水平的1/3至1/2范围内稳定[194]。术后除饮食摄入量绝对减少外，患者的饮食偏好也经常发生变化，例如难以吃肉，这往往会导致蛋白质摄入量减少，从而导致营养不良（低白蛋白血症）、肌肉无力、贫血、脱发和指甲开裂[195][196]。此外，频繁呕吐可能导致营养不良（低白蛋白血症）、电解质失衡和营养缺乏，如维生素 $B_1$ 缺乏和贫血[197]。因此通过在手术后食用有限量的食物来摄取最低限度的必要营养，以避免营养状况恶化是十分重要的。

手术后的营养指导和监测是巩固手术疗效的重要组成部分，尤其是要指导患者进食、慢慢咀嚼、选择易消化食物以及烹饪食物的方法，同时注意避免补充剂摄入不足。

从手术完成到手术后1个月的这段时间被称为"恢复期"。在此期间，患者从手术中逐渐恢复并准备从液体食物过渡到固体食物，直至恢复正常进食。此时建议病人：在进食正餐时应充分咀嚼食物后再吞咽；每日摄入足够水分，建议大于2 L/d；每日摄入足量蛋白质，建议为60～80 g/d。此外，每天应有针对性地补充蛋白质，最多1.5 g/kg理想体重；而对于行BPD-DS的病人，术后应在此基础上增加30%蛋白质摄入量。长期补充足量的多种维生素与微量元素也是有必要的，建议在术后早期（3个月内）以口服咀嚼或液体形式予以补充。微量营养素的补充量须满足个体化需求，需定期随访监测微量元素水平。

术后1个月至术后1年称为"减重期"。在此期间，患者的蛋白质摄入量较恢复期有所减少（目标：男性65 g/d，女性50 g/d或更多），但应继续微量营养素补充、摄入足够水分（目标：2 L/d或更多，包括食物中的水分）。在此期间应督促患者养成长期可维持的饮食习惯，而不是只关注患者的体重变化，以便持续减重，诱导糖尿病缓解[198]。

术后1年左右，患者将进入"维持期"。在此期间，体重基本稳定。在此期间及以后的营养管理目标是保持健康的体重。应监测患者的蛋白质摄入量、补充剂摄入量、零食摄入量和饮酒量以及饮食平衡。应建议患者适量饮酒或戒酒，因为手术后酒精中毒的风险会增加[199]。

运动方面，推荐患者从术后恢复期即进行日常运动锻炼。鼓励每周300分钟（至少150分钟）有氧运动以及每周2～3次力量训练，以降低体脂、维持肌肉量及肌力。

### 6.7.7　随访与监测

代谢手术术后应对患者进行密切随访，以监测体重及代谢变化、及时识别糖尿病缓解、及时对营养缺乏进行干预。

建议患者术后第1、第3、第6、第12个月各进行一次术后营养和运动调查及代谢药物的相关使用教育，并测量基本体征（呼吸、心率、血压、体温）、血糖、体重、腹围和皮下脂肪；术后第3、第6、第12月各随访一次血常规、尿常规、血清胰岛素和C肽、糖化血红蛋白、OGTT及糖尿病并发症筛查；术后第6、第12月各随访一次血液生化、血脂、血清维生素与微量元素水平。随访1年后除骨密度外均每年检查1次，如有需要，可根据实际增加检测次数。

综上所述，诸多证据表明代谢手术可有效促进2型糖尿病缓解，其效果甚至优于药物联合生活方式干预。在多种术式中，BPD在缓解糖尿病方面的效果似乎优于RYGB，RYGB显著优于SG。BPD与RYGB虽效果明显，但术式复杂、对手术医师要求高，且术后并发症发生率较高，而SG术式简单且术后恢复快，故仍可作为首选术式。代谢手术后持续的营养及运动干预是保证手术效果、提高糖尿病缓解率的重要措施，尤其应注意微量营养素补充、摄入足够水分、养成健康的饮食运动习惯。

##  辅助用药（王令舒 侯新国）

除了通过生活方式干预及代谢手术治疗糖尿病，对超重或肥胖的2型糖尿病患者来说，早期进行生活方式和药物手段干预，有效降低患者的体重也可使疾病缓解。[13]考虑到诱导糖尿病缓解的条件，宜多选用能够有减重获益及快速缓解高糖毒性、恢复/保护胰岛功能的药物。但药物的选用要个体化，结合患者病情，考虑药物适应证、安全性和药物经济学，可考虑短暂应用奥利司他、非胰岛素类降糖药物，早期胰岛素强化治疗，作为缓解2型糖尿病的辅助治疗手段。本节将对缓解糖尿病的药物治疗进行介绍。

### 6.8.1 药物治疗的起始时机及推荐疗程

强化生活方式干预不论何时都是诱导2型糖尿病缓解的基本方案。但对于单纯生活方式治疗无效、BMI≥27 kg/m²的2型糖尿病患者，可考虑加用奥利司他减重；对于HbA1c不达标且生活方式干预无效的2型糖尿病患者，可考虑应用能显著改善体重的非胰岛素降糖药物联合治疗；对于初诊时血糖水平高（HbA1c≥10%，FBG≥11.1 mmol/L）、伴有明显高血糖症状或出现酮症酸中毒（DKA）的患者，可给予短期胰岛素强化治疗。依据以上原则个体化选用药物，可提高2型糖尿病缓解的概率。

首先是药物减重治疗。可考虑短暂应用奥利司他12～24周作为2型糖尿病缓解的辅助方法。一项针对肥胖患者的预防糖尿病试验[200]比较了3305例BMI≥30 kg/m²的患者，奥利司他联合生活方式治疗4年后，糖尿病的发生风险降低37.3%，且亚组分析这种降低仅存在于糖耐量异常组中。我国一项临床研究显示[201]，应用奥利司他治疗半年后，18%的2型糖尿病患者达到缓解。

其次是非胰岛素类降糖药物。可考虑应用能显著改善体重的非胰岛素降糖药物联合治疗，短期治疗8～12周，有助于缓解2型糖尿病。例如胰高血糖素样肽-1受体激动剂（GLP-1 RA）及其联合治疗。Sustain China研究[202]显示，在超重或肥胖型的2型糖尿病患者中使用司美格鲁肽，HbA1c降低1.7%，体重下降4.2 kg。此外二甲双胍、α-葡萄糖苷酶抑制剂、钠-葡萄糖协同转运蛋白2（SGLT2）抑制剂、噻唑烷二酮等药物已被证明可以降低特定人群的糖尿病发病率[160][203~206]。

最后是胰岛素治疗。辅助短期早期应用胰岛素强化治疗可改善患者的胰岛 β 细胞功能和胰岛素抵抗，有助于缓解2型糖尿病[207~209]。对于初诊时血糖水平高、伴有明显高血糖症状或出现酮症酸中毒（DKA）的患者，可给予短期（2周）胰岛素强化治疗，待患者症状改善后重新评估，如符合2型糖尿病缓解的基本条件，可采用改善体重的非胰岛素治疗措施，以促进实现2型糖尿病的长期缓解。在我国一项研究[209]中，采用持续胰岛素皮下注射治疗新诊断2型糖尿病患者（FBG＞11.1 mmol/L）138例，治疗时间两周，结果提示随访3个月、6个月、12个月、24个月2型糖尿病缓解率分别为72.6%、67%、47.1%、42.3%。

需要注意的是，以上药物治疗方案虽均有助于诱导糖尿病缓解、提高缓解率，但仍不能替代强化生活方式干预的重要性——在养成健康饮食、运动习惯的基础上，把握指征适当联合药物治疗，才能取得最好的缓解效果。

### 6.8.2　有糖尿病缓解获益的药物

#### 6.8.2.1　减重药物

◇　奥利司他

对于单纯强化生活方式干预后体重改善不理想的肥胖伴2型糖尿病患者，可考虑短暂应用奥利司他12～24周作为2型糖尿病缓解的辅助方法。

奥利司他是一种非全身作用的特异性胃肠道脂肪酶抑制剂，主要通过作用于胃肠系统的胃脂肪酶和胰脂肪酶，导致脂肪酶失活，从而抑制甘油三酯水解为可吸收的游离脂肪酸和单酰基甘油。奥利司他主要通过影响脂肪（主要是甘油三酯）及其分解代谢产物（游离脂肪酸和单酰基甘油）的消化吸收（约占摄入脂肪的30%）来减少机体热量摄入；除此之外，奥利司他还可以通过提高胰高血糖素、胰岛素降解酶和多巴胺的含量来间接降低食欲，并且对谷氨酸神经递质具有抑制作用[210]，从而实现体重控制的目标。

（1）缓解糖尿病的证据

体重改善的程度是与2型糖尿病缓解效果相关最强的标志。2018年DiRECT的临床试验显示：5年内的2型糖尿病合并肥胖患者减重后，2型糖尿病缓解率达到46%，且减重越多缓解率越高；当减重＞15 kg时，2型糖尿病完全缓解率可达86%[201]。因此，对于2型糖尿病合并肥胖的患者，缓解糖尿病的首要任务就是减重。奥利司他是我国唯一被批准用于体重管理的减重药物，近年来的诸多研究也证明了其在糖尿病缓解中的积极作用。

使用奥利司他对于2型糖尿病患者具有明显的血糖获益。2022年一项纳入了24个RCT，包括3702例患者的Meta分析结果显示[200]：对于2型糖尿病患者，无论是否使用降糖药物，使用奥利司他的与不使用奥利司他的相比，空腹血糖降低1.04 mmol/L，餐后2小时血糖降低1.17 mmol/L，糖化血红蛋白降低0.84%，且总胆固醇、甘油三酯、低密度脂蛋白、体重和BMI的降幅也更大。

奥利司他也具有预防糖尿病发生的作用。一项国外为期较长的随机对照试验纳入了3304例超重患者，其中21%的患者糖耐量受损。将他们随机分入安慰剂组或奥利司他组，两组患者均辅助以生活方式的改变。经过4年的治疗，服用奥利司他组体重平均降低了6.9%，而安慰剂组体重平均仅降低4.1%。到第4年结束时，安慰剂组的糖尿病累积发病率为9.0%，奥利司他组为6.2%，奥利司他组相较于安慰剂组糖尿病患病风险降低了37.3%[202]。

针对中国人群的研究也揭示，奥利司他有助于诱导糖尿病缓解。一项中国研究[201]显示，应用奥利司他治疗半年后，18%的2型糖尿病患者缓解至血糖正常，而安慰剂组为零缓解。

从上述研究中我们可以看出，奥利司他无论是短期应用还是长期应用，对于缓解成人发病型糖尿病以及预防糖尿病的发生均有明确的证据支持。

（2）其他获益

①改善体重

临床研究显示，与单纯的控制饮食和适度运动相比，在此基础上使用奥利司他治疗能显著增强体重控制效果[211]。2019年国外一项Meta分析纳入了2019年前所有持续一年以上的RCT研究，结果显示服用奥利司他的患者相较于未服用奥利司他的患者体重平均下降3.07 kg[212]。此外，生活方式干预与奥利司他联合的体重控制疗法弥补了单纯生活方式干预可能存在的疗效欠佳问题，是对肥胖/超重糖尿病患者更加有效、合理及适应时代健康发展的科学管理模式。

②改善胰岛素抵抗和高胰岛素血症

2010年一项纳入63名肥胖受试者，为期12周的临床干预研究验证了奥利司他对改善胰岛素抵抗的积极作用。该试验发现使用生活方式干预+奥利司他体重减少≥2%的受试者血清中具有胰岛素增敏特性的新型脂肪因子丝氨酸蛋白酶抑制剂（vaspin）浓度明显下降，而体重减少<2%的受试者血清vaspin浓度则变化不大[213]。由上述结果可以看出，体重下降与胰岛素

抵抗的缓解呈正相关，而奥利司他作为我国目前唯一获批的减肥药物，应用于肥胖的糖尿病患者则可以改善其胰岛素抵抗的情况，从而达到减少降糖药物用药种类和剂量的目的。

③改善血脂代谢

研究表明奥利司他的降脂效果独立于其减重效果[214]。一项纳入10例健康男性的随机、双盲、交叉临床试验中，试验对象进食高脂饮食后，服用奥利司他组的平均甘油三酯升高量较安慰剂组明显更低，同时餐后高脂血症持续时间也明显缩短，这提示奥利司他对餐后潜在的动脉粥样硬化危险因素具有遏制作用[215]。另一项多中心临床试验给予患者维持体重膳食联合每日30～360 mg奥利司他治疗8周，血清总胆固醇和低密度脂蛋白胆固醇浓度分别降低4%～11%和5%～10%[216]。研究人员推测，这些血脂的降低很可能与粪便中脂肪的丢失有关。

（3）不良反应

奥利司他治疗的主要副作用为胃肠道反应，包括肠鸣音异常、肠痉挛、肠胃胀气、大便失禁、油性便以及肠胃胀气伴排出黏液。由于奥利司他减少了脂肪的吸收，所以也会相应减少脂溶性维生素（A、D、E、K）和β-胡萝卜素的吸收，其中最

常受影响的是维生素D。另外罕见奥利司他治疗者出现严重肝损伤的报道，但有奥利司他导致草酸盐结晶相关急性肾损伤的报道。

### 6.8.2.2　非胰岛素类降糖药物

对于HbA1c不达标且生活方式干预无效的2型糖尿病患者，可考虑应用能显著改善体重的非胰岛素降糖药物联合治疗，短期治疗8～12周，有助于缓解2型糖尿病。

◇　二甲双胍

二甲双胍主要通过抑制糖异常增生及糖原分解，减少肝糖的输出，增加机体组织对葡萄糖的利用，减少胰岛素抵抗，提升胰岛素敏感性，增加葡萄糖的利用率，从而降低血糖、改善体重，进而提高糖尿病缓解率。

（1）缓解糖尿病的证据

二甲双胍的降糖效果明显。使用二甲双胍29周可降低空腹血糖（FPG）3.2 mmol/L、餐后血糖（PPG）4.0 mmol/L、糖化血红蛋白（HbA1c）1.8%[217]。研究显示基线HbA1c接近9%的新诊断患者中，70%的患者使用二甲双胍单药2000 mg后可达标。英国一项研究表明，在基线8940名具有缓解相关特征的患者中（诊断<2年，HbA1c<7.0%，单独使用二甲双胍或不使用降糖药物，BMI降低≥10%），缓解率是83.2/（千人·年）[218]。

（2）其他获益

①改善体重

二甲双胍可使肥胖患者的体重轻微下降或至少保持稳定[219]。基线BMI越高、腰围越大的患者，使用二甲双胍治疗后体重下降越多[220]。

②降脂

二甲双胍具有降脂作用，可使血清甘油三酯和游离脂肪酸浓度降低，血清LDL胆固醇浓度轻微降低，血清HDL胆固醇浓度极轻微升高[221]。

（3）不良反应

二甲双胍最常见的不良反应是胃肠道不良反应，包括恶心、呕吐、腹痛、腹泻和食欲不振等，大多数患者通常可自行缓解，缓慢增加剂量可提高胃肠道耐受性。长期服用二甲双胍会使多达30%的患者肠道维生素$B_{12}$吸收减少，使5%～10%的患者血清维生素$B_{12}$浓度降低，部分患者的维生素$B_{12}$缺乏表现为周围神经病变与贫血[222]。而严重不良反应如乳酸酸中毒的发生率则很低。

◇ α-糖苷酶抑制剂

α-糖苷酶抑制剂可作用于小肠上皮，抑制α-糖苷酶活性，抑制多糖分解为葡萄糖，有效延缓2型糖尿病患者肠道碳水化合物的吸收，进而减小其血糖波动幅度[223]。因此针对餐后血糖升高为主的患者，α-糖苷酶抑制剂可更有效地降低HbA1c，提高糖尿病缓解率。

（1）缓解糖尿病的证据

与安慰剂相比，α-葡萄糖苷酶抑制剂可降低糖化血红蛋白（阿卡波糖0.8%，米格列醇0.7%），空腹和餐后血糖（阿卡波糖：空腹血糖1.1 mmol/L，餐后血糖2.3 mmol/L）和负荷后胰岛素[224]。一些研究表明，与西方饮食人群相比，α-葡萄糖苷酶抑制剂降低东亚饮食人群的糖化血红蛋白更有效，可达到一定程度的糖尿病缓解[225]。

（2）其他获益

α-葡萄糖苷酶抑制剂似乎不会增加不良心血管事件的风险，并且有一些数据表明其还可能降低心肌梗死的风险[226]。阿卡波糖有利于降低肥胖或超重患者的甘油三酯水平，并且在用药期间不会导致低血糖[227]。

（3）不良反应

主要为腹泻和肠胃胀气，通常为轻度，但可能降低依从性，缓慢增加剂量可尽量减轻这些不良反应。

◇ 钠-葡萄糖协同转运蛋白2抑制剂

（Sodium-glucose cotransporter 2 inhibitor, SGLT2i）

SGLT2表达于肾近端小管，介导近90%滤过葡萄糖负荷的重吸收。SGLT2i可阻断肾近端小管对葡萄糖的重吸收，促进葡萄糖排泄，降低2型糖尿病的糖负荷，同时也有改善体重的效果。因此SGLT2i可通过降低HbA1c并减轻体重，提高糖尿病缓解率。

（1）缓解糖尿病的证据

SGLT2抑制剂单药治疗可使2型糖尿病患者的糖化血红蛋白水平较基线下降1.11%，且基线越高的患者降幅越大[228][229]。一项病例报告表明，一例超重的43岁男性综合治疗（包括给予SGLT2i和二甲双胍）18个月后，停用所有降糖药物，其BMI降至21.3 kg/m$^2$，血糖控制几乎正常（HbA1c为5.3%），达到了糖尿病缓解[230]。

（2）其他获益

①心肾保护作用

多项临床试验表明，恩格列净和卡格列净可降低动脉粥样硬化性心血管并发症发生率和死亡率[42][43]。对于射血分数降低型心力衰竭（HFrEF）患者，无论是否有糖尿病，恩格列净、达格列净都能降低全因死亡率和心力衰竭加重的发生率[231][232]。同时SGLT2i也可延缓糖尿病肾病的进展，减少微血管事件发生，并有轻度降压、降尿酸的作用。

②改善体重

一项包含55个随机对照试验的荟萃分析结果显示，SGLT2i能持续降低2型糖尿病患者的体重，体重降低程度与剂量正相关[233]。

（3）不良反应

泌尿生殖系感染是SGLT2i最常见的不良反应，对于存在泌尿系感染者应谨慎用药或者停药。SGLT2i可增加DKA发生的风险[234]，同时骨量减少、骨折发生率变高。SGLT2i（尤其是卡格列净）会增加截肢的风险[235]。

◇　胰高血糖素样肽-1受体激动剂（GLP-1 RA）

GLP-1 RA通过激动胰高血糖素样肽-1（GLP-1）受体，促进胰岛素的合成和分泌、抑制胰高血糖素的分泌，同时调节食欲中枢促进饱腹感而降低食欲、减慢胃排空并减少肝糖输出，多靶点改善糖代谢与体重。因为其优秀的降糖效果和减重作用，GLP-1 RA的使用有助于促进2型糖尿病的控制与缓解。

（1）缓解糖尿病的证据

Sustain China研究显示，在超重和肥胖的2型糖尿病患者中应用司美格鲁肽可使HbA1c

降低1.8%，体重下降4.2 kg[202]。研究显示，二甲双胍、噻唑烷二酮、GLP-1 RA联合治疗HbA1c＜5.7%比例更高[236]。除直接降糖效果外，GLP-1 RA还可直接改善患者体重。一项基于安慰剂对照研究的荟萃分析[237]显示：2型糖尿病患者应用GLP-1 RA艾塞那肽治疗降低体重达1.69 kg，利拉鲁肽治疗降低体重达2.51 kg，利司那肽治疗降低体重达0.90 kg。DURATION系列研究[238][239]显示：每周1次皮下注射艾塞那肽周制剂2 mg，28周可降低体重1.2～1.5 kg；每周1次注射司美格鲁肽周制剂（2.4 mg）并结合生活方式干预，20周可降低肥胖患者体重10.6%[240]。一项纳入4711例患者的司美格鲁肽治疗超重和肥胖的RCT研究，系统评价了司美格鲁肽周制剂减重的有效性与安全性。结果发现，司美格鲁肽可有效降低受试者体重10.75 kg、减少BMI 3.85 kg/m²，减小腰围8.01 cm，显著降低体重、改善患者腹型肥胖状态，有助于诱导糖尿病缓解。[241]

（2）其他获益

研究显示，在有2型糖尿病且存在心血管疾病的成人中，利拉鲁肽可以减少重大心血管疾病事件的发生。在减重的同时，GLP-1 RA兼具降压的作用，GLP-1受体激动剂降压效应主要涉及的机制包括降低体重、增加尿钠排泄、减少游离脂肪酸和改善内皮功能等[242]。

（3）不良反应

胃肠道反应是最常报告的不良反应，包括恶心、腹泻和呕吐。其他报道的不良反应包括便秘、鼻咽炎、头痛、消化不良、腹痛、上呼吸道感染、肝胆疾病（如胆石症）、急性胰腺炎、注射部位反应等。

### 6.8.2.3 胰岛素

胰岛素强化治疗可改善患者的胰岛β细胞功能和胰岛素抵抗，快速解除糖毒性，诱导糖尿病缓解。虽然有较强的临床证据支持在新诊断或病程短的2型糖尿病患者中，短期胰岛素强化治疗可改善患者的胰岛β细胞功能和胰岛素抵抗，提高2型糖尿病的缓解率，但目前尚无对超重或肥胖的2型糖尿病患者强化生活方式干预与短期胰岛素强化治疗缓解2型糖尿病的比较。需要注意的是，胰岛素强化治疗不能改变糖尿病患者胰岛β细胞功能进行性下降的自然病程，因此建议待患者症状改善后重新评估，如符合2型糖尿病缓解的基本条件，可采用改善体重的非胰岛素治疗措施，以促进实现2型糖尿病的长期缓解。

（1）缓解糖尿病的证据

在2型糖尿病病程的早期时，用强化胰岛素治疗2～3周可以诱导血糖缓解，其中患者能够在没有任何抗糖尿病药物的情况下维持正常血糖[243]。β细胞功能的改善，特别是第一时相胰岛素分泌的恢复，可能是缓解的原因。优化血糖控制后，有时通过饮食和运动可以维持数月甚至数年。[244]

　　一项关于2型糖尿病的短期强化胰岛素治疗的系统评价指出，随访3个月后无药缓解受试者比例约为66.2%，6个月后约为58.9%，12个月后约为46.3%，24个月后约为42.1%。相比未达到缓解期的患者，达到缓解期的患者的体质指数更高，空腹血浆葡萄糖更低[209]。另一项关于早期2型糖尿病患者短期强化胰岛素治疗的试验显示：2型糖尿病早期患者给予胰岛素强化治疗48周后，56%的参与者仍处于缓解期。2型糖尿病缓解患者基线HbA1c较低，基线胰岛β细胞分泌功能较好，提示基线HbA1c及胰岛β细胞功能是预测2型糖尿病缓解的独立因素[245]。

　　而胰岛素泵强化治疗也有助于诱导糖尿病缓解。一项韩国研究[246]纳入平均病程7.2年、经口服降糖药和（或）注射胰岛素血糖控制不佳的2型糖尿病患者，接受53.6±38.9天短期胰岛素泵持续皮下输注强化治疗后，34.4%患者可获得平均13.6±8.9个月的2型糖尿病缓解。另一项中国研究[49]中，采用持续胰岛素皮下注射治

疗新诊断2型糖尿病患者138例，患者FBG＞11.1 mmol/L，治疗两周，分别于第3个月、第6个月、第12个月、第24个月进行随访检测，2型糖尿病缓解率分别为72.6%、67%、47.1%、42.3%，推测与早期胰岛素强化治疗改善了胰岛β细胞功能和胰岛素第一时相分泌有关。

　　一项多中心、随机对照研究比较了短期持续胰岛素皮下注射、多次胰岛素注射、口服降糖药三种治疗方案对新诊断2型糖尿病患者的疗效，共382例患者纳入研究，分别比较治疗前及治疗1年后胰岛功能及2型糖尿病缓解率。研究结果提示，与口服降糖药物治疗相比，早期胰岛素强化治疗，在患者胰岛β细胞功能恢复和维持以及血糖长期缓解方面，具有良好的疗效[247]。

　　RESET-IT Main研究显示，短期胰岛素强化治疗只能缓解病程＜2.5年的2型糖尿病患者的胰岛β细胞功能，对于病程较长的患者，因可逆转的胰岛β细胞较少，长期间断胰岛素强化维持治疗并不能给2型糖尿病患者带来比服用二甲双胍更多的胰岛β细胞功能保护作用[248]。

　　（2）不良反应

　　低血糖是胰岛素治疗最常见的不良反应，患者应根据进食量、碳水化合物含量来调整餐前胰岛素剂量，避免低血糖。胰

岛素使用也有体重增加的风险。

综上所述，在2型糖尿病早期通过生活方式干预并选用能够有减重获益及快速缓解高糖毒性、恢复/保护胰岛功能的药物进行降糖治疗，可有效缓解糖毒性、降低患者的体重而缓解2型糖尿病。但药物的选用要个体化，结合患者病情。对于单纯生活方式治疗无效、BMI≥27 kg/m²的2型糖尿病患者，可考虑加用奥利司他减重；对于HbA1c不达标且生活方式干预无效的2型糖尿病患者，可考虑应用能显著改善体重的非胰岛素降糖药物联合治疗；对初诊时血糖水平高（HbA1c≥10%，FBG≥11.1 mmol/L），伴有明显高血糖症状或出现酮症酸中毒（DKA）患者，可给予短期胰岛素强化治疗。依据以上原则个体化选用药物，可提高2型糖尿病缓解的概率。

# 参考文献

1　Karter AJ, Nundy S, Parker MM, et al. Incidence of remission in adults with type 2 diabetes: the diabetes & aging study[J]. Diabetes Care, 2014: 3188-3195.

2　中华医学会糖尿病学分会.中国2型糖尿病防治指南（2020年版）[J].中华糖尿病杂志,2021, 13(4):315-409.

3　Lean ME, Leslie WS, Barnes AC, et al. Primary care-led weight management for remission of type 2 diabetes (DiRECT): an open-label,cluster-randomised trial[J]. Lancet, 2018, 391: 541-551.

4　Lean MEJ, Leslie WS, Barnes AC, et al. Durability of a primary care-led weight-management intervention for remission of type 2 diabetes: 2-year results of the DiRECT open-label, cluster-randomised trial[J]. Lancet Diabetes Endocrinol, 2019, 7: 344-355.

5　Taheri S, Zaghloul H, Chagoury O, et al. Effect of intensive lifestyle intervention on bodyweight and glycaemia in early type 2 diabetes(DIADEM-I): an open-label, parallel-group, randomised controlled trial[J]. Lancet Diabetes Endocrinol, 2020, 8: 477-489.

6　McInnes N, et al. REMIT-sita Collaborative Group. Remission of Type 2 Diabetes Following a Short-term Intensive Intervention With Insulin Glargine, Sitagliptin, and Metformin: Results of an Open-label Randomized Parallel-Design Trial[J]. Diabetes Care, 2022, 45(1): 178-185. DOI: 10. 2337/dc21-0278. PMID: 34728531.

7　McInnes N, Hall S, et al. REMIT-iGlarLixi Collaborative Group. Diabetes remission and relapse following an intensive metabolic intervention combining insulin glargine/

lixisenatide, metformin and lifestyle approaches: Results of a randomised controlled trial[J]. Diabetes Obes Metab, 2023, 25(11): 3347-3355. DOI: 10. 1111/dom. 15234. Epub 2023 Aug 14. PMID: 37580972.

⑧ Dixon JB, O'Brien PE, Playfair J, et al. Adjustable gastric banding and conventional therapy for type 2 diabetes: a randomised controlled trial[J]. Jama, 2008, 299: 316-323.

⑨ Mingrone G, Panunzi S, De GA, et al. Bariatric surgery versus conventional medical therapy for type 2 diabetes[J]. N Engl J Med, 2012, 366: 1577-1585.

⑩ Mingrone G, Panunzi S, De GA, et al. Bariatric-metabolic surgery versus conventional medical treatment in obese patients with type 2 diabetes: 5 year follow-up of an open-label, single-Centre, randomised controlled trial[J]. Lancet, 2015, 386: 964-973.

⑪ Son J, Accili D. Reversing pancreatic β -cell dedifferentiation in the treatment of type 2 diabetes[J]. Exp Mol Med, 2023, 55(8): 1652-1658. DOI: 10. 1038/s12276-023-01043-8. Epub 2023 Aug 1. PMID: 37524865; PMCID: PMC10474037.

⑫ Taylor R, Barnes AC, Hollingsworth KG, Irvine KM, Solovyova AS, Clark L, Kelly T, Martin-Ruiz C, Romeres D, Koulman A, Meek CM, Jenkins B, Cobelli C, Holman RR. Aetiology of Type 2 diabetes in people with a "normal" body mass index: testing the personal fat threshold hypothesis[J]. Clin Sci (Lond), 2023, 137(16): 1333-1346. DOI: 10. 1042/CS20230586. PMID: 37593846; PMCID: PMC10472166.

⑬ 邹大进,张征,纪立农.缓解2型糖尿病中国专家共识.中国糖尿病杂志,2021, 29(09):641-652.

⑭ Grundy SM, Benjamin IJ, Burke GL, et al. Diabetes and cardiovascular disease: a statement for healthcare professionals from the American Heart Association[J]. Circulation, 1999, 100: 1134-1146.

⑮ American Diabetes Association. Consensus statement: role of cardiovascular risk factors in prevention and treatment of macrovascular disease in diabetes[J]. Diabete Care, 1993: 72-78.

⑯ Haffner SM, Lehto S, Rönnemaa T, et al. Mortality from coronary heart disease in subjects with type 2 diabetes and in nondiabetic subjects with and without prior myocardial infarction[J]. N Engl J Med, 1998, 339: 229-234.

⑰ Juutilainen A, Lehto S, R&ouml; nnemaa T, et al. Type 2 diabetes as a "coronary heart disease equivalent" : an 18-year prospective population-based study in Finnish subjects[J]. Diabetes Care, 2005, 28: 2901-2907.

⑱ Franco OH, Steyerberg EW, Hu FB, et al. Associations of diabetes mellitus with total life expectancy and life expectancy with and without cardiovascular disease[J]. Arch Intern Med, 2007, 167(11): 1145-1151.

⑲ Stratton IM, Adler AI, Neil HA, et al. Association of glycaemia with macrovascular and microvascular complications of type 2 diabetes (UKPDS 35): prospective observational study[J]. BMJ, 2000, 321(7258): 405-412. DOI: 10. 1136/bmj. 321. 7258. 405.

⑳ Bartnik M, Rydén L, Ferrari R, et al. The prevalence of abnormal glucose regulation in patients with coronary artery disease across Europe: The Euro Heart Survey on diabetes and the heart[J]. Eur Heart J, 2004, 25: 1880-1890

㉑ Bartnik M, Malmberg K, Hamsten A, et al. Abnormal glucose tolerance—a common risk factor in patients with acute myocardial infarction in comparison with population-based controls[J]. J Intern Med, 2004, 256: 288-297.

㉒ The NAVIGATOR Study Group. Effect of valsartan on the incidence of diabetes and cardiovascular events[J]. N Engl J Med 2010, 362: 1477-1490.

㉓ The DECODE Study Group on behalf of the European Diabetes Epidemiology Group. Glucose tolerance and cardiovascular mortality: comparison of fasting and 2-hour diagnostic criteria[J]. Arch Intern Med, 2001, 161: 397-405.

㉔ The DECODA Study Group. Hyperglycaemia and mortality from all causes and from cardiovascular disease in five populations of Asian origin. Diabetologia, 2004, 47: 385-394.

㉕ Bartnik M, Malmberg K, Norhammar A, et al. Newly detected abnormal glucose tolerance: an important predictor of long-term outcome after myocardial infarction[J]. Eur Heart J, 2004, 25: 1990-1997.

㉖ Hu DY, Pan CY, Yu JM, for the China Heart Survey Group. The relationship between coronary artery disease and abnormal glucose regulation in China: the China Heart Survey[J]. Eur Heart J, 2006, 27: 2573-2579.

㉗ Gong Q, Zhang P, Wang J, et al. Morbidity and mortality after lifestyle intervention for people with impaired glucose tolerance: 30-year results of the Da Qing Diabetes Prevention Outcome Study[J]. Lancet Diabetes Endocrinol, 2019, 7(6): 452-461. DOI: 10. 1016/S2213-8587(19)30093-2.

㉘ de Boer IH, Kestenbaum B, Rue TC, et al. On behalf of the Diabetes Control and Complications Trial (DCCT)/Epidemiology of Diabetes Interventions and Complications (EDIC) Study Research Group. Insulin Therapy, Hyperglycemia, and Hypertension in Type 1 Diabetes Mellitus[J]. Arch Intern Med, 2008. 168: 1867-1873.

㉙ Holman RR, Paul SK, Bethel MA, et al. 10-year follow-up of intensive glucose control in type 2 diabetes[J]. N Engl J Med, 2008, 359, 1577-1589.

㉚ The Diabetes Control and Complications Trial Research Group. The Effect of Intensive Treatment of Diabetes on the Development and Progression of Long-Term Complications in Insulin-Dependent Diabetes Mellitus[J]. N Engl J Med, 1993, 329: 977-986.

㉛ UK Prospective Diabetes Study Group. Intensive blood glucose control with sulphonylureas or insulin compared with conventional treatment and risk of complications in patients with type 2 diabetes (UKPDS 33)[J]. Lancet, 1998, 352: 837-853.

㉜ UK Prospective Diabetes Study (UKPDS) Group. Effect of intensive blood-glucose control with metformin on complications in overweight patients with type 2 diabetes (UKPDS 34)[J]. Lancet, 1998, 352: 854-865.

㉝ Hong J, Zhang Y, Lai S, et al. Effects of metformin versus glipizideon cardiovascular outcomes in patients with type 2 diabetes and coronary artery disease[J]. Diabetes Care, 2013, 36(5): 1304-131.

㉞ Patel A, MacMahon S, Chalmers J, et al. ADVANCE Collaborative Group. Intensive blood glucose control and vascular outcomes in patients with type 2 diabetes[J]. N Engl J Med, 2008, 358: 2560–2572.

㉟ Duckworth W, Abraira C, Moritz T, et al. VADT Investigators. Glucose control and vascular complications in veterans with type 2 diabetes[J]. N Engl J Med, 2009, 360: 129-139.

㊱ The Action to Control Cardiovascular Risk in Diabetes Study Group. Effects of intensive glucose lowering in type 2 diabetes[J]. N Engl J Med, 2008, 358: 2545-2559.

㊲ Nissen SE, Wolski K. Effect of rosiglitazone on the risk of myocardial infarction and death from cardiovascular causes[J]. N Engl J Med, 2007, 356: 245771.

㊳ The ORIGIN Trial Investigators. Basal insulin and cardiovascular and other outcomes in dysglycemia[J]. N Engl J Med, 2012, 367: 319-328.

㊴ Scirica BM, Bhatt DL, Braunwald E, Steg PG, et al. Saxagliptin and cardiovascular outcomes in patients with type 2 diabetes mellitus[J]. N Engl J Med, 2013, 369: 1317-1326.

㊵ White WB, Cannon CP, Heller SR, et al. Alogliptin after acute coronary syndrome in patients with type 2 diabetes[J]. N Engl J Med, 2013, 369: 1327-1335.

㊶ Green JB, Bethel MA, Armstrong PW, et al. Effect of sitagliptin on cardiovascular outcomes in type 2 diabetes[J]. N Engl J Med, 2015, 373(3): 232-242.

㊷ Bernard Zinman, Christoph Wanner, John M. Lachin, et al. Empagliflozin, Cardiovascular Outcomes, and Mortality in Type 2 Diabetes[J]. N Engl J Med, 2015, 373: 2017-2028.

㊸ Neal B, Perkovic V, Mahaffey KW, et al. Canagliflozin and cardiovascular and renal events in type 2 diabetes[J]. N Engl J Med, 2017, 377: 644-657.

㊹ Wiviott SD, Raz I, Bonaca MP, et al. Dapagliflozin and cardiovascular outcomes in type 2 diabetes[J]. New Engl J Med, 2019, 380(4): 347-357.

㊺ Marso SP, Daniels GH, Brown-Frandsen K, et al. Liraglutide and cardiovascular outcomes in type 2 diabetes [J]. N Engl J Med, 2016, 375(4): 311-322.

㊻ Marso SP, Bain SC, Consoli A, et al. Semaglutide and cardiovascular outcomes in patients with type 2 diabetes[J]. N Engl J Med, 2016, 375(19): 1834-1844.

㊼ Gerstein HC, Colhoun HM, Dagenais GR, et al. Dulaglutide and cardiovascular outcomes in type 2 diabetes (REWIND): a double-blind, randomised placebo-controlled trial[J]. Lancet, 2019, 394(10193): 121-130.

㊽ Li Y, et al. Prevalence of diabetes recorded in mainland China using 2018 diagnostic criteria from the American Diabetes Association: national cross sectional study. BMJ, 2020, 369: m997.

㊾ Magliano DJ, Boyko EJ, IDF Diabetes Atlas 10th edition scientific committee. IDF DIABETES ATLAS [Internet]. 10th ed. Brussels: International Diabetes Federation, 2021. PMID: 35914061.

㊿ 国家统计局.第五次全国人口普查公报(第1号)[EB/OL]. (20010515). http://www.stats. gov.cn/

tjsj/tjgb/rkpcgb/qgrkpcgb/200203/t20020331_30314. html.

(51) 国家统计局.中华人民共和国2008年国民经济和社会发展统计公报[EB/OL]. (20090226). http://www.stats.gov.cn/tjsj/tjgb/ndtjgb/qgndtjgb/200902/ t20090226_30023.html.

(52) 国家统计局.中华人民共和国2017年国民经济和社会发展统计公报[EB/OL]. (20180228). http://www.stats.gov.cn/tjsj/zxfb/201802/t20180228_1585631. html.

(53) Yang W, Lu J, Weng J, et al. Prevalence of diabetes among men and women in China[J]. N Engl J Med, 2010, 362(12): 10901101. DOI: 10. 1056/NEJMoa0908292.

(54) 国家卫生计生委疾病预防控制局. 中国居民营养与慢性病状况报告(2015年)[M]. 北京: 人民卫生出版社, 2015.

(55) Xu Y, Wang L, He J, et al. Prevalence and control of diabetes in Chinese adults[J]. JAMA, 2013, 310(9): 948959. DOI: 10. 1001/jama. 2013. 168118.

(56) Wang L, Gao P, Zhang M, et al. Prevalence and ethnic pattern of diabetes and prediabetes in China in 2013[J]. JAMA, 2017, 317(24): 25152523. DOI: 10. 1001/ jama. 2017. 7596.

(57) Hales CN, Barker DJP. Type 2 (non-insulin-dependent) diabetes mellitus: the thrifty phenotype hypothesis[J]. Diabetologia, 1992, 35: 595-601.

(58) Hales CN, Barker DJP, Clark PMS, et al. Fetal and infant growth and impaired glucose tolerance at age 64. BMJ, 1991, 303: 1019-1022.

(59) Barker DJP, Hales CN, Fall CHD, Osmond C, Phipps K, Clark PMS. Type 2 (non-insulin dependent) diabetes mellitus, hypertension and hyperlipi daemia (syndrome X): relation to reduced fetal growth. Diabetologia, 1993, 36: 62-67.

(60) Yu C, Wang J, Wang F, Han X, Hu H, Yuan J, Miao X, Yao P, Wei S, Wang Y, Liang Y, Zhang X, Guo H, Pan A, Zheng D, Tang Y, Yang H, Wu T, He M. Victims of Chinese famine in early life have increased risk of metabolic syndrome in adulthood[J]. Nutrition, 2018, 53: 20-25. DOI: 10. 1016/j. nut. 2017. 12. 013. Epub 2018 Feb 5. PMID: 29625350.

(61) Holman GD, Kasuga M. From receptor to transporter: insulin signalling to glucose transport[J]. Diabetologia, 1997, 40(9): 991-1003. DOI: 10. 1007/s001250050780. PMID: 9300235.

(62) Pires IGS， et al. Clinical efficacy of stem-cell therapy on diabetes mellitus: A systematic review and meta-analysis[J]. Transpl Immunol, 2022, 75: 101740.DOI: 10. 1016/j. trim. 2022. 101740. Epub 2022 Nov 11. PMID: 36372144.

(63) Taylor R. Banting Memorial lecture 2012: reversing the twin cycles of type 2 diabetes. Diabetes Med, 2013, 30(3): 267-275. DOI: 10. 1111/dme. 12039. PMID: 23075228; PMCID: PMC3593165.

(64) Tuomilehto J. Counterpoint: Evidence-based prevention of type 2 diabetes: the power of lifestyle management[J]. Diabetes Care, 2007, 30(2): 435-438. DOI: 10. 2337/dc06-2478. PMID: 17259526.

(65) Barthold D, et al. Minimum Threshold of Bariatric Surgical Weight Loss for Initial Diabetes Remission[J]. Diabetes Care, 2022, 45(1): 92-

99. DOI: 10. 2337/dc21-0714. PMID: 34518376; PMCID: PMC8753771.

⑥ Dutton GR, Lewis CE. The Look AHEAD Trial: Implications for Lifestyle Intervention in Type 2 Diabetes Mellitus[J]. Prog Cardiovasc Dis, 2015, 58(1): 69-75. DOI: 10. 1016/j. pcad. 2015. 04. 002. Epub 2015 Apr 30. PMID: 25936906; PMCID: PMC4501472.

⑥ Chao AM, Wadden TA, Gorin AA, Shaw Tronieri J, Pearl RL, Bakizada ZM, Yanovski SZ, Berkowitz RI. Binge Eating and Weight Loss Outcomes in Individuals with Type 2 Diabetes: 4-Year Results from the Look AHEAD Study. Obesity (Silver Spring), 2017, 25(11): 1830-1837. DOI: 10. 1002/oby. 21975. PMID: 29086498; PMCID: PMC5678986.

⑥ Keys A, Menotti A, Karvonen MJ, et al. The diet and 15-year death rate in the seven countries study[J]. Am J Epidemiol, 1986, 124(6): 903-915.

⑥ Esposito K, Maiorino MI, Petrizzo M, et al. The effects of a Mediterranean diet on the need for diabetes drugs and remission of newly diagnosed type 2 diabetes: follow-up of a randomized trial[J]. Diabetes Care, 2014, 37(7): 1824-1830.

⑦ Zhang Y, Yang Y, Huang Q, et al. The effectiveness of lifestyle interventions for diabetes remission on patients with type 2 diabetes mellitus: A systematic review and meta-analysis[J]. Worldviews Evid Based Nurs, 2023, 20(1): 64-78.

⑦ Liu D, Huang Y, Huang C, et al. Calorie Restriction with or without Time-Restricted Eating in Weight Loss[J]. N Engl J Med, 2022, 386(16): 1495-1504.

⑦ Rosenfeld RM, Kelly JH, Agarwal M, et al.

Dietary Interventions to Treat Type 2 Diabetes in Adults with a Goal of Remission: An Expert Consensus Statement from the American College of Lifestyle Medicine[J]. Am J Lifestyle Med, 2022, 16(3): 342-362.

⑦ Goldenberg JZ, Day A, Brinkworth GD, et al. Efficacy and safety of low and very low carbohydrate diets for type 2 diabetes remission: systematic review and meta-analysis of published and unpublished randomized trial data[J]. BMJ, 2021, 372: m4743.

⑦ Levran N, Levek N, Sher B, Gruber N, Afek A, Monsonego-Ornan E, Pinhas-Hamiel O. The Impact of a Low-Carbohydrate Diet on Micronutrient Intake and Status in Adolescents with Type 1 Diabetes[J]. Nutrients, 2023, 15(6): 1418. DOI: 10. 3390/nu15061418. PMID: 36986149; PMCID: PMC10051868.

⑦ Storz MA, Ronco AL. Nutrient intake in low-carbohydrate diets in comparison to the 2020-2025 Dietary Guidelines for Americans: a cross-sectional study[J]. Br J Nutr, 2022, 129(6): 1-14. DOI: 10. 1017/S0007114522001908. Epub ahead of print. PMID: 35730148; PMCID: PMC9991840.

⑦ O'Neill B, Raggi P. The ketogenic diet: Pros and cons[J]. Atherosclerosis, 2020, 292: 119-126. DOI: 10. 1016/j. atherosclerosis. 2019. 11. 021. Epub 2019 Nov 28. PMID: 31805451.

⑦ Hatori M, Vollmers C, Zarrinpar A, et al. Time-restricted feeding without reducing caloric intake prevents metabolic diseases in mice fed a high-fat diet. Cell Metab, 2012, 15(6): 848-860.

⑦ Schwingshackl L, Zahringer J, Nitschke K,

et al. Impact of intermittent energy restriction on anthropometric outcomes and intermediate disease markers in patients with overweight and obesity: systematic review and meta-analyses[J]. Crit Rev Food Sci Nutr, 2021, 61(8): 1293-1304.

79 Filippou CD, Tsioufis CP, Thomopoulos CG, Mihas CC, Dimitriadis KS, Sotiropoulou LI, Chrysochoou CA, Nihoyannopoulos PI, Tousoulis DM. Dietary Approaches to Stop Hypertension (DASH) Diet and Blood Pressure Reduction in Adults with and without Hypertension: A Systematic Review and Meta-Analysis of Randomized Controlled Trials[J]. Adv Nutr, 2020, 11(5): 1150-1160. DOI: 10. 1093/advances/nmaa041. PMID: 32330233; PMCID: PMC7490167.

80 Lu L, Xu X, Liang L, Liu R, Liu X, Li H, Hong J, Wang W, Lin X, Ning G. Isocaloric-restricted Mediterranean Diet and Chinese Diets High or Low in Plants in Adults With Prediabetes[J]. J Clin Endocrinol Metab, 2022, 107(8): 2216-2227. DOI: 10. 1210/clinem/dgac303. PMID: 35579171; PMCID: PMC9282247.

81 Kohsaka A, Laposky AD, Ramsey KM, et al. High-fat diet disrupts behavioral and molecular circadian rhythms in mice[J]. Cell Metab, 2007, 6(5): 414-421.

82 Turek FW, Joshu C, Kohsaka A, et al. Obesity and metabolic syndrome in circadian Clock mutant mice[J]. Science, 2005, 308(5724): 1043-1045.

83 Arble DM, Bass J, Laposky AD, et al. Circadian timing of food intake contributes to weight gain[J]. Obesity (Silver Spring), 2009, 17(11): 2100-2102.

84 Ros E. Dietary cis-monounsaturated fatty acids and metabolic control in type 2 diabetes[J]. Am J Clin Nutr, 2003, 78(3 Suppl): 617-625. DOI: 10. 1093/ajcn/78. 3. 617S. PMID: 12936956.

85 Sacks FM, Bray GA, Carey VJ, et al. Comparison of weight-loss diets with different compositions of fat, protein, and carbohydrates[J]. N Engl J Med, 2009, 360: 859-873.

86 Shai I, Schwarzfuchs D, Henkin Y, et al. Weight loss with a low-carbohydrate, Mediterranean, or low-fat diet[J]. N Engl J Med, 2008, 359: 229-241.

87 Halton TL, Hu FB. The effects of high protein diets on thermogenesis, satiety and weight loss: a critical review[J]. J Am Coll Nutr, 2004, 23: 373-385.

88 Westerterp-Plantenga MS, Nieuwenhuizen A, Tome D, Soenen S, Westerterp KR. Dietary protein, weight loss, and weight maintenance[J]. Annu Rev Nutr, 2009, 29: 21-41.

89 Furtado JD, Campos H, Appel LJ, et al. Effect of protein, unsaturated fat, and carbohydrate intakes on plasma apolipoprotein B and VLDL and LDL containing apolipoprotein C-III: results from the OmniHeart Trial[J]. Am J Clin Nutr, 2008, 87: 1623-1630.

90 Appel LJ, Sacks FM, Carey VJ, et al. Effects of protein, monounsaturated fat, and carbohydrate intake on blood pressure and serum lipids: results of the OmniHeart randomized trial[J]. JAMA, 2005, 294: 2455-2464.

91 Mozaffarian D, Hao T, Rimm EB, Willett WC, Hu FB. Changes in diet and lifestyle and long-

term weight gain in women and men[J]. N Engl J Med, 2011, 364: 2392-2404.

92 Abete I, Astrup A, Martinez JA, Thorsdottir I, Zulet MA. Obesity and the metabolic syndrome: role of different dietary macronutrient distribution patterns and specific nutritional components on weight loss and maintenance[J]. Nutr Rev, 2010, 68: 214-231.

93 Barclay AW, Petocz P, McMillan-Price J, et al. Glycemic index, glycemic load, and chronic disease risk—a meta-analysis of observational studies[J]. Am J Clin Nutr, 2008, 87: 627-637.

94 Mente A, de Koning L, Shannon HS, Anand SS. A systematic review of the evidence supporting a causal link between dietary factors and coronary heart disease[J]. Arch Intern Med, 2009, 169: 659-669.

95 Mattes RD, Kris-Etherton PM, Foster GD. Impact of peanuts and tree nuts on body weight and healthy weight loss in adults[J]. J Nutr, 2008, 138: 1741-1745.

96 Bes-Rastrollo M, Sabate J, Gomez-Gracia E, Alonso A, Martinez JA, Martinez-Gonzalez MA. Nut consumption and weight gain in a Mediterranean cohort: The SUN study[J]. Obesity (Silver Spring), 2007, 15: 107-116.

97 Bes-Rastrollo M, Wedick NM, Martinez-Gonzalez MA, Li TY, Sampson L, Hu FB. Prospective study of nut consumption, long-term weight change, and obesity risk in women[J]. Am J Clin Nutr, 2009, 89: 1913-1919.

98 Vartanian LR, Schwartz MB, Brownell KD. Effects of soft drink consumption on nutrition and health: a systematic review and meta-analysis[J].

Am J Public Health, 2007, 97: 667-675.

99 Malik VS, Willett WC, Hu FB. Sugar-sweetened beverages and BMI in children and adolescents: reanalyses of a meta-analysis[J]. Am J Clin Nutr, 2009, 89: 438-439; author reply 9-40.

100 Hu FB, Malik VS. Sugar-sweetened beverages and risk of obesity and type 2 diabetes: epidemiologic evidence[J]. Physiol Behav, 2010, 100: 47-54.

101 Malik VS, Popkin BM, Bray GA, Despres JP, Willett WC, Hu FB. Sugar-sweetened beverages and risk of metabolic syndrome and type 2 diabetes: a meta-analysis[J]. Diabetes Care, 2010, 33: 2477-2483.

102 Pan A, Hu FB. Effects of carbohydrates on satiety: differences between liquid and solid food[J]. Curr Opin Clin Nutr Metab Care, 2011, 14: 385-390.

103 Wansink B, Kim J. Bad popcorn in big buckets: portion size can influence intake as much as taste[J]. J Nutr Educ Behav, 2005, 37: 242-245.

104 Lichtblau N, Schmidt FM, Schumann R, Kirkby KC, Himmerich H. Cytokines as biomarkers in depressive disorder: current standing and prospects[J]. Int Rev Psychiatry, 2013, 25(5): 592-603. DOI: 10. 3109/09540261. 2013. 813442. PMID: 24151804.

105 Milaneschi Y, Simmons WK, van Rossum EFC, Penninx BW. Depression and obesity: evidence of shared biological mechanisms[J]. Mol Psychiatry, 2019, 24(1): 18-33. DOI: 10. 1038/s41380-018-0017-5. Epub 2018 Feb 16. PMID: 29453413.

106 Varaee H, Darand M, Hassanizadeh S, Hosseinzadeh M. Effect of low-carbohydrate diet

on depression and anxiety: A systematic review and meta-analysis of controlled trials[J]. J Affect Disord, 2023, 325: 206-214. DOI: 10. 1016/j. jad. 2022. 12. 030. Epub 2022 Dec 28. PMID: 36584702.

⑩⑦ Gearhardt AN, Schulte EM. Is Food Addictive? A Review of the Science[J]. Annu Rev Nutr, 2021, 41: 387-410. DOI: 10. 1146/annurev-nutr-110420-111710. Epub 2021 Jun 21. PMID: 34152831.

⑩⑧ Weltens N, Zhao D, Van Oudenhove L. Where is the comfort in comfort foods? Mechanisms linking fat signaling, reward, and emotion[J]. Neurogastroenterol Motil, 2014, 26(3): 303-315. DOI: 10. 1111/nmo. 12309. PMID: 24548257.

⑩⑨ Monteiro CA, Cannon G, Moubarac JC, Levy RB, Louzada MLC, Jaime PC. The UN decade of nutrition, the NOVA food classification and the trouble with ultra-processing[J]. Public Health Nutr, 2018, 21: 5-17.

⑩⑩ Steven S, Taylor R. Restoring normoglycaemia by use of a very low calorie diet in long- and short-duration Type 2 diabetes[J]. Diabet Med, 2015, 32(9): 1149-1155. DOI: 10. 1111/dme. 12722. Epub 2015 Feb 26. PMID: 25683066.

⑪⑪ Dunstan DW, Dogra S, Carter SE, et al. Sit less and move more for cardiovascular health: emerging insights and opportunities[J]. Nat Rev Cardiol, 2021, 18(9): 637-648.

⑪② Lear SA, Hu W, Rangarajan S, et al. The effect of physical activity on mortality and cardiovascular disease in 130 000 people from 17 high-income, middle-income, and low-income countries: the PURE study[J]. Lancet, 2017, 390(10113): 2643-2654.

⑪③ Bull FC, Al-Ansari SS, Biddle S, et al. World Health Organization 2020 guidelines on physical activity and sedentary behaviour[J]. Br J Sports Med, 2020, 54(24): 1451-1462.

⑪④ Meerasa A, Dash S. Weighing in on Type 2 Diabetes Remission[J]. Diabetes Care, 2022, 45(1): 28-30.

⑪⑤ Kanaley JA, Colberg SR, Corcoran MH, Malin SK, Rodriguez NR, Crespo CJ, Kirwan JP, Zierath JR. Exercise/Physical Activity in Individuals with Type 2 Diabetes: A Consensus Statement from the American College of Sports Medicine[J]. Med Sci Sports Exerc, 2022, 54(2): 353-368. DOI: 10. 1249/MSS. 0000000000002800. PMID: 35029593; PMCID: PMC8802999.

⑪⑥ Melanson EL, Teresa AS, Helen MS, Tracy JH, William TD, Gary KG, Jere TH, James OH. Effect of exercise intensity on 24-h energy expenditure and nutrientoxidation[J]. J Appl Physiol, 2001, 92: 1045-1052.

⑪⑦ Harris MB, Kuo CH. Scientific Challenges on Theory of Fat Burning by Exercise[J]. Front Physiol, 2021, 12: 685166.

⑪⑧ Short KR, Vittone JL, Bigelow ML, et al. Impact of aerobic exercise training on age-related changes in insulin sensitivity and muscle oxidative capacity[J]. Diabetes, 2003, 52(8): 1888-1896.

⑪⑨ Byberg L, Melhus H, Gedeborg R, et al. Total mortality after changes in leisure time physical activity in 50 year old men: 35 year follow-up of population based cohort[J]. BMJ, 2009, 338: b688.

⑫⓪ van der Velde J, Boone SC, Winters-van Eekelen E, et al. Timing of physical activity in relation to liver fat content and insulin resistance[J]. Diabetologia, 2022, 66(3): 461-471.

⑫① 李英芬,姜伟.糖尿病心理因素及心理调理[J].医师进修杂志,1997,20(7):2. DOI:CNKI: SUN: YSJX. 0. 1997-07-031.

⑫② Qing H, Desrouleaux R, Israni-Winger K, Mineur YS, Fogelman N, Zhang C, Rashed S, Palm NW, Sinha R, Picciotto MR, Perry RJ, Wang A. Origin and Function of Stress-Induced IL-6 in Murine Models[J]. Cell, 2020, 182(6): 1660.

⑫③ de Wit L LF, van Straten A, et al. Depression and obesity: a meta-analysis of community-based studies[J]. Psychiatry Res, 2010, 178(2): 230-235.

⑫④ Gariepy G ND, Schmitz N. The association between obesity and anxiety disorders in the population: a systematic review and meta-analysis[J]. Int J Obes(Lond), 2010, 34(3): 407-419.

⑫⑤ Rutledge T GL, Savu M. Psychiatric factors and weight loss patterns following gastric bypass surgery in a veteran population[J]. Obes Surg, 2011, 21(1): 29-35.

⑫⑥ Claes L VW, Vandeputte A, et al. Personality subtypes in female pre-bariatric obese patients: do they differ in eating disorder symptoms, psychological complaints and coping behaviour[J]. Eur Eat Disord Rev, 2013, 21(1): 72-77.

⑫⑦ Carr D FM. Is obesity stigmatizing? Body weight, perceived discrimination, and psychological well-being in the United States[J]. J Health Soc Behav, 2005, 46(3): 244-259.

⑫⑧ Eisenberg ME, Story M. Associations of weight-based teasing and emotional well-being among adolescents[J]. Arch Pediatr Adolesc Med, 2003, 157(8): 733-738.

⑫⑨ MacLean PS WR, Davidson T, et al. NIH working group report: innovative research to improve maintenance of weight loss[J]. Obesity (Silver Spring), 2015, 23(1): 7-15.

⑬⓪ Hjelmesaeth J RJ, Gade H, et al. Effects of cognitive behavioral therapy on eating behaviors, affective symptoms, and weight loss after bariatric surgery: a randomized clinical trial[J]. Obes Surg. 2019, 29(1), 61-69.

⑬① 中华医学会内分泌学分会,中华中医药学会糖尿病分会,中国医师协会外科医师分会肥胖和糖尿病外科医师委员会,中国研究型医院学会糖尿病与肥胖外科专业委员会.基于临床的肥胖症多学科诊疗共识(2021年版)[J].中华内分泌代谢杂志,2021,37(11):959-972.

⑬② McDonnell ME. Combination therapy with new targets in Type 2 diabetes: a review of available agents with a focus on pre-exercise adjustment[J]. J Cardiopulm Rehabil Prev, 2007, 27(4): 193-201.

⑬③ Svetkey LP SV, Brantley PJ, et al. Comparison of strategies for sustaining weight loss: the weight loss maintenance randomized controlled trial[J]. JAMA, 2008, 299(10): 1139-1148.

⑬④ Pearl RL PR. The distinct effects of internalizing weight bias: an experimental study[J]. Body Image, 2016, 17: 38-42.

⑬⑤ Kalarchian MA LM, Arslanian SA, et al. Family-based treatment of severe pediatric obesity:

randomized, controlled trial[J]. Pediatrics, 2009, 124(4): 1060-1068.

⑯ Apovian CM AL, Bessesen DH, et al. Pharmacolo gical management of obesity: an endocrine society clinical practice guideline[J]. J Clin Endocrinol Metab, 2015, 100 (2): 342-362.

⑰ Paul A Entwistle RJW, Julie C Abayomi, Brian Johnson, Andrew C Sparkes, Ian G Davies. Unconscious agendas in the etiology of refractory obesity and the role of hypnosis in their identification and resolution: a new paradigm for weight-management programs or a paradigm revisited[J]. Int J Clin Exp Hypn, 2014, 62: 330-359.

⑱ Xu Y CE. Hypnosis as an adjunct therapy in the management of diabetes[J]. Int J Clin Exp Hypn, 2008, 56: 63-72.

⑲ Popa-Velea O BL, Petrescu L, Purcarea RM. Psychopathology and psychotherapeutic intervention in diabetes: particularities, challenges, and limits[J]. J Med Life, 2016, 9: 328-333.

⑭ Campayo A, Gómez-Biel CH, Lobo A. Diabetes and depression[J]. Curr Psychiatry Rep. 2011, 13(1): 26-30. DOI: 10. 1007/s11920-010-0165-z. PMID: 21052874.

⑭ Ryan J. Anderson, Kenneth E. Freedland, Ray E. Clouse, Patrick J. Lustman. The Prevalence of Comorbid Depression in Adults With Diabetes: A meta-analysis[J]. Diabetes Care, 2001, 24 (6): 1069-1078.

⑭ Park M, Reynolds CF 3rd. Depression among older adults with diabetes mellitus[J]. Clin Geriatr Med, 2015, 31(1): 117-137, ix. DOI: 10. 1016/j. cger. 2014. 08. 022. Epub 2014 Nov 15. PMID: 25453305; PMCID: PMC4254540.

⑭ American Diabetes Association Professional Practice Committee. Introduction and Methodology: Standards of Care in Diabetes-2024[J]. Diabetes Care, 2024, 47(Suppl. 1): 1-4. https://doi. org/10. 2337/dc24-SINT.

⑭ McInnes N, Smith A, Otto R, Vandermey J, Punthakee Z, Sherifali D, Balasubramanian K, Hall S, Gerstein HC. Piloting a Remission Strategy in Type 2 Diabetes: Results of a Randomized Controlled Trial[J]. J Clin Endocr Metab, 2017, 102(5): 1596-1605.

⑭ 中国胰岛素分泌研究组.短期胰岛素强化治疗逆转2型糖尿病专家共识[J].中华糖尿病杂志,2021,13(10):949-959.

⑭ Liu L, Liu J, Xu L, Ke W, Wan X, Li H, He X, Wang L, Cao X, Xiao H, et al. Lower mean blood glucose during short-term intensive insulin therapy is associated with long-term glycemic remission in patients with newly diagnosed type 2 diabetes: Evidence-based recommendations for standardization[J]. J Diabetes Investig, 2018, 9(4): 908-916.

⑭ Weng J. Short-term intensive insulin therapy could be the preferred option for new onset Type 2 diabetes mellitus patients with HbA1c > 9%[J]. Journal of Diabetes, 2017, 9(10): 890-893.

⑭ Woerle HJ, Neumann C, Zschau S, Tenner S, Irsigler A, Schirra J, Gerich JE, Goke B. Impact of fasting and postprandial glycemia on overall glycemic control in type 2 diabetes Importance of postprandial glycemia to achieve target HbA1c levels[J]. Diabetes Res Clin Pract, 2007,

77(2):280-285.

⑭ Ketema EB, Kibret KT. Correlation of fasting and postprandial plasma glucose with HbA1c in assessing glycemic control; systematic review and meta-analysis[J]. Arch Public Health, 2015, 73: 43.

⑮ Davies MJ, D'Alessio DA, Fradkin J, Kernan WN, Mathieu C, Mingrone G, Rossing P, Tsapas A, Wexler DJ, Buse JB. Management of Hyperglycemia in Type 2 Diabetes. A Consensus Report by the American Diabetes Association (ADA) and the European Association for the Study of Diabetes (EASD)[J]. Diabetes Care 2018, 41(12): 2669-2701.

⑮ Camastra S, Manco M, Mari A, Greco AV, Frascerra S, Mingrone G, Ferrannini E. Beta-cell function in severely obese type 2 diabetic patients: long-term effects of bariatric surgery[J]. Diabetes Care, 2007, 30(4):1002-1004.

⑮ Riddle MC, Cefalu WT, Evans PH, Gerstein HC, Nauck MA, Oh WK, Rothberg AE, le Roux CW, Rubino F, Schauer P, et al. Consensus Report: Definition and Interpretation of Remission in Type 2 Diabetes[J]. Diabetes Care, 2021.

⑮ Battelino T, Danne T, Bergenstal RM, Amiel SA, Beck R, Biester T, Bosi E, Buckingham BA, Cefalu WT, Close KL, et al. Clinical Targets for Continuous Glucose Monitoring Data Interpretation: Recommendations From the International Consensus on Time in Range[J]. Diabetes Care, 2019, 42(8):1593-1603.

⑮ 周健,李红,杨文英,等.糖化血清白蛋白正常参考值的多中心临床研究[J].中华内科杂志, 2009(06):469-472.

⑯ Steven S, Hollingsworth KG, Al-Mrabeh A, Avery L, Aribisala B, Caslake M, Taylor R. Very Low-Calorie Diet and 6 Months of Weight Stability in Type 2 Diabetes: Pathophysiological Changes in Responders and Nonresponders[J]. Diabetes Care, 2016, 39(5): 808-815.

⑯ Heymsfield SB, Wadden TA. Mechanisms, Pathophysiology, and Management of Obesity[J]. N Engl J Med, 2017, 376(3): 254-266.

⑯ Dambha-Miller H, Day AJ, Strelitz J, Irving G, Griffin SJ. Behaviour change, weight loss and remission of Type 2 diabetes: a community-based prospective cohort study[J]. Diabet Med, 2020, 37(4): 681-688.

⑯ Lingvay I, Sumithran P, Cohen RV, le Roux CW. Obesity management as a primary treatment goal for type 2 diabetes: time to reframe the conversation[J]. Lancet, 2022, 399(10322): 394-405.

⑯ 姬秋和,陈莉明,郗光霞,等.2型糖尿病患者体重管理专家共识[J]. 国际内分泌代谢杂志,2022, 42(01):78-86.

⑯ Knowler WC, Barrett-Connor E, Fowler SE, Hamman RF, Lachin JM, Walker EA, Nathan DM, Diabetes Prevention Program Research G. Reduction in the incidence of type 2 diabetes with lifestyle intervention or metformin[J]. N Engl J Med, 2002, 346(6): 393-403.

⑯ Look ARG. Eight-year weight losses with an intensive lifestyle intervention: the look AHEAD study[J]. Obesity (Silver Spring), 2014, 22(1): 5-13.

⑯ Sumithran P, Proietto J. The defence of body weight: a physiological basis for weight regain after weight loss[J]. Clin Sci (Lond), 2013, 124(4): 231-241.

⑯ Sumithran P, Prendergast LA, Delbridge E, Purcell K, Shulkes A, Kriketos A, Proietto J. Long-term persistence of hormonal adaptations to weight loss[J]. N Engl J Med, 2011, 365(17): 1597-1604.

⑯ Estruch R, Ros E. The role of the Mediterranean diet on weight loss and obesity-related diseases[J]. Rev Endocr Metab Disord, 2020, 21(3): 315-327.

⑯ Larsen TM, Dalskov SM, van Baak M, Jebb SA, Papadaki A, Pfeiffer AF, Martinez JA, Handjieva-Darlenska T, Kunesova M, Pihlsgard M, et al. Diets with high or low protein content and glycemic index for weight-loss maintenance[J]. N Engl J Med, 2010, 363(22): 2102-2113.

⑯ Li QR, Wang ZM, Wewer Albrechtsen NJ, Wang DD, Su ZD, Gao XF, Wu QQ, Zhang HP, Zhu L, Li RX, et al. Systems Signatures Reveal Unique Remission-path of Type 2 Diabetes Following Roux-en-Y Gastric Bypass Surgery[J]. EBioMedicine, 2018, 28: 234-240.

⑯ Buchwald H, Avidor Y, Braunwald E, Jensen MD, Pories W, Fahrbach K, Schoelles K. Bariatric surgery: a systematic review and meta-analysis[J]. JAMA, 2004, 292(14): 1724-1737.

⑯ Mingrone G, Panunzi S, De Gaetano A, Guidone C, Iaconelli A, Capristo E, Chamseddine G, Bornstein SR, Rubino F. Metabolic surgery versus conventional medical therapy in patients with type 2 diabetes: 10-year follow-up of an open-label, single-centre, randomised controlled trial[J]. Lancet, 2021, 397(10271): 293-304.

⑯ Buse JB, Caprio S, Cefalu WT, Ceriello A, Del Prato S, Inzucchi SE, McLaughlin S, Phillips GL, Robertson RP, Rubino F, et al. How do we define cure of diabetes[J]. Diabetes Care, 2009, 32(11): 2133-2135.

⑰ Fisher BL, Schauer P. Medical and surgical options in the treatment of severe obesity[J]. Am J Surg, 2002, 184(6B): 9S-16S.

⑰ Piche ME, Auclair A, Harvey J, Marceau S, Poirier P. How to choose and use bariatric surgery in 2015[J]. Can J Cardiol, 2015, 31(2): 153-166.

⑰ Kumar R, Lieske JC, Collazo-Clavell ML, Sarr MG, Olson ER, Vrtiska TJ, Bergstralh EJ, Li X. Fat malabsorption and increased intestinal oxalate absorption are common after Roux-en-Y gastric bypass surgery[J]. Surgery, 2011, 149(5): 654-661.

⑰ 童山,殷骏,朱政,吴润达,毛忠琦.腹腔镜Roux-en-Y胃旁路术对2型糖尿病患者术后胰岛素抵抗影响的观察.中国糖尿病杂志,2018,26(08):624-627.

⑰ 陈宏,雒洪志,周小雕,余元龙,梁义,王存川.腹腔镜Roux-en-Y胃旁路术在治疗肥胖型2型糖尿病中的应用价值[J].中华肥胖与代谢病电子杂志,2016,2(01):26-29.

⑰ 陈正伟,梅祎军,刘明,程国雄,潘晓明.腹腔镜Roux-en-Y胃旁路术在治疗非肥胖型2型糖尿病中的应用价值.中华肥胖与代谢病电子杂志,2016,2(03):150-155.

⑰ Regan JP, Inabnet WB, Gagner M, Pomp A. Early experience with two-stage laparoscopic Roux-en-Y gastric bypass as an alternative in the super-obese patient[J]. Obes Surg, 2003, 13(6): 861-864.

⑰ Wang Y, Liu J. Plasma ghrelin modulation in gastric band operation and sleeve gastrectomy[J].

Obes Surg, 2009, 19(3): 357-362.

⑰⑧ Bradley D, Magkos F, Eagon JC, Varela JE, Gastaldelli A, Okunade AL, Patterson BW, Klein S. Matched weight loss induced by sleeve gastrectomy or gastric bypass similarly improves metabolic function in obese subjects[J]. Obesity (Silver Spring), 2014, 22(9): 2026-2031.

⑰⑨ Chang SH, Stoll CR, Song J, Varela JE, Eagon CJ, Colditz GA. The effectiveness and risks of bariatric surgery: an updated systematic review and meta-analysis, 2003-2012[J]. JAMA Surg, 2014, 149(3): 275-287.

⑱⓪ 刘晨,李凯,彭吉润,朱斌,杜德晓,张东东,张能维,宫轲.腹腔镜袖状胃切除术治疗2型糖尿病的疗效[J].中华普通外科杂志,2019(04):345-348.

⑱① 买买提·依斯热依力,阿巴伯克力·乌斯曼,艾克拜尔·艾力,李义亮,艾合买提江·吐平提,蒋媛,阿丽叶古丽·艾皮热,克力木·阿不都热依木.腹腔镜袖状胃切除术治疗肥胖合并2型糖尿病的临床研究[J].中华普外科手术学杂志(电子版),2021,15(05):497-500.

⑱② 朱信强,黄海龙,蒋学通,孙喜太.腹腔镜下袖状胃切除术治疗高体重指数2型糖尿病的效果分析[J].中华普外科手术学杂志(电子版),2020,14(02):132-135.

⑱③ 张辰,赵宏志,钱东,于珮,王庆,王震宇,蔡旺,孙喆,秦鸣放.腹腔镜胃旁路术与药物治疗肥胖合并2型糖尿病疗效比较分析[J].中国实用外科杂志,2016,36(10):1096-1100.

⑱④ 周庆,支永发,汪志强,牛闻宇,张义.3D腹腔镜胃袖状切除术治疗肥胖症合并2型糖尿病的临床疗效[J].中华消化外科杂志,2017,16(06):571-574.

⑱⑤ O'Brien PE, Dixon JB, Laurie C, Skinner S, Proietto J, McNeil J, Strauss B, Marks S, Schachter L, Chapman L et al. Treatment of mild to moderate obesity with laparoscopic adjustable gastric banding or an intensive medical program: a randomized trial[J]. Ann Intern Med, 2006, 144(9): 625-633.

⑱⑥ Purnell JQ, Dewey EN, Laferrere B, Selzer F, Flum DR, Mitchell JE, Pomp A, Pories WJ, Inge T, Courcoulas A, et al. Diabetes Remission Status During Seven-year Follow-up of the Longitudinal Assessment of Bariatric Surgery Study[J]. J Clin Endocrinol Metab, 2021, 106(3):774-788.

⑱⑦ 仲明惟,胡三元.我国腹腔镜技术治疗肥胖症手术方式的探索[J].山东大学学报(医学版),2021,59(09):72-77+96.

⑱⑧ 王伦,贾永恒,姜涛,任昭恒,王泽雨.腹腔镜胆胰转流十二指肠转位术治疗中国肥胖患者可行性研究的初步探讨[J].中华普外科手术学杂志(电子版),2021,15(05):501-505.

⑱⑨ 张频,王勇,朱孝成.胆胰转流十二指肠转位术及其复合手术是否适合我国肥胖糖尿病病人[J].中国实用外科杂志,2020,40(04):413-414.

⑲⓪ 李梦伊,刘洋,刘雁军等.大中华减重与代谢手术数据库2021年度报告[J].中国实用外科杂志,2022,42(05):550-560.

⑲① Yeo D, Yeo C, Low TY, Ahmed S, Phua S, Oo AM, Rao J, Koura A, Venkataraman K, Kaushal S. Outcomes After Metabolic Surgery in Asian Meta-analysis[J]. Obes Surg, 2019, 29(1):114-126.

⑲② 朱信强,单晓东,马济雷,黄海龙,蒋学通,吴建强,孙喜太.两种代谢手术治疗肥胖型2型糖尿病的对比分析[J].中华普外科手术学杂志(电子版),2020,14(05):476-479.

⑲③ 汪波,杨丽洁,杨张朔,王丹雯,习一清,冯茂辉,

马丹丹,傅涛,蔡逊.3D腹腔镜Roux-en-Y胃旁路术与袖状胃切除术治疗肥胖症合并2型糖尿病临床疗效的比较[J].中华实验外科杂志, 2019(01):134-137.

⑲ Thorell A, MacCormick AD, Awad S, Reynolds N, Roulin D, Demartines N, Vignaud M, Alvarez A, Singh PM, Lobo DN. Guidelines for Perioperative Care in Bariatric Surgery: Enhanced Recovery After Surgery (ERAS) Society Recommendations[J]. World J Surg, 2016, 40(9): 2065-2083.

⑲ Allied Health Sciences Section Ad Hoc Nutrition C, Aills L, Blankenship J, Buffington C, Furtado M, Parrott J. ASMBS Allied Health Nutritional Guidelines for the Surgical Weight Loss Patient[J]. Surg Obes Relat Dis, 2008, 4(5 Suppl): S73-108.

⑲ Andreu A, Moize V, Rodriguez L, Flores L, Vidal J. Protein intake, body composition, and protein status following bariatric surgery[J]. Obes Surg 2010, 20(11): 1509-1515.

⑲ Caron M, Hould FS, Lescelleur O, Marceau S, Lebel S, Julien F, Simard S, Biertho L. Long-term nutritional impact of sleeve gastrectomy[J]. Surg Obes Relat Dis, 2017, 13(10): 1664-1673.

⑲ Saiki A, Yamaguchi T, Tanaka S, Sasaki A, Naiton T, Seto Y, Matsubara H, Yokote K, Okazumi S, Ugi S, et al. Background characteristics and postoperative outcomes of insufficient weight loss after laparoscopic sleeve gastrectomy in Japanese patients[J]. Ann Gastroenterol Surg, 2019, 3(6): 638-647.

⑲ Wee CC, Mukamal KJ, Huskey KW, Davis RB, Colten ME, Bolcic-Jankovic D, Apovian CM, Jones DB, Blackburn GL. High-risk alcohol use after weight loss surgery[J]. Surg Obes Relat Dis, 2014, 10(3): 508-513.

⑳ Price S, Le QN, White ND. Lifestyle and Pharmacotherapy for Weight Loss in Preventing or Delaying Diabetes[J]. Am J Lifestyle Med, 2018, 12(1): 34-37.

㉑ 史轶蘩,李光伟,朱禧星,等.奥利司他对中国肥胖患者的疗效和安全性分析[J].中华内分泌代谢杂志,2001(06):59-63.

㉒ Ji L, Dong X, Li Y, Li Y, Lim S, Liu M, Ning Z, Rasmussen S, Skjoth TV, Yuan G, et al. Efficacy and safety of once-weekly semaglutide versus once-daily sitagliptin as add-on to metformin in patients with type 2 diabetes in Sustain China: A 30-week, double-blind, phase 3a, randomized trial[J]. Diabetes Obes Metab, 2021, 23(2): 404-414.

㉓ Chiasson JL, Josse RG, Gomis R, Hanefeld M, Karasik A, Laakso M, Group S-NTR. Acarbose for prevention of type 2 diabetes mellitus: the STOP-NIDDM randomised trial[J]. Lancet, 2002, 359(9323): 2072-2077.

㉔ DeFronzo RA, Tripathy D, Schwenke DC, Banerji M, Bray GA, Buchanan TA, Clement SC, Henry RR, Hodis HN, Kitabchi AE, et al. Pioglitazone for diabetes prevention in impaired glucose tolerance[J]. N Engl J Med, 2011, 364(12): 1104-1115.

㉕ Diabetes Prevention Program Research G: Long-term safety, tolerability, and weight loss associated with metformin in the Diabetes Prevention Program Outcomes Study[J]. Diabetes Care, 2012, 35(4): 731-737.

㉖ Investigators DT, Gerstein HC, Yusuf S, Bosch

J, Pogue J, Sheridan P, Dinccag N, Hanefeld M, Hoogwerf B, Laakso M, et al. Effect of rosiglitazone on the frequency of diabetes in patients with impaired glucose tolerance or impaired fasting glucose: a randomised controlled trial[J]. Lancet, 2006, 368(9541): 1096-1105.

⑳ Summary of Revisions: Standards of Medical Care in Diabetes-2020[J]. Diabetes Care, 2020, 43(Suppl 1): S4-S6.

⑳ American Diabetes Association Professional Practice C. Summary of Revisions: Standards of Medical Care in Diabetes-2022[J]. Diabetes Care, 2022, 45(Suppl 1): S4-S7.

⑳ Kramer CK, Zinman B, Retnakaran R. Short-term intensive insulin therapy in type 2 diabetes mellitus: a systematic review and meta-analysis[J]. Lancet Diabetes Endocrinol, 2013, 1(1): 28-34.

⑳ Khedr NF, Ebeid AM, Khalil RM, New insights into weight management by orlistat in comparison with cinnamon as a natural lipase inhibitor[J]. Endocrine, 2020, 67(1): 109-116.

⑳ Singh AK, Singh R. Pharmacotherapy in obesity: a systematic review and meta-analysis of randomized controlled trials of anti-obesity drugs[J]. Expert Rev Clin Pharmacol, 2020, 13(1): 53-64.

⑳ Chang HM, Lee HJ, Park HS, Kang JH, Kim KS, Song YS, Jang YJ. Effects of weight reduction on serum vaspin concentrations in obese subjects: modification by insulin resistance[J]. Obesity (Silver Spring), 2010, 18(11): 2105-2110.

⑳ Khera R, Murad MH, Chandar AK, Dulai PS, Wang Z, Prokop LJ, Loomba R, Camilleri M, Singh S. Association of Pharmacological Treatments for Obesity With Weight Loss and Adverse Events: A Systematic Review and Meta-analysis[J]. JAMA, 2016, 315(22): 2424-2434.

⑳ Suter PM, Marmier G, Veya-Linder C, Hanseler E, Lentz J, Vetter W, Otvos J. Effect of orlistat on postprandial lipemia, NMR lipoprotein subclass profiles and particle size[J]. Atherosclerosis, 2005, 180(1): 127-135.

⑳ Tonstad S, Pometta D, Erkelens DW, Ose L, Moccetti T, Schouten JA, Golay A, Reitsma J, Del Bufalo A, Pasotti E, et al. The effect of the gastrointestinal lipase inhibitor, orlistat, on serum lipids and lipoproteins in patients with primary hyperlipidaemia[J]. Eur J Clin Pharmacol, 1994, 46(5): 405-410.

⑳ Padwal R, Li SK, Lau DC. Long-term pharmacotherapy for obesity and overweight[J]. Cochrane Database Syst Rev, 2004(3): CD004094.

⑳ DeFronzo RA, Goodman AM. Efficacy of metformin in patients with non-insulin-dependent diabetes mellitus: The Multicenter Metformin Study Group[J]. N Engl J Med, 1995, 333(9): 541-549.

⑳ Holman N, Wild SH, Khunti K, Knighton P, O'Keefe J, Bakhai C, Young B, Sattar N, Valabhji J, Gregg EW. Incidence and Characteristics of Remission of Type 2 Diabetes in England: A Cohort Study Using the National Diabetes Audit[J]. Diabetes Care, 2022, 45(5): 1151-1161.

⑳ Hemmingsen B, Schroll JB, Wetterslev J, Gluud C, Vaag A, Sonne DP, Lundstrom LH, Almdal T. Sulfonylurea versus metformin monotherapy in patients with type 2 diabetes: a

Cochrane systematic review and meta-analysis of randomized clinical trials and trial sequential analysis[J]. CMAJ Open, 2014, 2(3): 162-175.

⑳ Zhou L, Cai X, Yang W, Han X, Ji L. The magnitude of weight loss induced by metformin is independently associated with BMI at baseline in newly diagnosed type 2 diabetes: Post-hoc analysis from data of a phase IV open-labeled trial[J]. Adv Clin Exp Med, 2017, 26(4): 671-677.

㉑ Bailey CJ. Biguanides and NIDDM. Diabetes Care, 1992, 15(6): 755-772.

㉒ Bell DS. Metformin-induced vitamin B12 deficiency presenting as a peripheral neuropathy. South Med J, 2010, 103(3): 265-267.

㉓ Bischoff H. Pharmacology of alpha-glucosidase inhibition[J]. Eur J Clin Invest, 1994, 24(3): 3-10.

㉔ Van de Laar FA, Lucassen PL, Akkermans RP, Van de Lisdonk EH, Rutten GE, Van Weel C. Alpha-glucosidase inhibitors for type 2 diabetes mellitus[J]. Cochrane Database Syst Rev, 2005(2): CD003639.

㉕ Zhu Q, Tong Y, Wu T, Li J, Tong N. Comparison of the hypoglycemic effect of acarbose monotherapy in patients with type 2 diabetes mellitus consuming an Eastern or Western diet: a systematic meta-analysis[J]. Clin Ther, 2013, 35(6): 880-899.

㉖ Hanefeld M, Cagatay M, Petrowitsch T, Neuser D, Petzinna D, Rupp M. Acarbose reduces the risk for myocardial infarction in type 2 diabetic patients: meta-analysis of seven long-term studies[J]. Eur Heart J, 2004, 25(1):10-16.

㉗ Yu AQ, Le J, Huang WT, Li B, Liang HX, Wang Q, Liu YT, Young CA, Zhang MY, Qin SL. The Effects of Acarbose on Non-Diabetic Overweight and Obese Patients: A Meta-Analysis[J]. Adv Ther, 2021, 38(2): 1275-1289.

㉘ Kadowaki T, Haneda M, Inagaki N, Terauchi Y, Taniguchi A, Koiwai K, Rattunde H, Woerle HJ, Broedl UC. Efficacy and safety of empagliflozin monotherapy for 52 weeks in Japanese patients with type 2 diabetes: a randomized, double-blind, parallel-group study[J]. Adv Ther, 2015, 32(4): 306-318.

㉙ Kashiwagi A, Kazuta K, Goto K, Yoshida S, Ueyama E, Utsuno A. Ipragliflozin in combination with metformin for the treatment of Japanese patients with type 2 diabetes: ILLUMINATE, a randomized, double-blind, placebo-controlled study[J]. Diabetes Obes Metab, 2015, 17(3): 304-308.

㉚ Sugiyama S, Jinnouchi H, Hieshima K, Kurinami N, Jinnouchi K. Type 2 Diabetes Remission and Substantial Body Weight Reduction Achieved with Metformin and a Sodium-Glucose Cotransporter 2 Inhibitor[J]. Cureus, 2020, 12(2): e7110.

㉛ McMurray JJV, Solomon SD, Inzucchi SE, Kober L, Kosiborod MN, Martinez FA, Ponikowski P, Sabatine MS, Anand IS, Belohlavek J, et al. Dapagliflozin in Patients with Heart Failure and Reduced Ejection Fraction[J]. N Engl J Med, 2019, 381(21): 1995-2008.

㉜ Packer M, Anker SD, Butler J, Filippatos G, Pocock SJ, Carson P, Januzzi J, Verma S, Tsutsui H, Brueckmann M, et al. Cardiovascular and Renal Outcomes with Empagliflozin in Heart Failure[J]. N Engl J Med, 2020, 383(15): 1413-

1424.

㉝ Cai X, Yang W, Gao X, Chen Y, Zhou L, Zhang S, Han X, Ji L. The Association Between the Dosage of SGLT2 Inhibitor and Weight Reduction in Type 2 Diabetes Patients: A Meta-Analysis[J]. Obesity (Silver Spring), 2018, 26(1): 70-80.

㉞ Liu J, Li L, Li S, Wang Y, Qin X, Deng K, Liu Y, Zou K, Sun X. Sodium-glucose cotransporter2 inhibitors and the risk of diabetic ketoacidosis in patients with type 2 diabetes: A systematic review and meta-analysis of randomized controlled trials[J]. Diabetes Obes Metab, 2020, 22(9): 1619-1627.

㉟ Chang HY, Singh S, Mansour O, Baksh S, Alexander GC. Association Between Sodium-Glucose Cotransporter 2 Inhibitors and Lower Extremity Amputation Among Patients With Type 2 Diabetes[J]. JAMA Intern Med, 2018, 178(9): 1190-1198.

㊱ Abdul-Ghani MA, Puckett C, Triplitt C, Maggs D, Adams J, Cersosimo E, DeFronzo RA. Initial combination therapy with metformin, pioglitazone and exenatide is more effective than sequential add-on therapy in subjects with new-onset diabetes: Results from the Efficacy and Durability of Initial Combination Therapy for Type 2 Diabetes (EDICT): a randomized trial[J]. Diabetes Obes Metab, 2015, 17(3): 268-275.

㊲ Cai X, Ji L, Chen Y, Yang W, Zhou L, Han X, Zhang S, Ji L. Comparisons of weight changes between sodium-glucose cotransporter 2 inhibitors treatment and glucagon-like peptide-1 analogs treatment in type 2 diabetes patients: A meta-analysis[J]. J Diabetes Investig, 2017, 8(4):

510-517.

㊳ Frias JP, Guja C, Hardy E, Ahmed A, Dong F, Ohman P, Jabbour SA. Exenatide once weekly plus dapagliflozin once daily versus exenatide or dapagliflozin alone in patients with type 2 diabetes inadequately controlled with metformin monotherapy (DURATION-8): a 28 week, multicentre, double-blind, phase 3, randomised controlled trial[J]. Lancet Diabetes Endocrinol, 2016, 4(12): 1004-1016.

㊴ Guja C, Frias JP, Somogyi A, Jabbour S, Wang H, Hardy E, Rosenstock J. Effect of exenatide QW or placebo, both added to titrated insulin glargine, in uncontrolled type 2 diabetes: The DURATION-7 randomized study[J]. Diabetes Obes Metab, 2018, 20(7): 1602-1614.

㊵ Rubino D, Abrahamsson N, Davies M, Hesse D, Greenway FL, Jensen C, Lingvay I, Mosenzon O, Rosenstock J, Rubio MA, et al. Effect of Continued Weekly Subcutaneous Semaglutide vs Placebo on Weight Loss Maintenance in Adults With Overweight or Obesity: The STEP 4 Randomized Clinical Trial[J]. JAMA, 2021, 325(14): 1414-1425.

㊶ 何晓东,李琴,刘慧敏,柯昌虎,冯协和,李志浩.司美格鲁肽周制剂治疗成人超重和肥胖有效性与安全性的系统评价和Meta分析[J].中国医院药学杂志,2022,42(16):1709-1715.

㊷ Bistola V, Lambadiari V, Dimitriadis G, Ioannidis I, Makrilakis K, Tentolouris N, Tsapas A, Parissis J. Possible mechanisms of direct cardiovascular impact of GLP-1 agonists and DPP4 inhibitors[J]. Heart Fail Rev, 2018, 23(3): 377-388.

㊸ Ryan EA, Imes S, Wallace C. Short-term

intensive insulin therapy in newly diagnosed type 2 diabetes[J]. Diabetes Care, 2004, 27(5): 1028-1032.

㉔ Li Y, Xu W, Liao Z, Yao B, Chen X, Huang Z, Hu G, Weng J. Induction of long-term glycemic control in newly diagnosed type 2 diabetic patients is associated with improvement of beta-cell function. Diabetes Care, 2004, 27(11): 2597-2602.

㉕ Kramer CK, Zinman B, Choi H, Retnakaran R. Predictors of sustained drug-free diabetes remission over 48 weeks following short-term intensive insulin therapy in early type 2 diabetes[J]. BMJ Open Diabetes Res Care, 2016, 4(1): e000270.

㉖ Park S, Choi SB. Induction of long-term normoglycemia without medication in Korean type 2 diabetes patients after continuous subcutaneous insulin infusion therapy[J]. Diabetes Metab Res Rev, 2003, 19(2):124-130.

㉗ Weng J, Li Y, Xu W, Shi L, Zhang Q, Zhu D, Hu Y, Zhou Z, Yan X, Tian H, et al. Effect of intensive insulin therapy on beta-cell function and glycaemic control in patients with newly diagnosed type 2 diabetes: a multicentre randomised parallel-group trial[J]. Lancet, 2008, 371(9626): 1753-1760.

㉘ Retnakaran R, Emery A, Ye C, Harris SB, Reichert SM, McInnes N, Gerstein HC, Thorpe KE, Kramer CK, Zinman B. Short-term intensive insulin as induction and maintenance therapy for the preservation of beta-cell function in early type 2 diabetes (RESET-IT Main): A 2-year randomized controlled trial[J]. Diabetes Obes Metab, 2021, 23(8): 1926-1935.

㉙ Karter AJ, Nundy S, Parker MM, et al. Incidence of remission in adults with type 2 diabetes: the diabetes & aging study[J]. Diabetes Care, 2014: 3188-3195.

# 2型糖尿病缓解的疗效评价

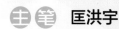

主审 匡洪宇

2型糖尿病（T2DM）是一种以胰岛素相对缺乏以及高血糖为特征的慢性进展性疾病，其中，胰岛β细胞的功能紊乱以及肝脏、骨骼肌、脂肪等靶器官及组织的胰岛素抵抗是2型糖尿病发病的两个主要环节。由于2型糖尿病的病因和发病机制尚未完全阐明，缺乏针对性的病因治疗，目前尚无任何措施能够有效终止2型糖尿病的自然病程。因此控制高血糖及相关代谢紊乱、预防并延缓慢性并发症的发生发展是当前糖尿病治疗的主要目标。

在2型糖尿病的发生发展过程中，血糖水平呈现出一个连续升高的变化过程。生理状态下，胰岛素降血糖的作用主要通过抑制肝脏的葡萄糖产生，并促进肝脏、骨骼肌和脂肪对葡萄糖的摄取和利用来实现。在2型糖尿病早期，这些胰岛素作用的靶器官及组织出现异常的胰岛素抵抗，即对胰岛素作用的敏感性下降，此时β细胞可通过代偿性增加胰岛素分泌，使血糖维持在正常水平。随着代谢压力的不断增大，β细胞逐渐出现功能紊乱，无法分泌足够的胰岛素以代偿靶器官的胰岛素抵抗

效应，最终导致高血糖的发生。因此，针对上述病理生理过程进行有效的干预，则可减缓血糖升高的速度或将高血糖逆转到相对低的水平。

2型糖尿病作为一种由遗传因素和环境因素相互作用而产生的疾病，年龄、性别、家族史以及生活方式的改变均会影响其发生发展。到20世纪80年代中期，超重、肥胖和缺乏体育锻炼已被确定为糖耐量受损以及2型糖尿病的主要可改变风险因素[1]。近年来，越来越多的临床证据表明，通过生活方式干预[2]、药物治疗[3]或代谢手术[4]等手段，最终可使短病程或肥胖的2型糖尿病患者在无降糖药物治疗的情况下，血糖仍处于达标或正常状态，即实现2型糖尿病的缓解。此前，关于2型糖尿病缓解的定义和疗效评价标准并不统一。与此同时，多项临床实验结果提示不同缓解方案、不同干预时间以及不同人群中2型糖尿病的缓解率也存在着一定的差异。接下来，本章将通过回顾国内外指南共识以及相关临床研究文献，从多个角度对2型糖尿病缓解的疗效评价进行阐述和介绍。

## 7.1 2型糖尿病缓解的定义和疗效评价标准（张琳琳 匡洪宇）

2009年，美国糖尿病学会（American Diabetes Association，ADA）发布了关于2型糖尿病治疗效果评价的共识声明[5]，首次提出建议使用"缓解（remission）"一词来描述2型糖尿病患者血糖持续改善并达到正常范围的状态，并进一步划分了部分缓解、完全缓解以及长期缓解这三种递进标准，以评估2型糖尿病缓解的疗效。其中，部分缓解是指在停用降糖药的情况下，维持1年以上糖化血红蛋白HbA1c＜6.5%、空腹血糖在5.6～6.9 mmol/L之间；完全缓解是指在停用降糖药的情况下，维持1年以上HbA1c正常、空腹血糖＜5.6 mmol/L；长期缓解是指在停用降糖药的情况下，完全缓解持续5年以上。

此后，众多国家和地区的多项临床研究均对2型糖尿病缓解的定义及疗效评价标准进行了相关阐述。M. Captieux等人[6]曾对2009年以来有关于2型糖尿病缓解的文献进行了系统性综述，发现不同的临床研究在评价2型糖尿病缓解时，关于是否处于停药状态、血糖或糖化血红蛋白的达标阈值、体重是否下降以及缓解时间等标准均存在着较大的异质性。例如：2018

年，著名的糖尿病缓解临床试验（Diabetes Remission Clinical Trial，DiRECT）[7]曾将停用降糖药的状态下HbA1c＜6.5%至少2个月作为2型糖尿病缓解的评价标准；2019年，英国初级保健糖尿病协会（Primary Care Diabetes Society，PCDS）和临床糖尿病学家协会（Association of British Clinical Diabetologists，ABCD）则共同发布共识报告[8]，建议把体重的变化纳入2型糖尿病缓解的评价指标中，并将体重下降、HbA1c＜6.5%或空腹血糖＜7.0 mmol/L持续至少6个月定义为2型糖尿病的缓解标准。

2021年，ADA联合EASD、美国内分泌学会和英国糖尿病协会共同发布了《2型糖尿病缓解的定义和解释》[9]，再次对2型糖尿病缓解的评价标准进行了解释与说明，引发了广泛的关注和重视。该共识提出，2型糖尿病的缓解标准为：（1）停用降糖药物或单纯生活方式干预至少3个月后糖化血红蛋白HbA1c＜6.5%；（2）在不适合用HbA1c作为血糖水平评价指标时，将空腹血糖（FBG）＜7.0 mmol/L或通过连续葡萄糖监测（CGM）估算的糖化血红蛋白（eA1c）＜6.5%作为缓解的替代标准；

（3）在确定处于2型糖尿病缓解后，仍需要每3或6个月复查HbA1c、FBG或eA1c。该共识报告以停止相关干预措施为评价2型糖尿病缓解的基准，以糖化血红蛋白及空腹血糖作为评价2型糖尿病缓解的核心指标，以3个月作为评价2型糖尿病缓解的时间界限，同时不再对部分缓解、完全缓解和长期缓解进行区分（见表7-1）。2021年，我国多位专家结合国内外研究证据及ADA发布的共识报告，共同制定了一部符合我国糖尿病患者健康需求的《缓解2型糖尿病中国专家共识》[10]，该共识推荐采用2021年版ADA共识的标准对2型糖尿病的缓解进行定义与评价。

**表7-1　不同共识中2型糖尿病的缓解标准**

| 时间 | 来源 | 2型糖尿病的缓解标准 | | |
|---|---|---|---|---|
| | | 定义 | 切点<br>（不使用降糖药的情况下） | 持续时间 |
| 2009年 | ADA<br>《2型糖尿病缓解共识声明》 | 部分缓解 | HbA1c＜6.5%<br>FPG 5.6～6.9 mmol/L | ≥1年 |
| | | 完全缓解 | HbA1c＜6.5%<br>FPG＜5.6 mmol/L | ≥1年 |
| | | 长期缓解 | HbA1c＜6.5%<br>FPG＜5.6 mmol/L | ≥5年 |
| 2021年 | ADA/EASD/ENDO/Diabetes UK<br>《2型糖尿病缓解共识报告》 | 缓解 | HbA1c＜6.5% | ≥3个月 |

**7.2　不同人群中2型糖尿病缓解的疗效评价**（许成业　匡洪宇）

2型糖尿病的发生是遗传因素与环境因素相互作用的结果，由于遗传背景、生活环境、生活习惯以及经济发展水平等方面的客观差异，不同地区、不同种族中2型糖尿病的患病率也存在着显著差别。2021年国际糖尿病联盟（International Diabetes Federation，IDF）发布的《全球糖尿病地图》[11]中指出，目前世界不同地区的糖尿病患病率存在着明显差异，其中中东及北非地区的糖尿病患病率为16.2%，而非洲地区的糖尿病患病率仅为4.5%。与此同时，2016年世界卫生组织发布的《全球糖尿病报告》[12]中也指出，2型糖尿病的患病率在世界不同地区具有较大的差异性，某些特定的地区及种族中2型糖尿病的发生较其他地区及种族更为普遍。那么，不同地区、不同人群中2型糖尿病的缓解率是否也存在着一定程度的差别？为此，我们对既往已发表的文献进行了检索，发现目前尚缺乏足够的临床研究证据对全球不同地区人群的2型糖尿病缓解特征进行对比与分析。然而，在为数不多的相关研究中，来自苏格兰地区及英格兰地区在同一时期内进行的两项以2型糖尿病缓解作为主要终点的横断面研究，或许可为2型糖尿病的缓解存在人群差异性这一猜想提供一定的流行病学证据。

2021年发表于PLoS Med的一项横断面人群研究[13]首次阐述了苏格兰地区2型糖尿病缓解的流行病学特征。该研究以停止降糖治疗的情况下HbA1c＜6.5%持续1年以上为判断2型糖尿病缓解的标准，使用数学模型对苏格兰地区≥30岁的2型糖尿病患者的临床特征进行了量化分析，以区分缓解人群及未缓解人群，结果发现在162,316名研究对象中，1年时间内有4.8%的患者可达到2型糖尿病的缓解。2022年发表于Diabetes Care的另一项研究[14]则揭示了英格兰地区人群2型糖尿病的缓解特征。该研究以英格兰国家健康记录所登记的成年2型糖尿病患者为研究对象，以间隔182天两次测量HbA1c＜6.5%（每次测量前停药90天）为2型糖尿病缓解的标准，发现在2,297,700名研究对象中，1年时间内2型糖尿病的缓解率为9700人/年，即缓解率0.97%。上述两项研究均于2018—2019年展开，通过横向对比我们发现，在相同的时间范围内、相似的评价标准下，两项研究所呈现的不同地区的2型糖尿病缓解率的确存在显著的差异。

与此同时，两项研究均对处于2型糖尿病缓解的人群相关特征进行了分析与阐述。在苏格兰地区人群中，2型糖尿病缓解的人群具有年龄较大、诊断2型糖尿病时HbA1c较低、从未服用过任何降糖药物、自糖尿病诊断以来体重减轻、做过减肥手术等特征。而在英格兰地区的人群中，与未达到缓解期的患者相比，2型糖尿病缓解的人群同样具有没有使用过降糖药物治疗、存在体重的明显降低等特点。这些结果提示，较轻程度的病情以及体重的降低对2型糖尿病的缓解具有重要的促进作用。

因此，在诊断2型糖尿病后立即给予强化生活方式干预、采取相关减重措施，有很大机会可获得2型糖尿病的缓解。

## 7.3 不同干预方案对促进2型糖尿病缓解的疗效评价（张琳琳　匡洪宇）

如前文所述，有明确的临床研究证据证明2型糖尿病可达到缓解状态，及时采取有效的相关干预措施可减缓2型糖尿病患者血糖上升的速度或将高血糖逆转为正常值（如图7-1所示）。为实现2型糖尿病缓解的目标，《缓解2型糖尿病中国专家共识》[10]共提出了以下5种促进2型糖尿病缓解的方案，分别是：（1）强化生活方式干预；（2）减重药物；（3）非胰岛素类降糖药物；（4）胰岛素；（5）代谢手术。接下来，本节将结合既往临床研究证据，对不同缓解方案的疗效进行对比分析与评价。

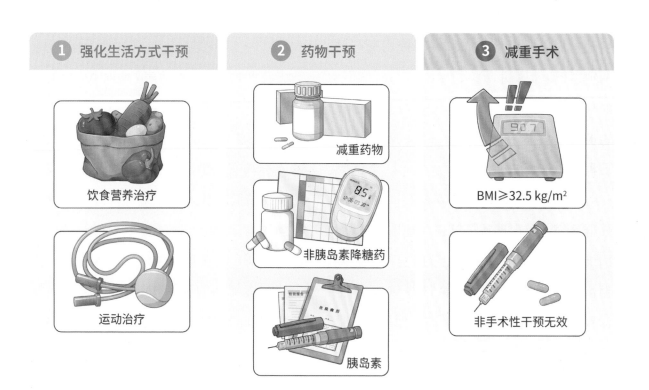

① 强化生活方式干预
　饮食营养治疗
　运动治疗

② 药物干预
　减重药物
　非胰岛素降糖药
　胰岛素

③ 减重手术
　BMI≥32.5 kg/m²
　非手术性干预无效

图7-1　促进2型糖尿病缓解的不同干预措施

### 7.3.1 强化生活方式干预

强化生活方式干预（intensive lifestyle intervention，ILI）主要包括饮食营养治疗和运动治疗两个方面，旨在通过限制总热量、限制碳水化合物或脂肪的摄入和增加运动量的方式，达到减重、改善胰岛素抵抗以及2型糖尿病缓解的目的[15]。其中，饮食营养治疗主要包括限制热量饮食、极低热量饮食、低碳水化合物饮食、间歇性断食等多种不同方案。《中国专家共识》推荐强化生活方式干预作为2型糖尿病缓解的基本方案。强化生活方式干预不仅仅是促进2型糖尿病缓解的基础治疗，对超重或肥胖的2型糖尿病患者来说也是最有效的治疗方法。

2012年发表于*JAMA*杂志的糖尿病患者健康行动（Action for Health in Diabetes，Look AHEAD）是一项来自美国的为期4年的多中心大型随机对照研究[16]，着重探讨了限制热量饮食结合运动干预对2型糖尿病缓解的影响。5145例超重或肥胖的2型糖尿病患者被随机分为强化生活方式干预组和对照组，其中干预组患者持续接受限制热量饮食，每天摄入的热量限制在1200～1800 kcal，同时每周进行至少175分钟的中等强度体力活动，而对照组仅接受常规的糖尿病支持教育。研究将不使用降糖药物的情况下，FBG在5.6～7.0 mmol/L之间且HbA1c在5.7%～6.5%之间定义为部分缓解，将FBG＜5.6 mmol/L且HbA1c＜5.7%定义为完全缓解。结果显示，干预组的受试者4年内的减重程度远高于对照组，其中第1年干预组体重平均降低8.6%，而对照组仅为0.7%，第4年干预组平均体重降低4.7%，而对照组仅为0.8%。与此同时，干预组的2型糖尿病缓解率较对照组高出6.6倍，其中干预组持续至少1、2、3、4年的绝对缓解率分别为11.5%、9.2%、6.4%和3.5%，而对照组仅为2.0%、1.7%、1.3%和0.5%（如图7-2所示）。

2018年发表在*Lancet*杂志的著名的糖尿病缓解临床试验（Diabetes Remission Clinical Trial，DiRECT）[7]则重点评估了极低热量饮食结合长期体重管理对2型糖尿病缓解的促进作用。该试验在英国的49个初级护理中心开展，将超重或肥胖且发病时间小于6年的2型糖尿病患者随机分配到对照组或干预组，其中干预组使用极低热量饮食（每天约850 kcal）3～5个月，然后逐步重新引入结构化饮食2～8周以实现长期的体重维持。研究将停用降糖药的状态下HbA1c＜6.5%至少2个月作为2型糖尿病缓解的评价标准，结果显示，干预组平均体重下降10 kg，而对照组仅下降1 kg，干预组12个月后2型糖尿病缓解率达到46%，而

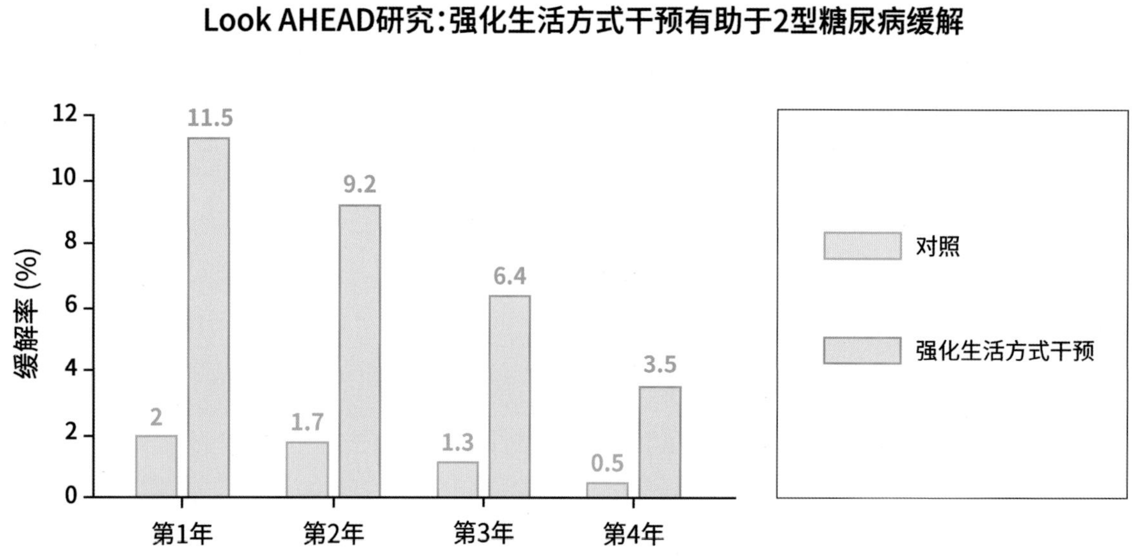

**Look AHEAD研究:强化生活方式干预有助于2型糖尿病缓解**

图7-2 Look AHEAD研究：强化生活方式干预有助于2型糖尿病缓解

对照组缓解率仅为4%，干预组中减重大于15 kg的组别2型糖尿病缓解率更是高达86%（如图7-3所示）。此外，2020年发表于 *Lancet Diabetes & Endocrinology* 杂志的糖尿病干预——强化饮食和增加代谢（diabetes intervention accentuating diet and enhancing metabolism，DIADEM-I）试验[2]以卡塔尔的超重或肥胖的短病程2型糖尿病患者为研究对象，同样给予极低热量饮食结合中等强度锻炼的干预模式，发现强化生活方式干预组1年后，有21%的受试者体重减轻了15%以上，而对照组的受试者体重减轻仅1%，与此同时干预组1年后的2型糖尿病缓解率高达61%，而对照组仅为12%。

上述三项临床研究均提供了强有力的证据，说明强化生活方式干预作为促进2型糖尿病缓解的基础治疗，的确可显著减重并有效地促进2型糖尿病的缓解。与此同时，我们在绝对缓解率层面对上述三项研究的干预效果进行了横向比较，发现与采用限制热量饮食干预的Look AHEAD研究相比，以极低热量饮食结合长期维持减重效果为特点的DiRECT研究和DIADEM-I研究呈现出了更明显的体重下降以及更高的2型糖尿病缓解率。这一结果再次说明，2型糖尿病的缓解与体重的下降密切相关，缓解率会随减重程度的增大而逐渐增加。

### 7.3.2 药物干预

除强化生活方式干预外，药物干预是另外一类常用的促进2型糖尿病缓解的方案，主要包括减重药物、非胰岛素降糖药

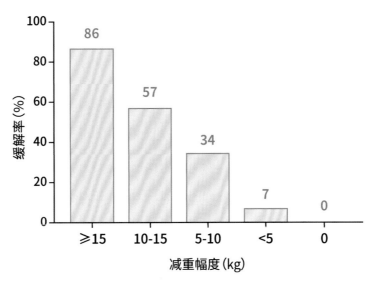

图7-3　DiRECT研究：减重幅度与缓解率的关系

以及胰岛素三个方面。2021年《ADA/EASD共识》[9]指出，超重或肥胖的2型糖尿病患者减重≥5 kg以上时，可获得更好的代谢控制。也就是说，对于超重或肥胖的2型糖尿病患者来说，通过减重可获得更大的2型糖尿病缓解机会。对于强化生活方式干预无法有效落实的患者，《缓解2型糖尿病中国专家共识》[10]建议，对BMI≥27 kg/m$^2$的2型糖尿病患者可短暂应用减重药物作为2型糖尿病缓解的辅助方法，对于HbA1c不达标且强化生活方式干预措施未有效落实的2型糖尿病患者，推荐短期辅助应用能显著改善体重的非胰岛素药物联合治疗。

在减重药物方面，奥利司他是我国药品监督管理局批准的唯一一种减重药物，建议用于BMI≥27 kg/m$^2$的2型糖尿病患者减重。奥利司他主要通过抑制胃肠道的脂肪酶，阻止甘油三酯水解并减少肠腔黏膜对甘油三酯的吸收，以达到排脂减重的目的。2002年发表于Diabetes Care的两项背靠背研究[17][18]通过多中心、随机、双盲、安慰剂对照试验，探究了奥利司他对二甲双胍或胰岛素单药治疗但血糖控制不佳的肥胖或超重的2型糖尿病患者的影响，结果发现与安慰剂相比，奥利司他治疗能够更大程度地改善受试者的血糖，HbA1c及空腹血糖的降幅更大。2004年发表于Diabetes Care的一项为期4年的双盲前瞻性研究（XENical in the prevention of diabetes in obese subjects，XENDOS）[19]则发现，

BMI≥30 kg/m²的受试者在接受奥利司他治疗后，其2型糖尿病的累计发病率为6.2%，而安慰剂治疗组则为9.0%，提示奥利司他可降低肥胖患者2型糖尿病的发病风险。

此外，某些非胰岛素药物，例如胰高血糖素样肽-1受体激动剂（glucagon-like peptide-1 receptor agonist，GLP-1 RA）或钠-葡萄糖共转运蛋白2（sodium-glucose cotransporter 2，SGLT2）抑制剂等，在降低血糖的同时具有减重作用，对于HbA1c不达标且强化生活方式干预措施未有效落实的2型糖尿病患者来说，是促进其2型糖尿病缓解的另一种可选择的辅助方案。SUSTAIN China研究[20]是一项为期30周的双盲3a期随机对照研究，探究了GLP-1受体激动剂司美格鲁肽以及DPP-4抑制剂西格列汀对二甲双胍单药治疗但血糖控制不佳的成年2型糖尿病患者的影响，结果发现与西格列汀相比，司美格鲁肽每周一次皮下注射治疗能够更大程度地降低受试者的HbA1c水平。2019年发表于*Lancet Diabetes Endocrinology*的GRAVITAS研究[21]是一项随机双盲安慰剂对照试验，探讨了GLP-1受体激动剂利拉鲁肽对代谢手术后持续性或复发性2型糖尿病患者的辅助治疗作用。对接受过Roux-en-Y胃旁路术或垂直袖状胃切除术并且患有持续性或复发性2型糖尿病

的患者，在给予低热量饮食的同时，利拉鲁肽每天一次皮下注射持续26周，较安慰剂可更加显著地降低HbA1c的水平。

上述临床研究结果说明，减重药物或具有减重效果的非胰岛素降糖药对2型糖尿病患者的血糖控制均具有良好的辅助作用，可有效改善患者的病情。然而，目前尚缺乏相关的以2型糖尿病缓解作为主要终点的临床研究，用以评估减重药物或非胰岛素降糖药对2型糖尿病缓解的促进作用及其疗效。

多项临床研究表明，对于新诊断的2型糖尿病患者，短期应用胰岛素强化治疗可有效改善其胰岛β细胞功能及胰岛素抵抗[22]。2020年修订的《糖尿病医疗护理标准》[23]中指出，对于血糖控制较差的2型糖尿病患者（HbA1c≥10%，FBG≥11.1 mmol/L），辅助应用2周的早期胰岛素强化治疗，对于缓解2型糖尿病具有良好的促进作用。同时《缓解2型糖尿病中国专家共识》[10]建议，超重或肥胖的2型糖尿病患者，在初诊时血糖水平高（HbA1c≥10%，FBG≥11.1 mmol/L）并伴有明显高血糖症状或出现酮症酸中毒（DKA），可给予短期胰岛素强化治疗。

2008年发表于*Lancet*的一项多中心随机平行研究[3]以我国新诊断的2型糖尿病患

者为研究对象，比较了短期强化胰岛素治疗与口服降血糖药对2型糖尿病缓解率的影响。该研究以空腹血糖＜6.1 mmol/L且餐后2小时血糖＜8.0 mmol/L作为缓解的标准，结果显示，对于新诊断的2型糖尿病患者早期应用2周胰岛素强化治疗，1年后2型糖尿病的缓解率可达到51.1%，而口服降糖药（格列齐特或二甲双胍）治疗组1年后的2型糖尿病缓解率则为26.7%。此后多项相关临床研究均发现[22]，短期胰岛素强化治疗可显著改善新诊断2型糖尿病患者的血糖水平，更大程度地实现2型糖尿病的缓解。但目前尚无相关临床研究，以超重或肥胖的2型糖尿病患者作为受试者，对比评价强化生活方式干预与短期胰岛素强化治疗对2型糖尿病缓解的促进作用。

### 7.3.3　减重手术

2005年《新英格兰医学杂志》发表了一篇病例报道[24]，发现六名肥胖症患者在Roux-en-Y胃旁路手术后出现了内源性的高胰岛素低血糖。正是这项发现引发了人们对于减重手术促进2型糖尿病缓解这一问题的关注和研究。此后，多项临床研究均指出，减重手术是最有效的缓解2型糖尿病的干预方法，具有缓解率高、持续时间长的特点。减重手术包括多种术式，如袖状胃切除术（Sleeve gastrectomy，SG）、Roux-en-Y胃旁路术（Roux-en-Y gastric bypass，RYGB）、腹腔镜下可调胃带术（laparoscopic adjustable gastric band，LAGB）以及胆胰转流术（biliopancreatic diversion，BPD）等。2021年发布的ADA共识[9]以及《缓解2型糖尿病中国专家共识》[10]均指出，对于BMI≥32.5 kg/m²的2型糖尿病患者若非手术性的干预方法无法降低体重、改善代谢紊乱，可考虑采取减重手术缓解2型糖尿病。

2014年*JAMA*杂志发表了一项基于瑞典肥胖2型糖尿病患者的长期随访观察性研究[25]，探讨了减重手术与2型糖尿病缓解之间的关系。研究以停用降糖药物的情况下随机血糖＜110 mg/dL为2型糖尿病缓解的标准，结果显示接受了减重手术的肥胖2型糖尿病患者2年后缓解率高达72.3%，而对照组仅为16.4%，15年后减重手术组缓解率降至30.4%，而对照组仅为6.5%。2017年发表于《新英格兰医学杂志》的一项观察性前瞻性研究[26]则显示，肥胖的2型糖尿病患者在接受Roux-en-Y胃旁路术后，以停药状态下FBG＜7.0 mmol/L且HbA1c＜6.5%为缓解标准，2年、6年以及12年后的2型糖尿病缓解率分别为75%、62%、51%，远高于非手术组。上述临床研究结果提示，减重手术对2型糖尿病的缓解具有长期的促进作用。在术式方面，2019年发表于*Lancet Diabetes & Endocrinology*的一项单中心三盲随机对照试验[27]对胃旁路术和袖状胃切除术的2型糖尿病缓解作用进行了研究。该研究以不使用降糖药物的情况下HbA1c<6.0%作为缓解标准，发现对于肥胖的成年2型糖尿病患者来说，胃旁路术的1年缓解率优于袖状胃切除术，推荐使用胃旁路术作为肥胖和2型糖尿病患者的首选减肥手术。

与此同时，多项临床研究通过长期随访对比分析了减重手术与其他干预措施对2型糖尿病缓解的促进作用。2015年发表于*JAMA Surgery*杂志的一项随访研究[28]比较了减重手术以及常规口服降糖药治疗对轻度肥胖（BMI≤35 kg/m²）的2型糖尿病患者糖尿病缓解的疗效。该研究以停用降糖药物的情况下HbA1c<6.5%作为缓解标准，发现在第5年结束时，手术组的2型糖尿病缓解率为64%，而口服降糖药治疗组的缓解率仅为2.8%。2021年发表于*Lancet*杂志的一项针对单中心随机对照试验的10年随访研究[29]显示，对于BMI>35 kg/m²的2型糖尿病患者来说，以停用降糖药至少1年的情况下HbA1c<6.5%且空腹血糖<5.55 mmol/L为2型糖尿病缓解的标准，Roux-en-Y胃旁路术的10年缓解率为25.5%，胆胰转流术的10年缓解率为50.0%，而常规降糖药治疗组在10年随访后仅1例患者在行减重手术后才达到2型糖尿病的缓解。2022年*Diabetes Care*发表了来自2型糖尿病药物与代谢手术随机试验联盟（ARMMS-T2D）的一项迄今为止规模最大的随机队列长期随访研究[30]，评估了减重手术与医疗、强化生活方式干预对2型糖尿病缓解的疗效。该研究以停用常规降糖治疗的情况下HbA1c≤6.5%为2型糖尿病的缓解标准，随访3年后，发现减重手术组的2型糖尿病缓解率为37.5%，而医疗/生活方式干预组仅为2.6%，说明在缓解2型糖尿病方面，减重手术比医疗及生活方式干预更有效、更持久。

虽然减重手术具有缓解率高、持续时间长的特点，可为2型糖尿病合并肥胖症的患者带来诸多的代谢改善，但减重手术治疗2型糖尿病的前提是患者的胰岛功能尚可。此外，减重手术是有创治疗，具有一定的并发症风险，需要充分进行术前评估和准备，选择适合的术式，并加强术后随访和营养以及运动指导，以提高病人的生存质量。

## 7.4 不同干预时间下2型糖尿病缓解的疗效评价（张琳琳　匡洪宇）

虽然强化生活方式干预、药物治疗以及减重手术已被公认为能够促进2型糖尿病缓解的有效干预方式，然而在不同的临床研究中，各项干预措施的严格程度及持续时间均存在着较大差异。目前仅有少部分临床研究以2型糖尿病缓解为主要终点，比较同一干预方案的不同疗程对2型糖尿病缓解的影响。

2021年发表于*BMJ*杂志的一项Meta分析研究[31]对低碳水化合物饮食以及极低碳水化合物饮食干预的持续时间、促缓解的疗效以及长期安全性进行了分析与评估。该研究共汇总了23项临床研究的数据，以HbA1c＜6.5％为评价2型糖尿病缓解的标准，发现为期6个月的LCD干预可实现更高程度的2型糖尿病缓解，其中LCD组的2型糖尿病缓解率可达到57％，而对照饮食组则为31％。但很少有研究阐述过为期12个月的LCD干预对2型糖尿病缓解的影响。然而在减重、降低甘油三酯和改善胰岛素敏感性方面，为期6个月的LCD干预较为期12个月具有更加显著的改善作用。与此同时，LCD干预在进行到第6个月时，患者的生活质量并没有产生显著改变，但在第12个月时却出现了生活质量的恶化和低密度脂蛋白的增加，提示随着干预时间的延长，LCD干预并不会增加2型糖尿病缓解的概率，反而容易导致不良后果的产生。2021年发表于*Nutrients*杂志的一篇综述[32]同样指出，长期进行LCD干预并不会带来更大的代谢收益，还容易导致营养失衡、血脂异常以及肠道菌群紊乱等多种安全性问题。因此，在实施强化生活方式干预时，应把握适当的干预时间，并对方案的有效性和安全性进行充分评估。

## 7.5 不同病程下2型糖尿病缓解的疗效评价（张琳琳　匡洪宇）

众所周知，靶器官的胰岛素抵抗以及β细胞胰岛素分泌的相对不足是2型糖尿病发病的两个主要环节。随着病情的进展，糖代谢紊乱的程度不断加剧，β细胞为维持血糖的稳态过度代偿性地分泌胰岛素，最终会导致β细胞出现功能上的衰竭。因此，尽早纠正高血糖的状态，减少高血糖对β细胞的功能损害，对实现2型糖尿病的缓解具有重要意义。

多项临床研究均表明，病程较短的患者更容易实现2型糖尿病的缓解。2022年发表于*Diabetes Care*的人群研究[14]对英格兰地区处于2型糖尿病缓解的人群相关特征进行了分析与阐述，发现与未达到缓解期的患者相比，2型糖尿病缓解期的人具有更短的糖尿病病程。在英格兰国家健康记录所登记的2,297,700名成年2型糖尿病患者中，1年时间内2型糖尿病的缓解率为0.97%，从中进一步筛选出75,610名2型糖尿病病史＜1年的患者，发现该部分患者1年时间内的缓解率可达到4.49%，远高于0.97%这一平均缓解率。与此同时，著名的DiRECT研究[7]也显示，对于病程＜6年的2型糖尿病患者来说，其在接受干预后具有更高的缓解率。

如前文所述，对于新诊断的2型糖尿病患者而言，早期应用短期胰岛素强化干预可有效促进2型糖尿病的缓解[3]。然而，2022年发表于*Diabetes Care*的一项开放式多中心的随机对照试验[33]则发现，以病程小于5年的2型糖尿病患者为受试者，给予其为期12周的甘精胰岛素联合二甲双胍、西格列汀强化治疗，以停药状态下HbA1c＜6.5%为缓解标准，第24、第36、第48和第64周时治疗组的2型糖尿病缓解率与对照组相比无明显差异。这一结果提示，在2型糖尿病病程的早期实施短期强化胰岛素干预，对实现持续的缓解具有更大的临床意义。

2019年发表于*PLoS Med*杂志的一项队列研究[34]探究了2型糖尿病持续时间与减重手术缓解率之间的关系。该研究以无降糖药物治疗的情况下HbA1c＜6.5%为缓解标准，对2007—2015年瑞典8546名接受了减重手术的2型糖尿病患者术后5年的缓解情况进行了回顾性分析，发现减重手术后2型糖尿病的缓解率与2型糖尿病的持续时间呈现显著的负相关。此外，2020年发表于*Diabetes Care*的一项研究[35]以瑞典363名进行了减重手术的2型糖尿病合并肥胖的患者为研究对象，对其病情和缓解状况进行了回顾性分析，发现病程在2～10年的患者具有更高的缓解概率。与此同时，多项研究[36][37]已将病程的长短作为减重手术后2型糖尿病缓解的独立预测因素。

## 7.6 小结（张琳琳　匡洪宇）

2型糖尿病患者的缓解并非梦想，而是已成现实。通过回顾相关指南与共识报告，我们对2型糖尿病缓解评价标准的演变进行了回顾及汇总，同时基于多项临床研究结果，对不同人群中2型糖尿病缓解的特征、不同干预方案对2型糖尿病缓解的疗效进行了对比分析。对于短病程或肥胖的2型糖尿病患者来说，及时采取强化生活方式干预可有效地降低体重，对实现2型糖尿病的缓解具有重要的促进作用。同时，在强化生活方式干预的基础上，还可以采取个体化的降糖方案进行辅助治疗，必要时可采取减重手术的方式，以达到2型糖尿病缓解。实现2型糖尿病缓解可以使患者在一段时间内免于药物治疗，同时降低相关并发症的发生风险，能够有效地减轻患者的心理负担，提升患者的生活质量。

然而，在2型糖尿病缓解这一领域仍存在着一些需要解决的问题。目前，对非肥胖或病程较长的2型糖尿病患者来说，仍缺乏有效的缓解措施。同时，尚无足够的临床研究证据用来分析不同地区、不同人群的2型糖尿病缓解率，对未来不同干预措施的疗效评价缺乏相应的基线数据。与此同时，目前尚无相关临床研究以2型糖尿病的缓解为主要结局，评估非胰岛素降糖药对2型糖尿病缓解的促进作用与疗效。此外，尚缺乏足够的随访研究，以评估不同干预方案对2型糖尿病缓解后的复发率及远期并发症的影响。因此，我们要进一步对2型糖尿病的缓解进行更加深入的研究，积极探索更多的缓解方案，总结我国不同人群中2型糖尿病的缓解特征，为不同人群匹配最佳的缓解方案，以在更大程度上实现2型糖尿病的缓解。

## 参考文献

① Gong Q, Zhang P, Wang J, et al. Morbidity and mortality after lifestyle intervention for people with impaired glucose tolerance: 30-year results of the Da Qing Diabetes Prevention Outcome

Study[J]. Lancet Diabetes Endocrinol, 2019, 7(6): 452-461.

❷ Taheri S, Zaghloul H, Chagoury O, et al. Effect of intensive lifestyle intervention on bodyweight and glycaemia in early type 2 diabetes (DIADEM-I): an open-label, parallel-group, randomised controlled trial[J]. Lancet Diabetes Endocrinol, 2020, 8(6): 477-489.

❸ Weng J, Li Y, Xu W, et al. Effect of intensive insulin therapy on beta-cell function and glycaemic control in patients with newly diagnosed type 2 diabetes: a multicentre randomised parallel-group trial[J]. Lancet, 2008, 371(9626): 1753-1760.

❹ Purnell JQ, Dewey EN, Laferrère B, et al. Diabetes remission status during seven-year follow-up of the longitudinal assessment of bariatric surgery study[J]. J Clin Endocrinol Metab, 2021, 106(3): 774-788.

❺ Buse JB, Caprio S, Cefalu WT, et al. How do we define cure of diabetes?[J]. Diabetes Care, 2009, 32(11): 2133-2135.

❻ Captieux M, Prigge R, Wild S, et al. Defining remission of type 2 diabetes in research studies: A systematic scoping review[J]. PLoS Med, 2020, 17(10): e1003396.

❼ Lean ME, Leslie WS, Barnes AC, et al. Primary care-led weight management for remission of type 2 diabetes (DiRECT): an open-label, cluster-randomised trial[J]. Lancet, 2018, 391(10120): 541-551.

❽ Nagi D, Hambling C, Taylor R. Remission of type 2 diabetes: a position statement from the Association of British Clinical Diabetologists (ABCD) and the Primary Care Diabetes Society (PCDS)[J]. Br J Diabetes, 2019, 19(1): 73-76.

❾ Riddle MC, Cefalu WT, Evans PH, et al. Consensus report: definition and interpretation of remission in type 2 diabetes[J]. Diabetologia, 2021, 64(11): 2359-2366.

❿ 邹大进,张征,纪立农.缓解2型糖尿病中国专家共识[J].中国糖尿病杂志,2021,29(9):641-652.

⓫ International Diabetes Federation. IDF Diabetes Atlas, 10th edition, 2021.

⓬ WHO. Global report on diabetes, 2016.

⓭ Captieux M, Fleetwood K, Kennon B, et al. Epidemiology of type 2 diabetes remission in Scotland in 2019: A cross-sectional population-based study[J]. PLoS Med, 2021, 18(11): e1003828.

⓮ Holman N, Wild SH, Khunti K, et al. Incidence and Characteristics of Remission of Type 2 Diabetes in England: A Cohort Study Using the National Diabetes Audit[J]. Diabetes Care, 2022, 45(5): 1151-1161.

⓯ Magkos F, Hjorth MF, Astrup A. Diet and exercise in the prevention and treatment of type 2 diabetes mellitus[J]. Nat Rev Endocrinol, 2020, 16(10): 545-555.

⓰ Gregg EW, Chen H, Wagenknecht LE, et al. Association of an intensive lifestyle intervention with remission of type 2 diabetes[J]. JAMA, 2012, 308(23): 2489-2496.

⓱ Miles JM, Leiter L, Hollander P, et al. Effect of orlistat in overweight and obese patients with type 2 diabetes treated with metformin[J]. Diabetes Care, 2002, 25(7): 1123-1128.

⓲ Kelley DE, Bray GA, Pi-Sunyer FX, et al.

Clinical efficacy of orlistat therapy in overweight and obese patients with insulin-treated type 2 diabetes: A 1-year randomized controlled trial[J]. Diabetes Care, 2002, 25(6): 1033-1041.

⑲ Torgerson JS, Hauptman J, Boldrin MN, et al. XENical in the prevention of diabetes in obese subjects (XENDOS) study: a randomized study of orlistat as an adjunct to lifestyle changes for the prevention of type 2 diabetes in obese patients[J]. Diabetes Care, 2004, 27(1): 155-161.

⑳ Ji L, Dong X, Li Y, et al. Efficacy and safety of once-weekly semaglutide versus once-daily sitagliptin as add-on to metformin in patients with type 2 diabetes in SUSTAIN China: A 30-week, double-blind, phase 3a, randomized trial[J]. Diabetes Obes Metab, 2021, 23(2): 404-414.

㉑ Miras AD, Pérez-Pevida B, Aldhwayan M, et al. Adjunctive liraglutide treatment in patients with persistent or recurrent type 2 diabetes after metabolic surgery (GRAVITAS): a randomised, double-blind, placebo-controlled trial[J]. Lancet Diabetes Endocrinol, 2019, 7(7): 549-559.

㉒ Kramer CK, Zinman B, Retnakaran R. Short-term intensive insulin therapy in type 2 diabetes mellitus: a systematic review and meta-analysis[J]. Lancet Diabetes Endocrinol, 2013, 1(1): 28-34.

㉓ Summary of Revisions: Standards of Medical Care in Diabetes-2020[J]. Diabetes Care, 2020, 43(Suppl.1): S4-S6.

㉔ Service GJ, Thompson GB, Service FJ, et al. Hyperinsulinemic hypoglycemia with nesidioblastosis after gastric-bypass surgery[J]. N Engl J Med, 2005, 353(3): 249-254.

㉕ Sjöström L, Peltonen M, Jacobson P, et al. Association of bariatric surgery with long-term remission of type 2 diabetes and with microvascular and macrovascular complications[J]. JAMA, 2014, 311(22): 2297-2304.

㉖ Adams TD, Davidson LE, Litwin SE, et al. Weight and Metabolic Outcomes 12 Years after Gastric Bypass[J]. N Engl J Med, 2017, 377(12): 1143-1155.

㉗ Hofsø D, Fatima F, Borgeraas H, et al. Gastric bypass versus sleeve gastrectomy in patients with type 2 diabetes (Oseberg): a single-centre, triple-blind, randomised controlled trial[J]. Lancet Diabetes Endocrinol, 2019, 7(12): 912-924.

㉘ Hsu CC, Almulaifi A, Chen JC, et al. Effect of Bariatric Surgery vs Medical Treatment on Type 2 Diabetes in Patients With Body Mass Index Lower Than 35: Five-Year Outcomes[J]. JAMA Surg, 2015, 150(12): 1117-1124.

㉙ Mingrone G, Panunzi S, De Gaetano A, et al. Metabolic surgery versus conventional medical therapy in patients with type 2 diabetes: 10-year follow-up of an open-label, single-centre, randomised controlled trial[J]. Lancet, 2021, 397(10271): 293-304.

㉚ Kirwan JP, Courcoulas AP, Cummings DE, et al. Diabetes Remission in the Alliance of Randomized Trials of Medicine Versus Metabolic Surgery in Type 2 Diabetes (ARMMS-T2D)[J]. Diabetes Care, 2022, 45(7): 1574-1583.

㉛ Goldenberg JZ, Day A, Brinkworth GD, et al. Efficacy and safety of low and very low carbohydrate diets for type 2 diabetes remission: systematic review and meta-analysis of published and unpublished randomized trial data[J]. BMJ,

2021, 372: m4743.

㉜ Barber TM, Hanson P, Kabisch S, et al. The Low-Carbohydrate Diet: Short-Term Metabolic Efficacy Versus Longer-Term Limitations[J]. Nutrients, 2021, 13(4): 1187.

㉝ McInnes N, Hall S, Hramiak I, et al. Remission of Type 2 Diabetes Following a Short-term Intensive Intervention With Insulin Glargine, Sitagliptin, and Metformin: Results of an Open-label Randomized Parallel-Design Trial[J]. Diabetes Care, 2022, 45(1): 178-185.

㉞ Jans A, Näslund I, Ottosson J, et al. Duration of type 2 diabetes and remission rates after bariatric surgery in Sweden 2007—2015: A registry-based cohort study[J]. PLoS Med, 2019, 16(11): e1002985.

㉟ Sjöholm K, Carlsson LMS, Taube M, et al. Comparison of Preoperative Remission Scores and Diabetes Duration Alone as Predictors of Durable Type 2 Diabetes Remission and Risk of Diabetes Complications After Bariatric Surgery: A Post Hoc Analysis of Participants From the Swedish Obese Subjects Study[J]. Diabetes Care, 2020, 43(11): 2804-2811.

㊱ Jans A, Näslund I, Ottosson J, et al. Duration of type 2 diabetes and remission rates after bariatric surgery in Sweden 2007—2015: A registry-based cohort study[J]. PLoS Med, 2019, 16(11): e1002985.

㊲ Ahuja A, Tantia O, Chaudhuri T, et al. Predicting remission of diabetes post metabolic surgery: a comparison of ABCD, diarem, and DRS scores[J]. Obes Surg, 2018, 28(7): 2025-2031.

# 2型糖尿病缓解的预后

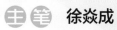

主审 徐焱成

2型糖尿病（T2DM）是一种代谢性疾病，部分2型糖尿病患者经过生活方式的调整、药物治疗包括胰岛素治疗强化，以及代谢外科手术等干预措施，可能促成2型糖尿病的缓解。而随着2型糖尿病缓解，糖尿病并发症的发生发展和各项代谢指标等亦有所改善，患者的一些临床特征和辅助检查指标等被证实能够有效地预测2型糖尿病缓解。

胰岛素短期强化治疗已被证实对于2型糖尿病缓解有效。新近确诊的2型糖尿病患者，在短期内通过持续皮下胰岛素输注（CSII）的加强治疗后，能够达到长期稳定的血糖控制效果。在随访2年后有42.3%的患者仍达到糖尿病缓解标准，而这些患者的β细胞功能在强化治疗后恢复得也相对较好，特别是第一时相胰岛素分泌功能[1][2]。多中心临床研究发现，与口服降糖药相比，胰岛素强化治疗可以使血糖更快地控制在正常范围，而且在随访1年后发现糖尿病缓解率也较高[3]。2型糖尿病患者对于糖尿病治疗积极的态度和良好的依从性也是影响糖尿病长期缓解的因素[4]。目前，这一方案在临床中已被广泛应用。

另外，强化生活方式干预能有效地预防糖尿病的发生，还可以实现部分糖尿病的缓解。

大庆生活方式研究小组建议参与者提高蔬菜消耗量，降低单糖食用量。对于超重或肥胖的病人，他们建议采取措施减轻体重，并提倡增强日常活动，建议每天至少进行20分钟的中等强度体育活动[5]。大庆研究显示生活方式干预可以延缓糖耐量受损人群2型糖尿病的发生，可使30年随访时累计发生2型糖尿病的风险下降39%，2型糖尿病发病中位时间推迟3.96年，降低心血管事件、大血管及微血管并发症等的发生率，并延长预期寿命[6]。大庆研究表明，强化生活方式干预操作简单，费用低，效果显著持久。强化生活方式的干预措施也能有效优化老年糖尿病患者的血糖控制[7]。国际上的生活方式改变研究也证实了这一成效。在DIADEM-I研究中[8]，参与者为158名18岁至50岁的2型糖尿病患者（病程不超过3年）且伴有肥胖，研究将他们分为强化生活方式干预组和常规药物治疗组。在生活方式干预持续12个月后，参与者的体重显著减轻，这一变化与超过60%的参与者实现糖尿病缓解和超过30%的参与者血糖水平恢复正常有显著关联。芬兰的糖尿病预防项目（DPS）在其生活方式干预组中，向参与者提供了定制饮食和运动建议。该方案建议每天至少进行30分钟的抗阻力训练及有氧运动，旨在实现超过5%的体重减少，同时将脂肪的摄入控制在总能量摄入的30%以内。平均长达7年的随访观察表明，这样的干预可以将2型糖尿病的发病风险降低43%[9]。在美国的糖尿病预防项目（DPP）中，生活方式干预组向参与者推荐了低脂肪饮食，即脂肪摄入量占总能量摄入的比例低于25%，并对那些体重下降未达预定目标的参与者实施了热量摄入限制。研究结果显示，在生活方式干预的参与者中，有50%的人体重减少了至少7%，且74%的人保持了每周至少150分钟的中等强度运动。经过三年的生活方式干预，糖耐量异常（IGT）发展成2型糖尿病的风险降低了58%[10]。该研究在15年的随访期后发现，生活方式的干预对预防2型糖尿病的好处依然显著[11]。糖尿病控制与并发症试验（DCCT）和英国前瞻性糖尿病研究（UKPDS）等以血糖严格控制为目标的研究显示，在糖尿病初期阶段对血糖进行严格管理，可以有效减少微血管并发症的风险。进一步的长期追踪研究也表明，早期的严格血糖控制与降低糖尿病相关的微血管并发症、心肌梗死和死亡风险有着密切关联[12][13]。

极低热量饮食（VLCD）通常指每日摄入热量＜800 kcal，且保证每日蛋白质的摄入量，而碳水化合物和脂肪的摄入受到严格限制的膳食模式。对于新确诊2型糖尿病 4～6年合并超重和肥胖的患者，在经过VLCD 2～5个月并随访2～12个月后，部分患者的体重下降，而且HbA1c＜6.5%，实现糖尿病缓解[14][15]。VLCD不仅是一种对肥胖患者有效的减重方法，而且能降低血糖，一项研究共纳入5例肥胖但未患糖尿病的人和10例肥胖2型糖尿病患者，采用VLCD方案后，肥胖2型糖尿病组患者空腹血糖（FBG）水平从16.17 ± 1.17 mmol/L降至5.28 ± 0.33 mmol/L，同时HbA1c从13.1% ± 0.7%降至8.8% ± 0.3%[16]。对于肥胖2型糖尿病患者，VLCD不仅能安全有效地使患者体重减轻，血糖、血脂恢复正常，还能减少肥胖2型糖尿病患者使用降糖药物的种类和数量，也可以减少胰岛素每日使用剂量，进一步研究发现VLCD能够缓解胰岛素抵抗、恢复胰岛β细胞功能[17]。最新研究亦发现11例2型糖尿病患者经过8周VLCD（600 kcal/d）后，仅通过饮食能量限制就可以实现肝脏胰岛素敏感性和β细胞功能的正常化，再次证明VLCD可缓解2型糖尿病[14]。而缓解患者具有以下特点：一般年龄小、病程短、胰岛β细胞功能尚可[18]。为了进一步验证VLCD对肥胖2型糖尿病患者缓解的效果，Taylor教授团队开展了一项大型研究[15][19]，主要目的是明确通过热量限制带来的体重下降是否能使2型糖尿病缓解及其机制。306例年龄介于20～65岁、糖尿病病程≤6年、BMI 27～45 kg/m² 且未使用胰岛素治疗的2型糖尿病患者纳入该研究。2型糖尿病缓解的定义为：体重下降，在停用降糖药物至少2个月后，两次空腹血糖（FBG）<7 mmol/L或HbA1c<6.5%，而且两次检测至少间隔2个月。针对干预组患者，首先停用降糖药物，然后采用低热量液体饮食，共持续3～5个月，每天摄入的热量控制在825～853 kcal，接着进行结构化饮食2～8周和持续的结构化方案，达到长期维持体重的目的。在随访第2年时，约1/3的患者糖尿病达到缓解，而约3/4在随访第1年时实现糖尿病缓解的患者在继续随访第2年时仍处于糖尿病缓解状态。该研究发现糖尿病缓解的主要原因是肝脏、胰腺脂肪沉积改善，以及胰腺形态和功能的恢复。

此外，代谢手术也被证实能有效地实现糖尿病缓解。与非手术治疗相比，接受手术治疗［Roux-en-Y胃旁路术（RYGB）或腹腔镜袖状胃切除术（LSG）］的患者可以实现部分或完全缓解，而且手术组患者术后使用降糖药物更少[20]。部分患者在Roux-en-Y胃旁路术后5年时HbA1c、低密度脂蛋白胆固醇和收缩压较前都得到控制[21]。与药物／生活方式干预相比，代谢手术后更多患者实现了糖尿病缓解，且空腹血糖和BMI降低更多，术后使用药物控制糖尿病、高血压和血脂异常的患者比例均较低，代谢手术比药物／生活方式干预对2型糖尿病缓解更有效且持久[22]。除此之外，代谢手术可实现患者长期缓解且微血管和大血管并发症减少[23]，如有助于延缓糖尿病视网膜病变的进展[24]。代谢手术后心血管疾病的风险也有所降低[25]，收缩压（SBP）、甘油三酯（TG）和BMI显著下降，高密度脂蛋白胆固醇（HDL）升高。对于使用胰岛素的患者，术前联合肠促胰岛素受体激动剂可显著提高手术后2型糖尿病缓解的概率[26]。虽然代谢手术有诸多优点，但是研究发现RYGB治疗的2型糖尿病患者骨密度（BMD）和骨强度较低，且骨转换标志物如C端交联端肽、前胶原I型氨基端前肽和骨钙素水平升高，提示我们应注意监测2型糖尿病患者代谢手术后的骨代谢情况[27]。

上述方法均可实现糖尿病部分缓解（如图8-1所示），主要机制涉及改善或纠正因肥胖导致的脂肪肝和脂肪胰问题，从而提高胰岛素的敏感性，改善高胰岛素血症，纠正因高血糖引发的毒性效应，以及恢复胰岛β细胞的分化状态和转化功

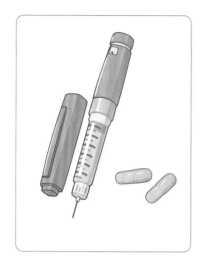

胰岛素短期强化治疗

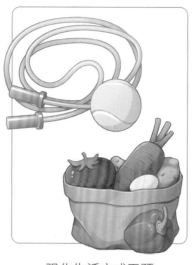

强化生活方式干预

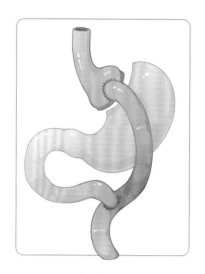

代谢手术

图8-1 糖尿病缓解方法

能。对于新近诊断及病程少于5年的2型糖尿病患者，他们的胰腺内仍然保有一定数量的功能性胰岛 β 细胞，这些细胞很多时候处于休眠状态或失去分化。通过适当的干预措施，这部分胰岛 β 细胞有可能重新激活，恢复其分泌胰岛素的能力[28][29]。此外，高糖毒性也会影响胰岛 β 细胞功能，导致胰岛素合成分泌减少70%以上。胰岛素强化治疗可以解除高糖毒性，从而恢复胰岛 β 细胞功能。糖尿病病程、脂毒性、肥胖和胰岛素抵抗等也与胰岛 β 细胞去分化有关，因此，在以上各项因素被纠正后可以使去分化的胰岛 β 细胞再分化为具有合成分泌胰岛素功能的成熟胰岛 β 细胞[28][29]。对于2型糖尿病合并超重和肥胖的患者，减重是核心环节，因常合并脂肪肝和脂肪

胰，从而导致胰岛 β 细胞功能受损，而通过饮食、运动生活方式干预后，减轻体重和降低体内脂肪含量可以促进胰岛 β 细胞功能的恢复，达到糖尿病缓解的效果[15]。在新确诊的2型糖尿病患者中胰岛素抵抗的比例高，体重减轻可有助于改善胰岛素抵抗，促进胰岛 β 细胞功能的恢复[15]，从而实现糖尿病缓解（如图8-2所示）。

相关的临床特征与生化指标已经被证实能够很好地预测糖尿病的缓解。对于发病年龄小、病程短、体重较重、空腹C肽较高和胰岛素用量少的患者，代谢手术后糖尿病缓解的概率较高[30][31]。而对于年龄＞50岁、糖尿病病程＞5年、使用除二甲双胍以外的降糖药物以及基线HbA1c＞7.0%的患者，缓解概率较低[32]。减肥手术可使

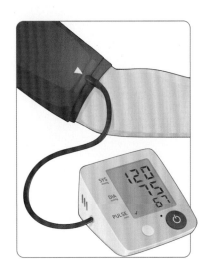

血压改善

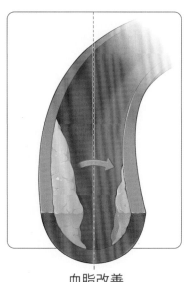

血脂改善

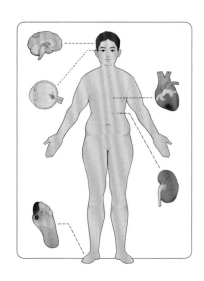

减少并发症

图8-2　糖尿病缓解的预后

病态肥胖患者的体重持续大幅下降，增加糖尿病的短期和长期缓解率，这与改善胰岛素作用、β细胞功能和激素在肠—胰岛轴中的相互作用有关，基线β细胞功能能够预测糖尿病缓解的概率[33]，肝脏胰岛素抵抗（IR）减轻被证实是2型糖尿病缓解的主要预测因素，新诊断的2型糖尿病患者具有更好的β细胞功能和较低的肝脏IR，因此缓解的可能性更高[34]。代谢手术后1个月随访时血管生成素样蛋白8（betatrophin/ANGPTL8）浓度的增加可成为2型糖尿病缓解的重要预测因子[35]，肥胖患者ANGPTL8的浓度在循环中显著降低。相反，ANGPTL8在皮下脂肪组织（SAT）中的表达较高，特别是在2型糖尿病患者中，而其在内脏脂肪组织中的表达没有变化。减重手术后1年循环ANGPTL8水平显著增加。琥珀酸基线浓度已被证实是减重手术后糖尿病缓解的独立预测因子[36]，术后1年达到糖尿病缓解的患者的琥珀酸基线水平较低。一项研究发现，较高的基线硬脂酸／棕榈酸（S/P）与RYGB后糖尿病缓解相关，可作为患者术前评估的诊断标志物[37]。血清基质金属蛋白酶8（MMP-8）水平的早期降低可预测减重手术后的糖尿病缓解[38]。术前骨桥蛋白（OPN）的血清水平升高亦可预测减重手术后的糖尿病缓解[39]。除了上述临床特征和生化指标以外，DiaRem评分可用于预测RYGB手术后2型糖尿病缓解的概率[40]（如图8-3所示）。

2型糖尿病缓解后糖尿病并发症的发生发展和各项代谢指标等预后有所改善，且

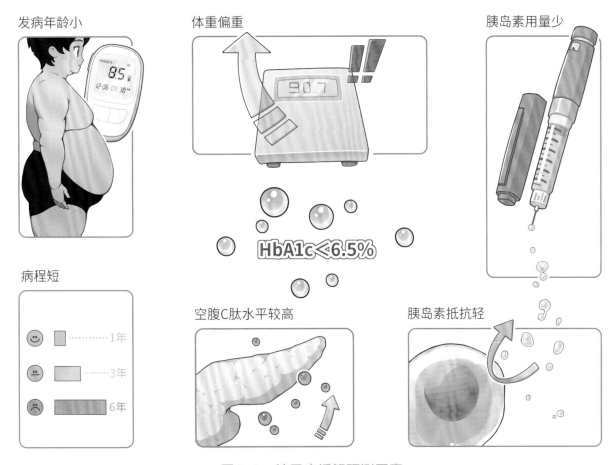

发病年龄小

体重偏重

胰岛素用量少

病程短

空腹C肽水平较高

胰岛素抵抗轻

HbA1c≤6.5%

图8-3 糖尿病缓解预测因素

长期缓解能使微血管和大血管并发症发生率降低，有助于延缓糖尿病视网膜病变的进展，心血管疾病的风险也有所降低，收缩压、甘油三酯和BMI下降，高密度脂蛋白胆固醇升高。患者的部分临床特征和生化指标等能够有效地预测2型糖尿病缓解，为治疗提供参考。

（撰稿：唐俊 代喆 徐焱成）

## 参考文献

❶ Li Y, Xu W, Liao Z, Yao B, Chen X, Huang Z, et al. Induction of long-term glycemic control in newly diagnosed type 2 diabetic patients is associated with improvement of beta-cell function[J]. Diabetes Care, 2004, 27(11): 2597-2602.

❷ Ilkova H, Glaser B, Tunckale A, Bagriacik N, Cerasi E. Induction of long-term glycemic control in newly diagnosed type 2 diabetic patients by transient intensive insulin treatment[J]. Diabetes Care, 1997, 20(9): 1353-1356.

❸ Weng J, Li Y, Xu W, Shi L, Zhang Q, Zhu D, et al. Effect of intensive insulin therapy on beta-cell function and glycaemic control in patients with newly diagnosed type 2 diabetes: a multicentre randomised parallel-group trial[J]. Lancet, 2008, 371(9626): 1753-1760.

❹ Chen A, Huang Z, Wan X, Deng W, Wu J, Li L, et al. Attitudes toward diabetes affect maintenance of drug-free remission in patients with newly diagnosed type 2 diabetes after short-term continuous subcutaneous insulin infusion treatment[J]. Diabetes Care, 2012, 35(3): 474-481.

❺ Pan XR, Li GW, Hu YH, Wang JX, Yang WY, An ZX, et al. Effects of diet and exercise in preventing NIDDM in people with impaired glucose tolerance: The Da Qing IGT and Diabetes Study[J]. Diabetes Care, 1997, 20(4): 537-544.

❻ Gong Q, Zhang P, Wang J, Ma J, An Y, Chen Y, et al. Morbidity and mortality after lifestyle intervention for people with impaired glucose tolerance: 30-year results of the Da Qing Diabetes Prevention Outcome Study[J]. Lancet Diabetes Endocrinol, 2019, 7(6): 452-461.

❼ Celli A, Barnouin Y, Jiang B, Blevins D, Colleluori G, Mediwala S, et al. Lifestyle Intervention Strategy to Treat Diabetes in Older Adults: A Randomized Controlled Trial[J]. Diabetes Care, 2022, 45(9): 1943-1952.

❽ Taheri S, Zaghloul H, Chagoury O, Elhadad S, Ahmed SH, El Khatib N, et al. Effect of intensive lifestyle intervention on bodyweight and glycaemia in early type 2 diabetes (DIADEM-I): an open-label, parallel-group, randomised controlled trial[J]. Lancet Diabetes Endocrinol, 2020, 8(6): 477-489.

❾ Lindstrom J, Ilanne-Parikka P, Peltonen M, Aunola S, Eriksson JG, Hemio K, et al. Sustained reduction in the incidence of type 2 diabetes by lifestyle intervention: follow-up of the Finnish Diabetes Prevention Study[J]. Lancet, 2006, 368(9548): 1673-1679.

❿ Knowler WC, Barrett-Connor E, Fowler SE, Hamman RF, Lachin JM, Walker EA, et al. Reduction in the incidence of type 2 diabetes with lifestyle intervention or metformin[J]. N Engl J Med, 2002, 346(6): 393-403.

⓫ Diabetes Prevention Program Research G. Long-term effects of lifestyle intervention or metformin on diabetes development and microvascular complications over 15-year follow-up: the Diabetes Prevention Program Outcomes Study[J]. Lancet Diabetes Endocrinol, 2015, 3(11): 866-875.

⓬ Nathan DM, Cleary PA, Backlund JY, Genuth SM, Lachin JM, Orchard TJ, et al. Intensive diabetes treatment and cardiovascular disease in patients with type 1 diabetes[J]. N Engl J Med, 2005, 353(25): 2643-2653.

⓭ Antoniu SA, Tashkin DP, Celli B, Senn S, et al. UPLIFT Study: the effects of long-term therapy with inhaled tiotropium in chronic obstructive pulmonary disease. Evaluation of a 4-year trial of tiotropium in chronic obstructive pulmonary disease[J]. N Engl J Med, 2008, 359(15), 1543-1554.

⑭ Lim EL, Hollingsworth KG, Aribisala BS, Chen MJ, Mathers JC, Taylor R. Reversal of type 2 diabetes: normalisation of beta cell function in association with decreased pancreas and liver triacylglycerol[J]. Diabetologia, 2011, 54(10): 2506-2514.

⑮ Lean ME, Leslie WS, Barnes AC, Brosnahan N, Thom G, McCombie L, et al. Primary care-led weight management for remission of type 2 diabetes (DiRECT): an open-label, cluster-randomised trial[J]. Lancet, 2018, 391(10120): 541-551.

⑯ Henry RR, Wiest-Kent TA, Scheaffer L, Kolterman OG, Olefsky JM. Metabolic consequences of very-low-calorie diet therapy in obese non-insulin-dependent diabetic and nondiabetic subjects[J]. Diabetes, 1986, 35(2): 155-164.

⑰ Malandrucco I, Pasqualetti P, Giordani I, Manfellotto D, De Marco F, Alegiani F, et al. Very-low-calorie diet: a quick therapeutic tool to improve beta cell function in morbidly obese patients with type 2 diabetes[J]. Am J Clin Nutr 2012, 95(3): 609-613.

⑱ Steven S, Hollingsworth KG, Al-Mrabeh A, Avery L, Aribisala B, Caslake M, et al. Very Low-Calorie Diet and 6 Months of Weight Stability in Type 2 Diabetes: Pathophysiological Changes in Responders and Nonresponders[J]. Diabetes Care, 2016, 39(5): 808-815.

⑲ Lean MEJ, Leslie WS, Barnes AC, Brosnahan N, Thom G, McCombie L, et al. Durability of a primary care-led weight-management intervention for remission of type 2 diabetes: 2-year results of the DiRECT open-label, cluster-randomised trial[J]. Lancet Diabetes Endocrinol, 2019, 7(5): 344-355.

⑳ Courcoulas AP, Belle SH, Neiberg RH, Pierson SK, Eagleton JK, Kalarchian MA, et al. Three-Year Outcomes of Bariatric Surgery vs Lifestyle Intervention for Type 2 Diabetes Mellitus Treatment: A Randomized Clinical Trial[J]. JAMA Surg, 2015, 150(10): 931-940.

㉑ Ikramuddin S, Korner J, Lee WJ, Thomas AJ, Connett JE, Bantle JP, et al. Lifestyle Intervention and Medical Management With vs Without Roux-en-Y Gastric Bypass and Control of Hemoglobin A1c, LDL Cholesterol, and Systolic Blood Pressure at 5 Years in the Diabetes Surgery Study[J]. JAMA, 2018, 319(3): 266-278.

㉒ Kirwan JP, Courcoulas AP, Cummings DE, Goldfine AB, Kashyap SR, Simonson DC, et al. Diabetes Remission in the Alliance of Randomized Trials of Medicine Versus Metabolic Surgery in Type 2 Diabetes (ARMMS-T2D)[J]. Diabetes Care, 2022, 45(7): 1574-1583.

㉓ Sjostrom L, Peltonen M, Jacobson P, Ahlin S, Andersson-Assarsson J, Anveden A, et al. Association of bariatric surgery with long-term remission of type 2 diabetes and with microvascular and macrovascular complications[J]. JAMA, 2014, 311(22): 2297-2304.

㉔ Madsen LR, Bek T, Richelsen B. Diabetic retinopathy in people with Type 2 diabetes and obesity treated by Roux-en-Y gastric bypass compared with non-operated controls: with focus on the role of diabetes remission in a cross-sectional and a 6-year follow-up study[J]. Diabet Med, 2019, 36(4): 457-464.

㉕ Huang YM, Wang W, Wei SC, Lee PF, Hsu YC, Tu WL, et al. Evaluation of Persistent Efficacy of Diabetes Remission and Decline of Cardiovascular Risk After Laparoscopic Sleeve Gastrectomy: a Preliminary 1-Year Study[J]. Obes Surg, 2022, 32(10): 3289-3297.

㉖ Wood GC, Gerhard GS, Benotti P, Petrick AT, Gabrielsen JD, Strodel WE, et al. Preoperative use of incretins is associated with increased diabetes remission after RYGB surgery among patients taking insulin: a retrospective cohort analysis[J]. Ann Surg, 2015, 261(1): 125-128.

㉗ Madsen LR, Espersen R, Ornstrup MJ, Jorgensen NR, Langdahl BL, Richelsen B. Bone Health in Patients with Type 2 Diabetes Treated by Roux-En-Y Gastric Bypass and the Role of Diabetes Remission[J]. Obes Surg, 2019, 29(6): 1823-1831.

㉘ Talchai C, Xuan S, Lin HV, Sussel L, Accili D. Pancreatic beta cell dedifferentiation as a mechanism of diabetic beta cell failure[J]. Cell, 2012, 150(6): 1223-1234.

㉙ Abu Dayyeh BK. Effect of Diet versus Gastric Bypass on Metabolic Function in Diabetes[J]. N Engl J Med, 2020, 383(24): 2391.

㉚ Mizera M, Wysocki M, Bartosiak K, Franczak P, Hady HR, Kalinowski P, et al. Type 2 Diabetes Remission 5 Years After Laparoscopic Sleeve Gastrectomy: Multicenter Cohort Study[J]. Obes Surg, 2021, 31(3): 980-986.

㉛ Purnell JQ, Selzer F, Wahed AS, Pender J, Pories W, Pomp A, et al. Type 2 Diabetes Remission Rates After Laparoscopic Gastric Bypass and Gastric Banding: Results of the Longitudinal Assessment of Bariatric Surgery Study[J]. Diabetes Care, 2016, 39(7): 1101-1107.

㉜ Madsen LR, Baggesen LM, Richelsen B, Thomsen RW. Effect of Roux-en-Y gastric bypass surgery on diabetes remission and complications in individuals with type 2 diabetes: a Danish population-based matched cohort study[J]. Diabetologia, 2019, 62(4): 611-620.

㉝ Singh AK, Kota SK. Bariatric surgery and diabetes remission: how far have we progressed?[J]. Expert Rev Endocrinol Metab, 2015, 10(5): 545-559.

㉞ Roncero-Ramos I, Gutierrez-Mariscal FM, Gomez-Delgado F, Villasanta-Gonzalez A, Torres-Pena JD, Cruz-Ares S, et al. Beta cell functionality and hepatic insulin resistance are major contributors to type 2 diabetes remission and starting pharmacological therapy from CORDIOPREV randomized controlled trial[J]. Transl Res, 2021, 238: 12-24.

㉟ Ejarque M, Borlaug M, Vilarrasa N, Martinez-Perez B, Llaurado G, Megia A, et al. Angiopoietin-like protein 8/betatrophin as a new determinant of type 2 diabetes remission after bariatric surgery[J]. Transl Res, 2017, 184: 35-44, e34.

㊱ Ceperuelo-Mallafre V, Llaurado G, Keiran N, Benaiges E, Astiarraga B, Martinez L, et al. Preoperative Circulating Succinate Levels as a Biomarker for Diabetes Remission After Bariatric Surgery[J]. Diabetes Care, 2019, 42(10): 1956-

1965.

㊲ Zhao L, Ni Y, Yu H, Zhang P, Zhao A, Bao Y, et al. Serum stearic acid/palmitic acid ratio as a potential predictor of diabetes remission after Roux-en-Y gastric bypass in obesity[J]. FASEB J, 2017, 31(4): 1449-1460.

㊳ Liberale L, Bonaventura A, Carbone F, Bertolotto M, Contini P, Scopinaro N, et al. Early reduction of matrix metalloproteinase-8 serum levels is associated with leptin drop and predicts diabetes remission after bariatric surgery[J]. Int J Cardiol, 2017, 245: 257-262.

㊴ Carbone F, Adami G, Liberale L, Bonaventura A, Bertolotto M, Andraghetti G, et al. Serum levels of osteopontin predict diabetes remission after bariatric surgery[J]. Diabetes Metab, 2019, 45(4): 356-362.

㊵ Still CD, Wood GC, Benotti P, Petrick AT, Gabrielsen J, Strodel WE, et al. Preoperative prediction of type 2 diabetes remission after Roux-en-Y gastric bypass surgery: a retrospective cohort study[J]. Lancet Diabetes Endocrinol, 2014, 2(1): 38-45.

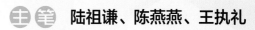

# 九

# 临床案例分析

主笔 陆祖谦、陈燕燕、王执礼

**9.1　病例一**（陆祖谦）

2型糖尿病合并体重超重病例

患者男性，51岁，大学教师，2型糖尿病2年伴口干、口渴2周。

患者入院2年前体检时发现空腹血糖（FBG）7.9 mmol/L，在某医院就诊，检验空腹血糖7.8 mmol/L，葡萄糖负荷后2小时血糖13.1 mmol/L，糖化血红蛋白A1c（HbA1c）7.6%，甘油三酯（TG）2.3 mmol/L，胆固醇（TC）5.9 mmol/L，低密度脂蛋白胆固醇（LDL-C）3.9 mmol/L，高密度脂蛋白胆固醇（HDL-C）、尿酸（UA）、谷氨酰转移酶（GGT）、尿糖、尿酮体及尿蛋白等均正常。诊断为2型糖尿病和高脂血症，予以盐酸二甲双胍片（500 mg，3次/日）和阿托伐他汀钙片（20 mg，1次/日）药物治疗。2个月后，自我血糖监测空腹血糖5.1～6.8 mmol/L，餐后2小时血糖5.5～8.3 mmol/L。患者停服降糖和调脂药物，通过饮食控制和晚餐后散步控制血糖。1年前体检空腹血糖6.5 mmol/L，餐后2小时血糖9.7 mmol/L，HbA1c 6.3%，TG 2.1 mmol/L，TC、LDL-C、HDL-C、UA、GGT等均正常。平时自我血糖监测空腹血糖5.8～6.9 mmol/L，餐后2小时血糖6.6～9.4 mmol/L。患者于2周前因口干、口渴等症状来我院糖尿病中心门诊就医，检验空腹血糖8.0 mmol/L，餐后2小时血糖12.6 mmol/L，HbA1c 7.8%，TC 5.8 mmol/L，TG 2.2 mmol/L，LDL-C 3.8 mmol/L，UA、GGT、尿微量白蛋白、尿酮体均正常，超声检查显示中度脂肪肝。

患者父亲罹患高血压，患者否认糖尿病家族史。少量饮酒，无吸烟史。

查体：血压130/85 mmHg，身高（H）170 cm，体重（Wt）77.0 kg，体质指数（BMI）26.6 kg/m²，腰围（W）96 cm。

诊断：2型糖尿病，高脂血症和脂肪肝。

治疗建议：糖尿病合理饮食包括减少每天碳水化合物摄入量至半斤（250 g），烹饪油摄入量为25 g左右；适当运动包括每天至少30分钟快步走，每周至少5次，体重减轻5.0%～10.0%；降糖治疗包括盐酸二甲双胍片（500 mg，3次/日）和阿卡波糖片（50 mg，3次/日）；降血脂治疗用阿托伐他汀钙片（20 mg，1次/日）。

经上述治疗2周后口干、口渴症状逐渐缓解，监测空腹血糖为5.9～6.7 mmol/L，餐后2小时血糖为6.0～10.3 mmol/L，体重减轻至74.0 kg。

3个月后门诊检验空腹血糖6.0 mmol/L，餐后2小时血糖7.5 mmol/L，A1c 6.5%，血脂、尿酸均正常，体重72.0 kg，肝功、肾功、GGT、UA均正常，超声示轻度脂肪肝。患者无视物模糊、手足麻痛等症状。建议单用盐酸二甲双胍片（500 mg，2次/日）控制血糖，停用阿卡波糖片和阿托伐他汀钙片。

半年后门诊检验空腹血糖5.5 mmol/L，餐后2小时血糖 7.0 mmol/L，HbA1c 5.9%，血脂、肝功、GGT、肾功、UA均正常，超声检查无脂肪肝，体重70.0 kg。患者无口渴、多饮、视物模糊、手足麻痛等情况。根据患者空腹、餐后2小时血糖和HbA1c均在正常水平及患者强烈要求停用降糖药物的诉求，决定停用口服降糖药物，选择较严格的生活方式干预措施，包括饮食控制（减少每天碳水化合物摄入量至250 g以下、控制油脂摄入量）和体育活动（每周3.0 km慢跑2次，每天徒步30分钟左右，每周4～5天）。平时监测空腹血糖为5.2～5.8 mmol/L，餐后2小时血糖为6.1～7.6 mmol/L。

1年后门诊检验空腹血糖5.4 mmol/L，A1c 5.6%，血脂、肝功、GGT、肾功、UA均正常，体重69.5 kg，超声检查无脂肪肝。

在随后的3年门诊随访中，患者每半年门诊生化检验1次，空腹血糖、HbA1c、血脂、肝功、GGT、肾功、UA、尿微量白蛋白均正常，超声检查未见脂肪肝，体重保持在67.0～69.0 kg。患者的糖尿病一直维持在完全缓解状态[1~4]。

## 病例诊治经过及专家点评：

### 1. 病例特点

中年男性，无糖尿病家族史，2型糖尿病6年余。因体检发现空腹血糖增高，在某医院进一步诊治，诊断2型糖尿病、高脂血症。经过生活方式干预，联合盐酸二甲双胍片和阿托伐他汀钙片治疗后，血糖、血脂水平较快接近正常水平，2个月后患者自行停用降糖药物，单纯生活方式干预控制血糖，自测血糖水平基本达标。

2年后因饮食控制欠佳、社会应酬较多、缺乏锻炼等因素的影响，血糖控制不佳，再次开始较严格的生活方式干预和盐酸二甲双胍片治疗，体重下降6.5%，减轻至72.0 kg，脂肪肝由中度转为轻度，半年后检验血糖和HbA1c控制在正常水平，BMI正常，超声检查无脂肪肝，停用盐酸二甲双胍片。

在随后3.5年的门诊随访中,患者的空腹血糖、HbA1c及血脂正常,BMI正常,超声检查无脂肪肝。患者状态达到糖尿病完全缓解[1~4]。

**2. 诊疗经过与临床转归**

患者体检发现空腹血糖增高,在门诊检验空腹血糖、餐后2小时血糖、HbA1c、血脂等,诊断2型糖尿病、高脂血症。经生活方式干预、药物(盐酸二甲双胍片和阿托伐他汀钙片)治疗2月后,自我血糖监测示血糖控制达标,即空腹血糖<7.0 mmol/L,餐后2小时血糖<10.0 mmol/L,遂停服盐酸二甲双胍片和阿托伐他汀钙片。患者达到2型糖尿病的部分缓解状态[1]。

2年后,因放松了生活方式管理,出现口干、口渴等糖尿病的症状,在门诊检验空腹血糖、餐后2小时血糖、HbA1c、血脂异常等,达到糖尿病诊断标准,需要重新开始降糖药物治疗,同时进行严格的生活方式管理。自我血糖监测空腹及餐后2小时血糖较快达标,体重减轻6.5%,半年后因血糖、HbA1c均达到正常水平,停服降糖药物。在随后的3.5年随访中,患者达到2型糖尿病的完全缓解状态[1]。

**3. 治疗体会**

2型糖尿病是一种异质性疾病,遗传因素和环境因素可导致胰岛素抵抗和/或胰岛素分泌缺陷。限于当前的医学水平,2型糖尿病仍然是一种不可能根治的慢性疾病,将伴随病人终身,但是它可防可控。2型糖尿病的治疗包括降糖治疗和针对其慢性并发症及共病的治疗,而糖尿病本身与生活方式密切相关,可见糖尿病治疗的复杂性和多样性。糖尿病的管理不仅需要医护人员的积极参与,也需要病人及其家人、社区等参与到病人的饮食管理、运动管理、药物治疗、血糖监测及糖尿病宣教过程中。

对于病程较短或新诊断的,以及合并超重或肥胖的2型糖尿病患者,可通过强化生活方式干预、减轻体重和使用降糖药物达到2型糖尿病的部分缓解、完全缓解和长期缓解,甚至可以达到无疾病状态(No evidence of disease, NED),但是患者仍然不能放松对生活方式的管理,因它是糖尿病管理的基础,需要贯彻糖尿病治疗的全程[1~5]。

**4. 专家点评**

早在3500年前人类就已记载了糖尿病,经过无数临床医生、科学家们艰苦卓绝的努力,目前我们已清楚认识到糖尿病是一种与生活方式关系非常密切的疾病,也是一种由遗传因素和环境因素长期共同作用所导致的以胰岛素抵抗和/或胰岛素分泌缺陷为基本病理生理变化的慢性进展性代谢性疾病。一旦患者被诊断2型糖尿病，它将伴随患者终身，但是它可防可控，甚至在某些2型糖尿病患者中，停用降糖药物后其血糖仍然能保持在正常水平，即空腹血糖和HbA1c均正常，并维持一段时间。

随着医学技术的不断进步和越来越多的循证医学证据的出现，2型糖尿病的逆转或缓解成为研究的热点，对糖尿病是一种慢性终身性疾病的观念提出了许多挑战。一些新诊断的、病程较短的、超重或肥胖的2型糖尿病患者，经过短暂的强化生活方式干预和药物治疗后，血糖可以达标。虽然在停药后血糖仍可达标，但还是需要持续的生活方式管理、慢性并发症筛查和对共病的密切关注。

（1）2型糖尿病缓解的评价标准及其方法

近年的临床研究资料显示，某些新诊断的或超重或肥胖的2型糖尿病患者在采取某些干预措施后可停用降糖药而血糖仍处于正常或接近正常水平，这种情况被称为2型糖尿病缓解[1~4]。它可分为部分缓解、完全缓解和长期缓解。部分缓解是指在停用降糖药的情况下，HbA1c<6.5%，空腹血糖在5.6~6.9 mmol/L且维持1年以上。完全缓解指在停用降糖药的情况下血糖正常

（HbA1c正常，空腹血糖<5.6 mmol/L）至少1年。长期缓解指完全缓解持续5年或5年以上。因餐后血糖变化较大，且易受膳食、运动等因素的影响，其不能作为2型糖尿病缓解的评价指标[3][5]。

某些新诊断的超重或肥胖的2型糖尿病患者较易获得缓解，缓解的方法有强化生活方式干预、减重手术和降糖药物干预。著名的DiRECT临床研究显示[6]：通过低热量（825~853 kcal/d）快速减轻体重后，1年时对照组缓解率为4%，干预组糖尿病缓解率为46%，而体重减轻<5 kg、5~10 kg、11~15 kg、>15 kg组的缓解率分别为7%、34%、57%和86%；2年时强化干预组糖尿病的缓解率仍达36%，而对照组缓解率为3%，体重减轻>10 kg的患者2年缓解率可达64%。

减重手术可通过影响食物的摄入、消化和吸收，并引起胃肠激素和/或肠道菌群的改变，达到减轻体重和改善代谢异常的效果，进而促使2型糖尿病缓解[7~9]。这种治疗方式不仅缓解率高且持续时间长，对血糖控制的改善作用非常显著，引起了临床医师和研究人员对2型糖尿病缓解的特别关注。

降糖药物治疗也可达到2型糖尿病的缓解。通过短期胰岛素强化降糖治疗达到2型

糖尿病缓解是最常见的方法[10]。它除了具有降糖作用，还可通过胰岛素的抗脂解、抗炎和抗凋亡等作用来改善胰岛β细胞的功能。翁建平团队的研究[10]显示，对新诊断2型糖尿病患者进行为期2周的胰岛素泵强化治疗后，1年的缓解率为51%，而多次注射胰岛素强化治疗的缓解率为45%，口服降糖药物强化治疗1年的缓解率为27%。二甲双胍也具有缓解2型糖尿病的作用，近年上市的新型降糖药物如胰高血糖素样肽-1受体激动剂（GLP-1 RA）、钠-葡萄糖共转运蛋白2抑制剂（SGLT2抑制剂）等也有缓解2型糖尿病的作用，但截至目前尚无以糖尿病缓解为主要终点的大型随机对照临床试验[3]。患者的糖尿病病程、胰岛β细胞的功能、体质指数等可影响药物缓解2型糖尿病的效果。

虽然通过强化生活方式干预、减重手术和降糖药物治疗三种方法可实现一些2型糖尿病的部分或完全甚至长期的缓解，但是我们亦需清楚地认识到，2型糖尿病的缓解方法并不能修复其病理生理学缺陷，提示达到2型糖尿病缓解的患者仍需要坚持生活方式干预，定期复查相关指标，如果患者血糖超过控制标准，则需要重新开始降糖药物的治疗[1~5]。

（2）患者2型糖尿病缓解的可能原因

2型糖尿病的发病原因可分为遗传因素和环境因素，它们共同作用引起胰岛素分泌缺陷和／或胰岛素抵抗，从而导致糖尿病的发生[11~14]。该患者无糖尿病家族史，但存在体重超重、血脂异常、脂肪肝等因素，这些因素是2型糖尿病发生的高危因素。

患者在诊断2型糖尿病前已经存在超重和脂肪肝多年，在该阶段中，机体通过代偿性增加胰岛素的分泌而维持正常的血糖水平，导致患者发生高胰岛素血症[12]。如果继续进展，则胰岛β细胞终不能代偿性分泌更多的胰岛素来调节血糖，随之出现血糖逐渐升高，发展成为糖尿病前期。如果继续发展，则终将发展为2型糖尿病[13]。如果患者在糖尿病发展的高胰岛素阶段减轻体重并消除脂肪肝，则可能阻止或延缓发展成为糖尿病前期或2型糖尿病。非常可惜的是，患者在该阶段未能阻止其发展。虽然患者最终发展成为2型糖尿病，但是通过生活方式干预和盐酸二甲双胍治疗后，血糖控制很快达标。2年后，患者血糖控制欠佳并出现口渴、多饮等症状，经过较强的生活方式干预和盐酸二甲双胍治疗后，随着体重的减轻，血糖控制逐渐正常，甚至在停用降糖药物后血糖仍然保持正常3年余，提示随着体重减轻和脂肪肝的消失，患者的糖尿病达到完全缓解的状态。超重和肥胖在该患者2型糖尿病的发生和发展过程中的作用显而易见。

患者2型糖尿病长期缓解的原因包括减轻体重至正常水平、每天严格控制饮食（碳水化合物摄入量为250 g、烹饪油摄入量为25 g）及规律运动（每周3.0 km慢跑2次，每天徒步30分钟左右，每周4~5天）。

（3）在2型糖尿病的缓解期应该注意的事项

2型糖尿病被认为是一种终身性的慢性疾病，虽然可控可治，但是不可治愈，通常需要长期应用降糖药物来控制血糖达标以减少糖尿病的大血管和微血管并发症的发生。国内外的各种指南主要聚焦在良好的血糖控制与大血管和微血管并发症的减少方面。然而，在临床实践中，某些患者经过强化生活方式干预、代谢手术和降糖药物治疗，在停用降糖药物后，血糖仍然能够在一段时间甚或较长的时间内维持在正常水平，如空腹血糖和HbA1c均在正常范围内，我们称为缓解[2][3]。虽然在2型糖尿病的缓解期血糖控制正常，但是糖尿病的病理生理缺陷仍未能够消除，糖尿病依旧未被治愈，因此，仍然不能放松对糖尿病管理，需要定期检验或检查，包括对糖尿病的大血管或微血管并发症的定期筛查，因为除血糖外，还存在血脂、血压、体质指数等危险因素[3][5]。此外，生活方式管理是糖尿病管理的基础，它贯穿糖尿病治疗的全程，需要一如既往地坚持饮食管理，以及规律合理的运动，如每天至少30 min、每周5天的行走。

## 9.2 病例二（陆祖谦）

2型糖尿病合并肥胖症病例

患者男性，32岁，自由职业者，因口渴、多饮、多尿、体重下降1月余，加重1周而来门诊就医。

患者于1月前无明显诱因地出现口渴、多饮、多尿，1周前上述症状显著加重，体重减轻2.0 kg，无发热、恶心、呕吐、心悸、多汗、手抖等症状。

体格检查：血压 120/85 mmHg，身高173 cm，体重 85.0 kg，BMI 28.4 kg/m²，腰围 103 cm，腹型肥胖。心肺腹未见异常。

无下肢浮肿。

口服葡萄糖耐量试验（OGTT）：0 min血糖 8.95 mmol/L，30 min血糖 12.17 mmol/L，60 min血糖 16.19 mmol/L，120 min血糖 13.69 mmol/L；0 min血清胰岛素 23.6 μIU/mL，30 min血清胰岛素 32.9 μIU/mL，60 min血清胰岛素 37.9 μIU/mL，120 min血清胰岛素 38.4 μIU/mL；0 min血清C肽 2.6 μg/L，30 min血清C肽 3.3 μg/L，60 min血清C肽 3.2 μg/L，120 min血清C肽 3.6 μg/L。HbA1c为7.50%，TC为6.31 mmol/L，TG为3.53 mmol/L，LDL-C 4.14 mmol/L，UA 532.69 μmol/L，谷氨酸脱氢酶（-），胰岛素自身抗体（-），胰岛素细胞抗体（-）；ALT、GGT正常，尿微量白蛋白正常，尿酮体阴性；超声示中度脂肪肝。

表9-1　患者葡萄糖耐量试验、胰岛素、C肽

| 时间（min） | 0 | 30 | 60 | 120 |
|---|---|---|---|---|
| OGTT血糖（mmol/L） | 8.95 | 12.17 | 16.19 | 13.69 |
| 胰岛素（μIU/mL） | 23.6 | 32.9 | 37.9 | 38.4 |
| C肽（μg/L） | 2.6 | 3.3 | 3.2 | 3.6 |

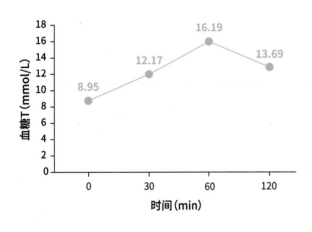

图9-1　葡萄糖耐量试验血糖水平变化

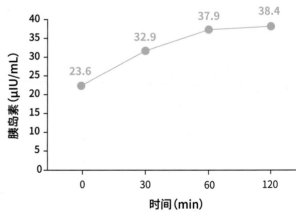

图9-2　葡萄糖耐量试验血清胰岛素的变化

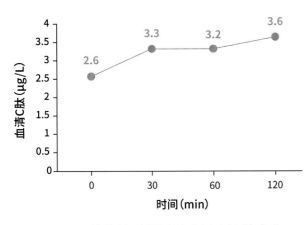

图9-3　葡萄糖耐量试验血清C肽的变化

诊断：2型糖尿病、肥胖症、高尿酸血症和脂肪肝。

治疗建议：患者拒绝降糖和调脂药物治疗，愿意接受强化生活方式干预治疗。减少摄食，包括减少碳水化合物摄入量至每天250 g，减少油脂摄入量；增加运动量，至少每天30分钟行走，每周5天，每周慢跑2～3千米至少2次。对患者进行糖尿病宣教，建议患者自我监测血糖，包括空腹和餐后2小时血糖。

1个月后患者体重减至81 kg，下降4.7%，自我监测空腹血糖5.7～6.8 mmol/L，餐后2小时血糖6.1～8.0 mmol/L，来门诊检验空腹血糖6.25 mmol/L，HbA1c 7.0%，TC 4.72 mmol/L，TG 2.03 mmol/L，LDL-C 3.15 mmol/L，UA 402.67 μmol/L。患者每天碳水化合物摄入量控制在250 g左右，至少每天30分钟行走，每周3天，每周2次3千米的慢速跑。

3个月后体重降低至7-9 kg，下降7.0%，自我监测空腹血糖5.1～5.8 mmol/L，餐后2小时血糖5.6～7.2 mmol/L，来门诊检验空腹血糖 5.23 mmol/L，HbA1c 6.7%，TC 4.12 mmol/L，TG 1.68 mmol/L，LDL-C 2.87 mmol/L，UA 380.48 μmol/L。患者每天碳水化合物摄入量控制在250 g以下，至少每天30分钟行走，每周3天，每周2次3千米的慢速跑。

6个月后体重减至76.5 kg，下降10.0%，自我监测空腹血糖5.1～5.8 mmol/L，餐后2小时血糖5.6～7.2 mmol/L，门诊检验空腹血糖5.23 mmol/L，HbA1c 6.0%，TC 4.17 mmol/L，TG 1.71 mmol/L，LDL-C 2.91 mmol/L，UA 390.25 μmol/L。超声检查无脂肪肝。患者每天碳水化合物摄入量控制在250 g以下，至少每天30分钟行走，每周3天，每周2次3千米的慢速跑。

1年后体重减至73.5 kg，下降13.5%，自我监测空腹血糖4.9～5.5 mmol/L，餐后2小时血糖5.3～7.1 mmol/L，门诊检验空腹血糖5.02 mmol/L，A1c 5.6%，TC 4.02mmol/L，TG 1.60 mmol/L，LDL-C 2.68 mmol/L，UA 381.36 μmol/L。患者每天碳水化合物摄入量控制在250 g以下，至少每天30分钟行走，每周3天，每周2次3千米的慢至中速跑。

在以后的连续4年随访中，患者体重保持在72.0～74.5 kg之间，自我监测空腹血糖和餐后2小时血糖均正常，门诊检验空腹血糖、HbA1c、TC、TG、LDL-C、UA均正常。患者较规律生活，每天碳水化合物摄入量控制在250 g左右，至少每天30分钟行走，每周3天，每周2次3千米的慢至中速跑。

## 病例诊治经过及专家点评：

### 1. 病例特点

青年男性，因典型的糖尿病症状而就医，查体和BMI结果显示其为明显的腹型肥胖，诊断为初发的2型糖尿病、肥胖症、高尿酸血症和脂肪肝。实验室检验示胰岛β细胞的胰岛素分泌峰值延迟。患者拒绝降糖药物治疗，而愿意接受生活方式干预治疗，治疗效果非常显著。患者在1个月后体重下降4.7%，自我血糖监测基本达到糖尿病的控制标准。门诊检验空腹血糖和HbA1c达到糖尿病的控制标准，血脂不同程度降低至接近正常水平。半年后体重下降10.0%，自我血糖监测空腹及餐后血糖正常，门诊检验空腹血糖、HbA1c、血脂等均正常，超声检查无脂肪肝。1年及其后的4年中，患者体重保持在72.0～74.5 kg之间，自我监测空腹血糖和餐后2小时血糖均正常。门诊检验空腹血糖、HbA1c、TC、

TG、LDL-C均正常。患者饮食控制较严格，规律有氧锻炼，达到2型糖尿病长期缓解状态，由此可见强化生活方式干预治疗有效且作用显著。

### 2. 诊治经过与临床转归

青年男性，腹型肥胖明显，新诊断2型糖尿病，合并高脂血症、高尿酸血症、脂肪肝。实验室检验示胰岛β细胞的胰岛素分泌量尚正常。经过较严格的生活方式干预治疗3个月后，血糖、HbA1c、血脂控制达到糖尿病的控制标准，UA正常。半年后血糖、HbA1c、血脂达到正常水平。在之后的4.5年随访中患者的2型糖尿病达到长期缓解的状态[1][15]。

一部分2型糖尿病患者可以通过强化生活方式干预、代谢手术、短期胰岛素强化达到完全和长期缓解。而新诊断的体重超重或肥胖的2型糖尿病人是能达到糖尿病缓解的潜在患者[15]。该病人符合这种情况，故在实施糖尿病缓解方法后临床疗效非常显著。

### 3. 治疗体会

1型糖尿病、特殊类型糖尿病和妊娠糖尿病约占10%，这些患者不适合应用糖尿病逆转或缓解的方法。2型糖尿病约占90%，在这类患者中，部分可采用2型糖尿病逆转或缓解方法，主要包括新诊断或病程较短的，以及超重或肥胖的2型糖尿病

患者[16]。

该患者为年轻的肥胖的新诊断2型糖尿病患者，适合应用糖尿病逆转或缓解方法。经强化生活方式干预3个月后，血糖、HbA1c达到糖尿病控制标准，血脂正常，体重下降7.0%。6个月时血糖、HbA1c、血脂水平均正常，脂肪肝消失，体重下降10.0%以上，达到了2型糖尿病的缓解标准。在之后的4.5年余随访中，体重下降14.0%左右，达到糖尿病长期缓解的标准。患者2型糖尿病达到长期缓解的原因为体重减轻至正常水平、较严格的饮食控制及规律的运动锻炼。

**4. 专家点评**

不管何种类型的糖尿病，生活方式干预都应贯穿糖尿病治疗的始终。强化生活方式干预对2型糖尿病疗效显著，特别是对于超重或肥胖的2型糖尿病，甚至可以逆转或缓解。

（1）强化生活方式干预治疗在糖尿病防治中的作用

2型糖尿病是一种与生活方式密切相关的慢性疾病，虽然目前尚不能治愈，但是可防可控。近30年来，我国超重或肥胖发生率的增高与2型糖尿病发生率的增高相平行，提示西化的生活方式与2型糖尿病的发生不无关系[17]。因此，减少热量摄入、增加运动量和减轻体重至合理水平的生活方式改变将能有效地延缓甚至减少2型糖尿病的发生。而对一些2型糖尿病患者来说，它可使疾病达到部分或完全甚至长期缓解，使患者免于降糖药物治疗。

国内外指南[17][18]均明确提出，生活方式干预是2型糖尿病的基础治疗，必须贯彻于糖尿病治疗的始终，不管是否采用降糖药物治疗。我国的人庆研究[19]显示，有效的生活方式干预能显著减少糖尿病前期进展为2型糖尿病的情况发生。它也是2型糖尿病维持长期缓解的保证。

生活方式干预包括饮食和运动。糖尿病患者需要定期的膳食营养指导，一些医院已有专门的营养门诊，患者可定期到门诊咨询关于膳食的问题，获得有益的帮助。合理规律的运动对人体的作用显而易见。对于糖尿病前期患者，它可延缓甚至阻止其向糖尿病的发展；而对于糖尿病患者，它可增加热量消耗，改善患者的胰岛素抵抗，从而有效控制血糖，并可减轻体重，减少心血管疾病的危险因素。因此，合理的运动可以帮助人们改善心肺功能，增加胰岛素的敏感性，改善体质，提高生活质量，促进骨矿化作用而增加骨钙的沉积；通过阻抗运动，可保持肌肉量而降低肌少症的发生率[17][18]。

运动不但能改善血糖控制、增加胰岛素敏感性等，还可以降低2型糖尿病患者的死亡风险。研究资料[17][20]显示，8周以上的规律运动可将2型糖尿病的HbA1c降低0.66%，坚持规律运动可使2型糖尿病患者死亡风险显著降低。

（2）改善非酒精性脂肪肝病（NAFLD）可以缓解2型糖尿病

近年来，脂肪肝的发生人数呈现迅猛增加之态势，这与超重或肥胖人群的扩大密切相关。NAFLD可以预测2型糖尿病，它使新发2型糖尿病的风险平均增加2～3倍，即使在非肥胖的患者中，它依然是糖尿病发生的危险因素[21]。

NAFLD是指肝细胞内过多的脂肪沉积，它可由单纯的脂肪肝进展为非酒精性脂肪性肝炎，部分患者进而发展为肝硬化，甚至演变为肝细胞肝癌[22]。我国非酒精性脂肪性肝病的患病率高达6%～27%。而在确诊的2型糖尿病患者中，非酒精性脂肪性肝病的患病率高达60%～70%[23]。

非酒精性脂肪肝与2型糖尿病关系密切。在非酒精性脂肪肝患者中，合并肥胖、高脂血症、高血压和2型糖尿病者分别是51.3%、69.2%、39.3%和22.5%[23]；而在肥胖、高脂血症及糖尿病患者中，非酒精性脂肪肝的发生率分别是60%～90%、

27%～92%、28%～70%。且大量临床研究显示[24]，非酒精性脂肪肝可预测2型糖尿病的发生及发展。单纯肝脏脂肪变合并肝损害则显著增加2型糖尿病的发生风险。在非酒精性脂肪性肝炎患者中，2型糖尿病的发生风险是单纯肝脏脂肪变患者的3倍。ALT是新发生糖尿病的预测因子[25]。荟萃分析显示，ALT、AST、GGT增高及超声诊断的脂肪肝均可使2型糖尿病的发生风险显著增加。

2型糖尿病的缓解与非酒精性脂肪肝的改善密切相关。肝脏在糖脂代谢中具有重要作用，肝脏过多脂肪积聚可引起胰岛素抵抗、肝葡萄糖和甘油三酯输出增多，进而导致胰腺的脂质沉积从而使β细胞受损，最终发展为2型糖尿病。通过生活方式干预治疗来减少肝脏中脂肪的含量，有可能使2型糖尿病获得部分或完全甚至长期缓解。随访10年的研究显示[26]，脂肪肝减轻组的2型糖尿病发生率显著低于对照组。非酒精性脂肪肝早于2型糖尿病的发生，因此，改善非酒精性脂肪肝可以减轻甚至逆转糖尿病的发生，这就为临床早期防治糖尿病提供了重要的证据[21]。因此，通过早期积极防治脂肪肝可延缓甚至阻止患者由正常糖耐量向糖尿病前期甚至向2型糖尿病的发展；对于已确诊的2型糖尿病患者，通

过积极地防治脂肪肝有可能使其获得部分 或完全甚至长期缓解。

 **9.3 病例三**（陆祖谦）

2型糖尿病合并糖尿病酮症酸中毒病例

患者男性，54岁，职员，因消瘦3周余，恶心呕吐6小时而急诊就医。

患者3周前发现消瘦，体重下降4.0 kg，伴轻度口渴、多饮、多尿，当时未介意。6小时前出现恶心呕吐，按照急性胃肠炎自服药物后无明显疗效，遂急诊就医。在急诊检验血糖19.97 mmol/L，pH 7.344，尿糖++++，尿酮体+++，以糖尿病酮症酸中毒收住院进一步诊治。

患者住院后经补液、降糖、纠正电解质紊乱和酸中毒，病情逐渐稳定，然后开始用为期2周的胰岛素泵强化治疗控制血糖。监测空腹血糖4.4～6.4 mmol/L，早餐后2小时血糖6.7～11.3 mmol/L，午餐后2小时血糖3.7～8.6 mmol/L，晚餐后2小时血糖3.8～6.4 mmol/L，睡前血糖4.2～6.8 mmol/L。

馒头餐试验示，0 min血糖 6.47 mmol/L，30 min血糖 12.83 mmol/L，60 min血糖 16.68 mmol/L，120 min血糖 14.25 mmol/L；0 min血清胰岛素 11.30 μIU/mL，30 min血清胰岛素 13.20 μIU/mL，60 min血清胰岛素 16.70 μIU/mL，120 min血清胰岛素 17.90 μIU/mL；0 min血清C肽 1.22 μg/L，30 min血清C肽 1.71 μg/L，60 min血清C肽 2.19 μg/L，120 min血清C肽 2.84 μg/L；HbA1c 12.3%；谷氨酸脱氢酶（-），胰岛素自身抗体（-），胰岛素细胞抗体（-）；尿微量白蛋白、肝功、肾功、GGT、UA均正常。

**表9-2　患者馒头餐试验、胰岛素及C肽**

| 时间（min） | 0 | 30 | 60 | 120 |
|---|---|---|---|---|
| OGTT血糖（mmol/L） | 6.47 | 12.83 | 16.68 | 14.25 |
| 胰岛素（μIU/mL） | 11.30 | 13.20 | 16.70 | 17.90 |
| C肽（μg/L） | 1.22 | 1.71 | 2.19 | 2.84 |

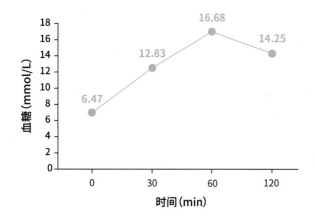

图9-4　馒头餐试验血糖的变化

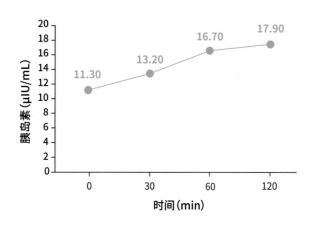

图9-5　馒头餐试验胰岛素的变化

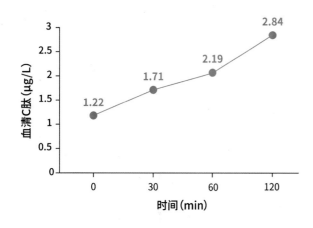

图9-6　馒头餐试验血清C肽的变化

患者住院1周后出院，于门诊随访。继续应用胰岛素泵强化治疗，同时强化生活方式干预治疗。患者在应用胰岛素泵治疗4周后，监测空腹血糖4.8～6.4 mmol/L，餐后2小时血糖5.1～8.3 mmol/L，HbA1c 10.7%，停止胰岛素泵治疗，开始应用盐酸二甲双胍片（500 mg，口服，3次/日）和长效胰岛素类似物（德谷胰岛素注射液，16 U，睡前皮下注射，1次/日）治疗。患者应用盐酸二甲双胍片和德谷胰岛素注射液治疗2周后，监测空腹血糖4.5～6.0 mmol/L，餐后2小时血糖4.8～8.2 mmol/L，停用全部降糖药物，仅强化生活方式干预。

2个月后门诊检验空腹血糖5.4 mmol/L，餐后2小时血糖7.23 mmol/L，HbA1c 7.2%，继续保持强化生活方式干预，包括饮食控制，每天行走至少30分钟，每周至少5天，每周一次慢跑1～2千米。

5个月后门诊随诊，检验空腹及餐后血糖均正常，HbA1c 6.0%，继续保持合理饮食，每天行走至少30分钟，每周至少5天，每周一次慢跑2～3千米。

1年后门诊检验空腹血糖5.03 mmol/L，餐后2小时血糖7.12 mmol/L，HbA1c 5.6%，继续保持生活方式干预，包括饮食控制，每天行走至少30分钟，每周至少5天，每周一次慢跑2～3千米。

**病例诊治经过及专家点评：**

### 1. 病例特点

患者中年男性，以糖尿病酮症酸中毒发病而急诊就医。住院后糖尿病酮症酸中毒很快纠正，开始胰岛素泵强化治疗，同时强化生活方式干预。应用胰岛素泵4周后血糖控制接近正常，停止胰岛素泵治疗，开始口服二甲双胍片和注射长效胰岛素类似物治疗。治疗2周后，空腹及餐后血糖均正常，停止全部降糖药物，仅采用生活方式干预。

在1年后的门诊随访过程中，患者自我血糖监测空腹血糖正常，门诊检验空腹血糖和HbA1c均正常，患者保持合理饮食，较规律活动。

### 2. 诊疗经过与临床转归

患者为新诊断的2型糖尿病患者，以糖尿病酮症酸中毒症状发病，经过为期四周的短期胰岛素强化治疗后，空腹和餐后血糖达到糖尿病控制标准，改为口服降糖药物和基础胰岛素治疗2周后，监测空腹及餐后2小时血糖基本正常，停用全部降糖药物。

5个月后门诊检验，空腹血糖及HbA1c均正常，达到2型糖尿病缓解状态。1年后空腹血糖及HbA1c仍然保持正常水平，根据2型糖尿病缓解的定义[5][27]，患者HbA1c＜5.7%和空腹血糖＜5.6 mmol/L持续至少1年，患者的2型糖尿病达到完全缓解状态。患者自诊断2型糖尿病后一直保持良好的生活方式，包括合理膳食、规律行走活动、定期有氧体育锻炼。

### 3. 治疗体会

该例患者在诊断2型糖尿病后立即开始短期胰岛素强化治疗，然后经口服降糖药物和基础胰岛素的短暂治疗后，监测空腹血糖正常，停用全部降糖药物。半年后检验空腹血糖和HbA1c正常，达到2型糖尿病缓解的状态。

在诊断2型糖尿病1年内积极完成强化血糖控制。研究资料显示[28]，在诊断2型糖尿病的1年内，如果未进行早期强化血糖控制，即使将来获得良好的血糖控制，患者于5～10年后的糖尿病大血管及微血管并发症的风险仍将增加，提示逆转或缓解治疗应该在2型糖尿病诊断的1年内完成。2型糖尿病早期逆转或缓解可减少机体慢性高血糖存在的时间，以延缓或阻止糖尿病慢性并发症的发生[5]。

生活方式干预需要贯穿全部糖尿病患者的终身。对于2型糖尿病患者，特别是合并超重或肥胖者，需要采用较为严格的饮食控制或低热量饮食，以保证体重减轻。另外，还需要规律的运动。根据《中国2型糖尿病防治指南》（2020年版）[17]，2型糖尿病患者每周至少进行150分钟中等强度有氧运动。

### 4. 专家点评

（1）短期胰岛素强化治疗对糖尿病缓解的作用

近年来的临床研究[5]显示，对于新诊断的2型糖尿病患者，通过短期胰岛素强化治疗后，约50%可达到糖尿病的缓解状态。糖尿病缓解的作用是最大程度地降低患者暴露于高血糖的时间，尽早减轻糖毒性作用，以减少将来糖尿病慢性并发症的发生风险。

短期胰岛素强化治疗已被成功应用于2型糖尿病缓解（部分、完全和长期缓解）的临床实践中。它无手术创伤、干预时间较短，在轻中度高血糖和严重高血糖患者（HbA1c＞9%）中均显示出良好的缓解作用，而且有良好的安全性[5]。Ilkova等于1997年首先探讨了短期胰岛素泵强化治疗对2型糖尿病的缓解作用[29]。

短期胰岛素强化治疗可改善胰岛素分泌以及胰岛素敏感性[1~5]。它通过快速减轻高血糖毒性和减少内源性胰岛素分泌，改善胰岛β细胞对葡萄糖的敏感性，从而促进β细胞修复。因此，短期胰岛素强化治疗可通过血糖快速正常化而减轻糖毒性和脂毒性对胰岛β细胞分泌功能和胰岛素靶器官的作用，从而改善胰岛β细胞分泌功能和胰岛素敏感性。

（2）短期胰岛素强化治疗的适合人群

根据《中国2型糖尿病防治指南》（2020年版）建议[17]，在新诊断的2型糖尿病患者中，对于HbA1c≥9.0%或空腹血糖≥11.1 mmol/L的患者，伴有明显高血糖症状时可采用短期胰岛素强化治疗。

对于新诊断患者，HbA1c为7.5%～8.9%，或空腹血糖为8.0～11.0 mmol/L，可谨慎实施短期胰岛素强化治疗[17]。

口服降糖药或起始胰岛素治疗3个月以上，HbA1c≥7.5%的2型糖尿病患者，以及病程在15年以内、有一定残余胰岛β细胞功能的患者，结合患者意愿可考虑应用短期胰岛素强化治疗来达到糖尿病的缓解。病程15年以上且有较多合并症的患者，不推荐应用短期胰岛素强化治疗[17]。

以下人群不适宜采用短期胰岛素强化治疗[17]：除2型糖尿病外的糖尿病患者；年龄≥70岁或预期寿命＜10年的患者；低血糖风险高的患者；确诊冠状动脉粥样硬化性心血管疾病的患者；伴有严重慢性并发症或全身性疾病的2型糖尿病患者等。

（3）短期胰岛素强化治疗后糖尿病缓解患者的管理

对于应用短期胰岛素强化治疗后糖尿病缓解患者而言，随着患者病程的延长、体重增加、胰岛β细胞分泌功能的进行性减退、合并影响糖代谢的疾病、应用影响糖代谢的治疗药物，均可能导致高血糖的复发[5]。关于应用短期胰岛素强化治疗后，2型糖尿病获得缓解的患者是否可避免将来的糖尿病慢性并发症的发生，目前尚无临床研究资料。因此，建议达到2型糖尿病缓解的患者仍需继续保持良好的生活方式，包括合理饮食和规律的运动，同时需要进行定期的糖代谢的生化检测，包括自我血糖监测及HbA1c检测（每3～6个月进行1次），并按照《中国2型糖尿病防治指南》（2020年版）的推荐进行定期的糖尿病慢性并发症的筛查。

对于2型糖尿病患者的能量摄入，建议按照25～30 kcal/kg标准体重计算每天的总能量，不推荐2型糖尿病患者长期接受极低能量饮食，即小于800 kcal/d的营养治疗[17]。

对于绝大多数2型糖尿病患者[17]，碳水化合物摄入量占总能量的50%～65%，而对于餐后血糖控制不佳的糖尿病患者，可考虑适当降低碳水化合物的比例。在控制碳水化合物总量的同时需要选择血糖生成指数低的食物，不建议长期采用极低碳水化合物膳食[17]。推荐蛋白质摄入量占总能量的15%～20%，有显性蛋白尿或肾小球滤过率下降的糖尿病患者蛋白质摄入应控制在每日0.8 g/kg体重。脂肪摄入量占总能量的20%～30%。

2型糖尿病患者的运动[17]包括定期的有氧运动和阻抗锻炼。每周至少150分钟中等强度（50%～70%最大心率）有氧运动，如每周运动5天，则每次30分钟。另外，每周进行2～3次阻抗运动，以锻炼肌肉力量和耐力，延缓肌少症的发生。研究[20]显示，有氧运动和阻抗运动结合可获得更大程度的代谢改善作用。

## 9.4 病例四（国蓉　陈燕燕）

2型糖尿病合并冠心病患者的长期管理1例病例

### 病例资料及诊疗经过：

患者男性，65岁。主因"口干、多饮，血糖升高17年"入院。起始应用二甲双胍治疗，血糖控制尚平稳。15年前因"急性下壁心肌梗死"于我院行急诊冠脉造影，造影显示前降支近段局限性狭窄50%，右冠状动脉中段100%狭窄，遂于右冠状动脉中段植入1枚支架。11年前因血糖显著升高、空腹血糖达14 mmol/L，于外院加用胰岛素治疗，先后应用预混胰岛素、短效胰岛素联合长效胰岛素，但血糖控制并不理想，且体重一直上升。患者同时合并有高血压、高脂血症、外周动脉粥样硬化和脂肪肝等多种代谢疾病，对其生活产生了严重的影响。10年前为寻求更好的改善血糖、控制体重及预防心梗再发等综合治疗方案，享"瘦"健康生活，患者慕名来到我科。入院后查体，体重90 kg，身高180 cm，腰围达103 cm，BMI 27.78 kg/m²，为中心性肥胖。入院时血压、心率均正常，甲状腺未触及肿大，心肺腹部查体未见明显异常，双足背动脉搏动减弱，针刺觉、压力觉、振动觉无异常，眼底检查及感觉神经定量分析检查未见异常。化验检查：空腹血糖9.9 mmol/L，糖化血红蛋白9.3%；甘油三酯2.37 mmol/L，总胆固醇6.03 mmol/L，高密度脂蛋白胆固醇0.81 mmol/L，低密度脂蛋白胆固醇4.27 mmol/L。胰岛功能显示空腹C肽2.02 μg/L，两小时C肽2.91 μg/L；eGFR 87.88 mL/min，尿微量白蛋白/肌酐789.87 mg/g。外周血管超声提示双侧颈动脉斑块形成，左侧胫前动脉远段狭窄。冠脉CT示右冠状动脉支架通畅，前降支近段狭窄50%。腹部超声示重度脂肪肝。

入院后分析患者情况及检查结果。该病例特点为2型糖尿病病程较长，但仍保留一定的胰岛功能。糖尿病早期已发生心血管事件：急性下壁心梗。另外，患者还合并糖尿病肾病、肥胖、高血压、高脂血症、外周动脉粥样硬化、吸烟等其他心血管危险因素。为尽快制订最佳治疗方案，我科迅速联合心内科、肾内科、血管外科、营养科等科室开展了多学科会诊，就患者病情进行了充分的讨论。患者的冠心病病情经介入治疗现已平稳，为防止支架内再狭窄和冠脉病变进一步加重，并预防其他大血管病变，目前的治疗重点应为将血糖、血压和血脂等多重危险因素控制达标。该患者HbA1c合理目标应<7.5%，LDL-C<1.8 mmol/L，血压<130/80 mmHg，并积极减重达原体重的5%～10%。因此，根据国内外指南建议[17][30]，结合患者自身情况，我们为患者提供了如下综合管理方案。首先是良好的生活方式。建议患者戒烟、限酒，调整饮食结构，每日能量控制在1500 kcal。蛋白质/d：鸡蛋1个，牛奶250 mL，瘦肉250 g。脂肪/d：烹调用油10 g，控制膳食中胆固醇的过多摄入。碳水化合物/d：主食200 g，低GI蔬菜750 g，水果200 g。限制高钠饮食，食盐5 g/d。鼓励增加运动，每周至少5天、每天至少进行

30分钟中等强度的有氧运动（如散步、太极、打球等）。降糖药物选择二甲双胍联合应用GLP-1受体激动剂，后者能显著降低体重，不增加低血糖发生风险，且确切有心血管获益。同时进行起始基础胰岛素治疗，尽快控制血糖。在降压方面，优先选用血管紧张素Ⅱ受体拮抗剂类药物以减少尿蛋白，同时联合钙通道阻滞剂类药物降压，达到良好的血压控制。降脂方面，根据动脉硬化性心血管疾病的危险性制定个体化LDL-C控制目标，首选他汀类药物降低LDL-C，辅以胆固醇吸收抑制剂。继续阿司匹林抗血小板，琥珀酸美托洛尔控制心室率治疗。另外，要加强自我监控，院外持续监测血糖、体重、腰围变化，每3～6个月来门诊复查HbA1c、尿微量白蛋白/肌酐、肝肾功能、血脂、眼底情况，每年复查冠脉CT及血管超声明确血管病变程度。

经过长期综合管理，患者10年来各项指标均控制在较理想水平，且每年来院住院进行全面复查，近年复查结果示，HbA1c波动于6.6%～7.8%之间，LDL-C波动于1.16～1.47 mmol/L之间，血压、心率也达标，体重逐渐下降，最低下降11%。

患者1年前再次入院复查，BMI降至24.69 kg/m²，腰围缩小11 cm，尿微量白蛋白明显减少。胰岛功能显著改善，两小时C肽为7.47 μg/L，是10年前的2倍多。为进一步优化综合管理方案，本次入院选择了近两年应用于临床的新型降糖药物，即SGLT2抑制剂恩格列净。该药每日1次，每次10 mg，目的是保护心血管的同时进一步减少尿蛋白，改善肾功能。为降低胰岛素风险，避免发生夜间低血糖，换用长效的德谷胰岛素，并鼓励患者进行科学的个体化的减重管理，使BMI降至24 kg/m²以下，从而取得更明显的代谢及心血管获益，提高生活质量，减少医疗花费。

## 病例分析及思考：

2型糖尿病是动脉粥样硬化性疾病的主要危险因素，可使冠心病、中风和心血管死亡的风险增加一倍[31]。而高血压、血脂异常、肥胖和慢性肾脏病通常与糖尿病共存[32~34]，进一步加剧糖尿病患者发生心血管疾病的总体风险。

该患者有多年糖尿病，合并肥胖、高血压、高脂血症、外周动脉粥样硬化，已发生急性心梗和糖尿病肾病。另外，还有吸烟、缺乏体力活动和不健康饮食的生活习惯，这些都是心血管疾病的主要危险因素。对于该患者，治疗上不再是单纯追求血糖控制达标，而是要全面管理心血管的危险因素，联合管控，尽可能地减少并发症的发生和发展。幸运的是，近年来出现了许多新型降糖药物，如GLP-1受体激动剂及SGLT2抑制剂，在有效控制血糖的同时，还具有明显的心肾靶器官保护作用。

该患者经过长达10年的积极减重、降糖、降压、调脂及抗血小板等治疗，体重共下降10 kg（11%），腰围缩小11 cm，

HbA1c、血压及血脂水平显著下降，胰岛β细胞功能得到一定的恢复，冠脉病变未进一步发展。本病例成功之处在于对于糖尿病合并冠心病患者，不仅要降糖治疗，更重要的是针对降脂、降压及减重等方面综合治疗和管理，全方位改善患者的心血管代谢，并且要坚持长期干预，才能持久获益。

 **9.5　病例五**（吴亚杰　陈燕燕）

糖尿病合并无症状冠心病1例

**病例资料及诊疗经过：**

患者55岁男性，糖尿病史10年，前5年未服用降糖药，饮食管理欠佳，未监测血糖。近5年，间断服阿卡波糖片50 mg每日三次，偶测空腹血糖维持于7～8.1 mmol/L，餐后血糖在10～17.5 mmol/L之间。平素无活动后胸闷、憋气、心前区不适等症状，无手脚麻木，无视物模糊。为进一步控制血糖，筛查糖尿病并发症，收入阜外医院内分泌科。患者既往有高血压病史20年，长期服用厄贝沙坦150 mg每日一次联合苯磺酸氨氯地平5 mg每日一次治疗，血压控制在130～150／70～80 mmHg左右；高脂血症4年，未服用降脂药物。患者有吸烟

史30年，每日20支。父亲65岁时患有冠心病，母亲患有糖尿病、高血压。无家族传染病及遗传病史。入院时查体：身高177 cm，体重76 kg，BMI 24 kg/m²，腰围90 cm，有中心性肥胖。BP 140/90 mmHg，发育正常，营养良好，双侧瞳孔等大等圆，对光反射灵敏，口唇无发绀，咽部无充血，双肺呼吸音粗，未闻及干湿性啰音，心率68次/分，律齐，心界不大，未闻及杂音，肝脾肋下未及，肝区、肾区无叩击痛，腹软，无压痛及反跳痛，脊柱四肢无畸形，双下肢无浮肿，生理反射存在，病理反射未引出。入院后常规化验如果如下。糖化血红蛋白7.6%，空腹血糖7.5 mmol/L；血脂：甘油三酯4.41 mmol/L，总胆固醇5.30 mmol/L，高密度脂蛋白

胆固醇0.59 mmol/L，低密度脂蛋白胆固醇3.22 mmo1/L；尿常规：葡萄糖（-）、酮体（-）、蛋白（-），尿A/C 20 mg/g，eGFR 86 mL/min；肝功、电解质、炎症指标、凝血常规、风湿系列、肿瘤标志物、甲状腺功能、心肌酶、NT-ProBNP、血常规、便常规未见异常。超声心动图：LA 38 mm，IVS 12 mm，LV 50 mm，EF 65%，左房增大，室间隔增厚，收缩舒张功能正常。颈动脉超声提示双侧颈动脉粥样硬化并多发斑块形成。下肢动脉超声提示双侧股总动脉斑块形成。动态心电图：平均心率70次/分，窦性心律。动态血压：平均132/80 mmHg，白天平均血压轻度增高。眼科会诊：双眼视网膜动脉狭窄，双眼高血压眼底改变I级。

根据患者病历资料分析考虑，患者中年男性，发现血糖升高10年，2型糖尿病并存高血压、血脂异常、腹型肥胖、吸烟、冠心病家族史等多种危险因素。血压、血糖、血脂等长期未得到很好的控制。目前患者虽无胸闷、胸痛等不适症状，但鉴于此患者存在冠心病风险可能性极大，有必要进一步行冠心病的筛查。行冠脉CT，结果提示冠状动脉粥样硬化改变，前降支近中段可见多发钙化性斑块50%以上狭窄，右冠状动脉50%以上狭窄；因多发钙化，

影响评估冠脉实际病变程度，且活动平板检查显示有缺血性改变，遂建议进一步行冠状动脉造影检查以明确冠脉病变程度。冠脉造影检查结果显示：左冠状动脉前降支近、中段弥漫80%～90%狭窄，远段100%狭窄，回旋支远段50%狭窄，右冠状动脉近中段弥漫病变80%狭窄。心内科会诊意见：该患者SYNTAX评分35分，有行冠脉血运重建治疗指征，建议行冠脉旁路移植手术（CABG），效果优于介入治疗。心外科会诊意见：该患者有行冠脉旁路移植手术指征，综合评价无外科手术禁忌证，积极控制血糖后，可转入心外科病房行冠状动脉旁路移植术治疗。遂控制血糖、血压平稳后转入心外科，完成动脉血管桥及静脉血管桥共4支。术后给予药物治疗：阿司匹林100 mgqd，氯吡格雷75 mgqd，阿托伐他汀20 mgqn，阿卡波糖片50 mgtid，二甲双胍0.5 gtid，厄贝沙坦150 mgqd，氨氯地平5 mgqd。出院时诊断：2型糖尿病、冠状动脉粥样硬化性心脏病、无症状性心肌缺血、高血压2级（极高危）、高脂血症、双侧颈动脉斑块、双侧下肢动脉斑块。

冠脉搭桥术后2年来院复查。术后患者无明显不适，可进行一般体力活动，自行戒烟。体重及腹围变化不明显。血压

控制于120～130 / 70～80 mmHg。血脂：TG 5.1 mmol/L，TCHO 4.27 mmol/L，LDL 2.0 mmol/L。糖化血红蛋白7.8%，空腹血糖7～8 mmol/L，餐后2小时血糖9～14 mmol/L。体重76 kg，BMI 24 kg/m²，腰围90 cm。冠状动脉CT检查示：LIMA、OM1、D1三支桥血管通畅，AO-SVG-RCA桥血管100%狭窄。给予综合管理并调整治疗，改善生活方式：继续戒烟，调整饮食结构，适量运动，增肌减脂，定期复查，重视各项指标达标。血糖管理：联合使用有心血管保护作用的降糖药物利拉鲁肽，调整降糖药物为二甲双胍0.5 g每日三次+利拉鲁肽0.6 mg每日一次早餐前皮下注射。血脂管理：联合胆固醇吸收抑制剂依折麦布进一步降低低密度脂蛋白胆固醇，调整降脂药物为阿托伐他汀20 mg每晚一次+依折麦布10 mg每日一次。血压方面：继续厄贝沙坦150 mg每日一次、氨氯地平5 mg每日一次口服，加用比索洛尔5 mg每日一次降压治疗。冠心病的治疗：行介入治疗，右冠状动脉置入支架2枚，继续口服阿司匹林100 mg每日一次、氯吡格雷75 mg每日一次。

冠脉搭桥术后5年来院复查。患者经综合管理、规律复诊，血糖、血压、血脂均逐渐达标，术后1年停用氯吡格雷，无胸闷等不适症状。血压110～120/70～80 mmHg。

血脂：TG 1.5 mmol/L，TCHO 3.27 mmol/L，LDL 1.3 mmol/L。血糖：糖化血红蛋白6.5%，空腹血糖6～7 mmol/L，餐后2小时血糖7～10 mmol/L。体重76 kg，BMI 24 kg/m²，腰围82 cm。冠状动脉CT检查：LIMA、OM1、D1三支桥血管通畅，右冠状动脉支架通畅，余冠脉血管狭窄情况较前无进展。继续口服药物：阿司匹林100 mg每日一次，阿托伐他汀20 mg每晚一次，利拉鲁肽1.2 mg每日一次早餐前皮下注射，二甲双胍0.5 g每日三次，厄贝沙坦150 mg每日一次，氨氯地平5 mg每日一次，比索洛尔5 mg每日一次。

**病例分析：**

糖尿病是心血管疾病的独立危险因素，糖尿病患者发生心血管疾病的风险增加。2型糖尿病患者多合并高血压、血脂异常、腹型肥胖等代谢性疾病，如果患者还有吸烟、冠心病家族史等危险因素，则ASCVD危险分层为极高危。在综合治疗疾病的同时，要注意冠心病的筛查，冠脉CT检查、活动平板和运动心肌显像检查均是较好的无创检查手段，对确诊冠心病且冠脉病变较严重的患者，还可以进一步行冠脉造影检查及血运重建治疗。

合并了冠心病的糖尿病患者要积极控

制可控的危险因素，戒烟，定期监测，控制血压、血糖、血脂达标，以减缓或逆转动脉粥样硬化进展。对严重三支病变的冠心病患者，根据SYNTAX评分，选择进一步冠脉血运重建治疗方案。SYNTAX评分较低的患者12个月时的主要心血管不良事件发生率低于评分较高的患者。SYNTAX评分低（0～22分）和居中（23～32分）的患者行经皮冠状动脉介入术（PCI）和CABG的临床结局相当。而在SYNTAX评分较高（≥33分）的患者中，CABG患者12个月时的结局更好。较长时间的随访（3年和5年）发现，CABG可为评分中度和复杂的亚组减少主要不良心脑血管事件[35][36]。合并冠心病的高脂血症患者经中高强度他汀治疗后，如低密度脂蛋白胆固醇仍大于1.4 mmol/L，则可加用胆固醇吸收抑制剂，如仍不达标，要积极加用PCSK9抑制剂，以帮助血脂达标，逆转或减缓动脉粥样硬化进展。要结合糖尿病患者的合并疾病情况，选择降糖疗效好、有明确心血管获益、安全性良好、还能改善肥胖状态的药物。GLP-1受体激动剂和SGLT2受体抑制剂是2020年版《中国2型糖尿病防治指南》推荐的具有心血管获益的两类新药。胰高血糖素样肽-1受体激动剂以葡萄糖浓度依赖的方式刺激胰岛素分泌和抑制胰高血糖素分泌，同时增加肌肉和脂肪组织的葡萄糖摄取，抑制肝脏葡萄糖的生成而发挥降糖作用，并可抑制胃排空，从而抑制食欲。国内外指南及多个大型研究结果显示：在伴心血管疾病和高危心血管疾病风险的2型糖尿病患者中，使用GLP-1受体激动剂可降低卒中风险，减少心血管事件发生，减少肾脏复合终点，且不会发生严重低血糖，并可减轻体重。SGLT2受体抑制剂是近年来受到高度重视的新型口服降糖药物，可抑制肾脏对葡萄糖的重吸收，降低肾糖阈，从而促进尿糖的排出。该类药物在一系列大型心血管结局及肾脏结局的研究中显示了心血管及肾脏获益，在轻、中度肝功能受损患者中使用无需调整剂量，单药治疗不增加低血糖风险[17][30][37]。

## 9.6 病例六（熊海燕 王执礼）

2型糖尿病合并肥胖和脂肪肝达到糖尿病缓解（逆转）1例

**病例资料及诊疗经过：**

中国2型糖尿病患者中，近一半的患者合并肥胖或者脂肪肝。我们分享1例合并脂肪肝的肥胖2型糖尿病患者经一种多维度综合治疗措施后达到糖尿病缓解（逆转），并且获得胰岛β细胞功能修复的诊治过程，期望为肥胖2型糖尿病患者的治疗提供更多参考经验。

男性患者，42岁，主因"发现血糖高3年"于2014年6月8日入院。3年前体检空腹血糖8.7 mmol/L，未予以重视，未系统治疗。3周前体检空腹血糖7.7 mmol/L，为进一步诊治收入院。既往血脂异常20年，高尿酸血症10年。否认冠心病、高血压、胰腺炎、慢性肾脏病史。否认糖尿病家族史，吸烟史30年，5～20支/日，偶尔饮酒。

入院查体结果示：患者身高169 cm，体重87.5 kg，体质指数（BMI）30.6 kg/m²（正常值18.5～23.9 kg/m²），超重29.6%（按BMI计算），腰围95 cm（正常男性腰围＜90 cm），臀围103 cm，体温、脉搏和血压正常。神志清醒，自动体位，体形肥胖，颜面及双眼睑无浮肿，双肺呼吸音清晰，未闻及干湿啰音。心率80次/分，律齐，各瓣膜听诊区未闻及病理性杂音。腹平软，全腹无压痛、反跳痛及肌紧张，肝脾肋下未触及。双下肢无浮肿，双足皮温正常，双足背动脉搏动稍弱。双下肢痛觉、温度觉、位置觉正常。生理反射正常存在，病理反射未引出。

实验室及辅助检查：（1）常规化验检查：血钾3.38 mmol/L↓（参考值3.5～5.5 mmol/L）；血尿酸470 μmol/L↑（参考值202～416 μmol/L）；血脂检查示，总胆固醇（CHO）5.0 mmol/L（参考值2.9～6.0 mmol/L），甘油三酯（TG）3.34 mmol/L↑（参考值0.64～1.88 mmol/L），高密度脂蛋白胆固醇（HDL-C）1.04 mmol/L（参考值1.04～1.74 mmol/L，低密度脂蛋白胆固醇（LDL-C）3.14 mmol/L↑（参考值0~3.12 mmol/L）；血常规、血淀粉酶、血脂肪酶、尿常规、尿微量白蛋白、尿β₂微球蛋白正常。（2）甲状腺相关检查：甲功五项正常，甲状腺超声未见异常。（3）糖代谢相关检查：糖化血红蛋白（HbA1c）6.9%↑（参考值4%～6%），糖化血清蛋白（GSP）235 μmol/L（参考值122～236 μmol/L）；糖尿病自身抗体检测示，胰岛细胞抗体、胰岛素抗体及谷氨酸脱羧酶抗体均为阴性。（4）口服葡萄糖耐量试验（OGTT）及胰岛素、C肽释放试验结果见表9-3。胰岛β细胞的功能评估如下[38~41]：以稳态模型β细胞功能指数（HOMA-β）评估基础胰岛素分泌，

$HOMA-\beta = 20 \times FINS/(FPG-3.5)$；以胰岛素峰值与基础值的比值（$I_p/I_0$）和C肽峰值与基础值的比值（$CP_p/CP_0$）来评估糖负荷后胰岛素分泌能力；以糖负荷后胰岛素增值与血糖增值的比值（$\Delta I_{30}/\Delta G_{30}$）和糖负荷后C肽增值与血糖增值的比值（$\Delta CP_{30}/\Delta G_{30}$）来评估早时相胰岛素分泌（见表1），$\Delta I_{30}/\Delta G_{30}=(I_{30}-FINS)/(G_{30}-FPG)$，$\Delta CP_{30}/\Delta G_{30}=(CP_{30}-FCP)/(G_{30}-FPG)$。（5）影像学检查：腹部超声示中度脂肪肝、脾大，胆、胰、双肾未见异常；心脏超声示左心房略大；血管超声示颈动脉、下肢动脉内膜增厚，双足背动脉血流速度减低，下肢静脉未见异常。（6）糖尿病相关检查：心电图示窦性心律，正常心电图；眼底未见明显病变；神经电生理检查示符合"糖尿病性周围神经病变"（轻度，主要累及下肢部分感觉和运动神经远段）；甲襞微循环轻度异常，流速516 μm/s（正常值＞600 μm/s）；胸部正侧位片示双肺纹理增粗；头颅CT未见异常。

结合病史和检查结果，患者明确诊断为2型糖尿病、2型糖尿病性周围神经病变，此外合并代谢综合征（肥胖，脂肪肝，高血糖，高尿酸血症，高脂血症）和低钾血症。

治疗和转归：入院后予以糖尿病教育，超低热量、优质蛋白、低盐、低脂、低嘌呤糖尿病饮食，嘱患者每日三餐后散步40～50分钟，减轻体重和胰岛素抵抗。予胰岛素泵强化治疗控制血糖，胰激肽原酶、甲钴胺、维生素等改善微循环并营养神经等综合治疗，保护和修复受损胰岛细胞。口服氯化钾缓释胶囊补钾，纠正低钾血症。口服瑞舒伐他汀调节血脂，减轻脂毒性，延缓动脉硬化进展。口服别嘌醇、碳酸氢钠片降低尿酸，纠正尿酸代谢紊乱。经22天住院治疗，患者的肥胖和脂肪肝，糖、脂、血尿酸代谢紊乱，低钾血症和胰岛功能均得到改善或纠正：（1）患者体重由入院时87.5 kg降至78.5 kg，BMI由30.6 kg/m²降至27.1 kg/m²；1年后随访，体重66.5 kg，BMI降至23.3 kg/m²；6年后随访，体重68 kg，BMI 23.8 kg/m²。（2）出院时脂肪肝由中度转为轻度；6年后随访，脂肪肝消失。（3）日胰岛素用量由10.5单位降至0单位，且未应用任何其他降糖药。（4）出院时空腹血糖4.5 mmol/L，平均血糖由入院时11.58 mmol/L降至出院时5.7 mmol/L，复查GSP正常，为186 μmol/L。患者出院后随访6年间未再使用胰岛素和其他降糖药，1年和6年后随访，HbA1c分别为5.4%和5.2%（见表9-3），按照国际公认的糖尿病缓解标准[38]，即停用降糖药物3个月血糖达标且HbA1c＜6.5%，该患者已达到糖尿病缓解（逆转）。（5）纠正血脂、嘌呤代谢和电解质紊乱。甘油三酯由3.34 mmol/L降为正常1.18 mmol/L（参考值0.64～1.88 mmol/L）；血尿酸由470 μmol/L降至正常292 μmol/L（参考值202～416 μmol/L）；血钾由3.38 mmol/L调整至正常3.7 mmol/L（参考值3.5～5.5 mmol/L）。6年后随访，血尿酸231 μmol/L，甘油三酯0.40 mmol/L。（6）糖尿病周围神经病变好转。随诊6年，神经电生理检查示下肢部分周围神经传导功能改善（左侧腓总神经和右侧腓肠神经传导速度均恢复正常）。（7）患者胰岛β细胞功能显著改善至正常。①糖负荷后胰岛素分泌能力增强。

$I_p/I_0$在治疗前为2.03，1年和6年后随访分别上升至4.46和12.25；$CP_p/CP_0$治疗前为3.17，1年和6年后分别上升至4.53和6.74。②早时相胰岛素分泌能力增强。$\Delta I_{30}/\Delta G_{30}$在治疗前为1.23，1年和6年后随访分别上升到6.32和14.95；$\Delta CP_{30}/\Delta G_{30}$在治疗前为0.42，1年和6年后随访分别上升到0.66和1.72（详见表9-3）。提示经多维度综合治疗后，该患者胰岛素分泌量、胰岛素分泌峰值和早时相胰岛素分泌功能均较治疗前明显升高。更为难得的是，6年后随访，血糖、胰岛素释放试验、C肽释放试验、胰岛β细胞功能指标已完全恢复至正常水平，实现了糖尿病逆转、缓解。

表9-3　本例患者治疗前后及6年随访OGTT血糖、胰岛功能和临床指标的变化

| 指标 | 本次住院（2014/6/8） | 随访1年（2015/8/20） | 随访6年（2020/9/17） | 参考值 |
|---|---|---|---|---|
| 体重（kg） | 87.5 | 66.5 | 68 | |
| 体质指数（kg/m²） | 30.60 | 23.01 | 23.52 | |
| HbA1c（%） | 6.9 | 5.4 | 5.2 | 4～6 |
| GSP（μmol/L） | 235 | 211 | 182 | 122～236 |
| OGTT血糖（mmol/L） | | | | |
| 0 | 9.03 | 4.92 | 4.72 | 3.89～6.11 |
| 0.5 h | 13.15 | 9.08 | 9.69 | |
| 1 h | 16.24 | 11.60 | 8.33 | |
| 2 h | 16.32 | 9.35 | 5.71 | 3.89～7.8 |

续表

| 指标 | 本次住院<br>（2014/6/8） | 随访1年<br>（2015/8/20） | 随访6年<br>（2020/9/17） | 参考值 |
|---|---|---|---|---|
| 3 h | 15.00 | 5.98 | 3.04 | |
| OGTT血糖均值（mmol/L） | 13.95 | 8.19 | 6.30 | |
| 胰岛素（μIU/mL） | | | | |
| 0 | 42.06 | 8.53 | 6.61 | 4.03～23.46 |
| 0.5 h | 48.87 | 34.82 | 80.95 | |
| 1 h | 60.29 | 38.04 | 54.67 | |
| 2 h | 85.56 | 29.03 | 24.95 | |
| 3 h | 68.14 | 12.08 | 4.56 | |
| 胰岛素峰值/空腹（$I_p/I_0$） | 2.03 | 4.46 | 12.25 | |
| C肽（μg/L） | | | | |
| 0 | 1.66 | 1.14 | 1.54 | 0.3～3.73 |
| 0.5 h | 3.39 | 3.91 | 10.09 | |
| 1 h | 4.56 | 4.42 | 10.38 | |
| 2 h | 5.27 | 5.16 | 7.78 | |
| 3 h | 4.82 | 3.18 | 3.20 | |
| C肽峰值/空腹（$CP_p/CP_0$） | 3.17 | 4.53 | 6.74 | |
| HOMA-β | 152.11 | 120.14 | 108.36 | |
| $\Delta I_{30}/\Delta G_{30}$ | 1.23 | 6.32 | 14.95 | |
| $\Delta CP_{30}/\Delta G_{30}$ | 0.42 | 0.66 | 1.72 | |
| 肝脏超声 | 中度脂肪肝 | 未查 | 正常 | |

HOMA-β：稳态模型β细胞功能指数；$I_p/I_0$：胰岛素峰值与基础值的比值；$CP_p/CP_0$：C肽峰值与基础值的比值；$\Delta I_{30}/\Delta G_{30}$：糖负荷后胰岛素增值与血糖增值的比值；$\Delta CP_{30}/\Delta G_{30}$：糖负荷后C肽增值与血糖增值的比值。

讨论：

2021年国际专家发布了《共识报告：有关2型糖尿病缓解的定义和解释》[1]，明确2型糖尿病缓解的定义，即停止降糖药物治疗后至少3个月，糖化血红蛋白<6.5%。这标志着糖尿病逆转、缓解有了新标准和定义。

超重或肥胖的2型糖尿病患者常伴有脂肪肝。其发病机制基于"双胞胎恶性循环学说"，即达到个人脂肪阈值（personal fat threshold）时，肝脂肪沉积形成脂肪性肝病（脂肪肝），肝脏溢出的脂质进入胰腺，导致胰腺脂质沉积（脂肪胰），由此对胰岛 β 细胞功能造成不良影响，导致胰岛 β 细胞功能不全[42]。因此，减少脂质在肝脏、骨骼肌和胰腺等重要器官中的沉积，是2型糖尿病缓解的重要因素[15]。减重是缓解超重或肥胖2型糖尿病的核心，可使患者的异位脂肪沉积、胰岛 β 细胞功能、胰岛素抵抗、血糖、血脂、高血压等得到改善。2型糖尿病缓解临床试验（DiRECT）研究[6]显示，2型糖尿病持续缓解与持续体重减轻的程度有关，减重越多缓解率越高。病程<5年合并肥胖的2型糖尿病患者减重后，2型糖尿病缓解率46%，当减重超过15 kg时，2型糖尿病的完全缓解率可达86%。

糖尿病和肥胖及代谢综合征关系极为密切，并互为因果。糖尿病可导致或加重肥胖和代谢综合征，而肥胖和代谢综合征又可导致糖尿病的发生或加重其发展，并增加其治疗的复杂性。治疗糖尿病需要祛除能够造成胰岛细胞损伤的致病因素，包括高体重、肥胖、高糖、高脂等，更要改善和纠正不正常的机体代谢内环境，尤其是胰岛本身的微环境，使胰岛细胞得以休息和修复，与此同时还要兼顾患者体内存在的其他并发症。这样的治疗结果是患者在一段时间后，不仅胰岛细胞得到不同程度的修复，血糖得到很好的控制，而且并发症的发生和发展也得到了有效的预防。

本病例特点：中青年男性，糖尿病病史不长（3年），2型糖尿病合并代谢综合征（肥胖，BMI 30.6 kg/m$^2$，高血糖，高尿酸血症，高脂血症，中度脂肪肝）。胰岛功能检查提示胰岛功能受损，因此保护胰岛功能，减重，去除糖脂毒性、脂肪肝、尿酸代谢紊乱是本例肥胖2型糖尿病患者缓解的核心环节。

患者入院后评估糖尿病慢性并发症，采用多维度综合治疗措施，给予糖尿病教育，鼓励患者树立信心，采用我院具有特色的超低热量、高膳食纤维素系统糖尿病饮食[43]和每日三餐后散步40分钟的规律运动减轻体重，纠正异常的脂肪代谢；同时，予胰岛素泵控制血糖，减轻糖脂毒性，包括对中小血管和胰岛微循环的损害，改善微循环。营养神经，使胰岛细胞和胰岛素受体的生物活性增强，使受损的胰岛细胞获得不同程度的修复，不同程度地恢复正常分泌功能，并产生更多、更高质量的内源性胰岛素。通过保护胰岛细胞综合疗法，不仅可以稳定控制血糖，还可以为受损胰岛细胞的修复创造良好的代谢内部环境。在适当的环境下，有可能修复受损伤但尚未坏死的胰岛细胞，甚至将其逆转为正常细胞。

合并有脂肪肝的超重或肥胖的2型糖尿病患者面临降糖与减重的双重挑战，通过多维度综合治疗措施，减轻糖脂毒性，减轻体重，改善微循环，在保护和修复胰岛细胞功能的同时改善脂肪肝和肝脏代谢，使患者实现不用降糖药物血糖就能长期维持正常的状态，胰岛功能也得以修复，从而达到糖尿病逆转、缓解。

## 9.7 病例七（熊海燕　王执礼）

胰岛 β 细胞功能严重受损的非肥胖2型糖尿病患者达到糖尿病缓解（逆转）病例

### 病例资料及诊疗经过：

#### 摘要

2型糖尿病是一种以胰岛 β 细胞功能损失为主要特征的复杂性的、异质性的代谢紊乱疾病。我们报告一例胰岛 β 细胞修复的2型糖尿病病例，该患者系非肥胖2型糖尿病人，呈严重高血糖状态，其胰岛 β 细胞功能严重受损，经保护、修复胰岛细胞综合治疗25天，血糖水平和胰岛 β 细胞功能恢复至正常范围，从而逆转了该患者的糖尿病自然病程。

#### 案例介绍

男性患者，25岁，主因"多饮，多尿，体重下降1个半月"于2021年2月入院。患者于1个半月前无诱因出现口干，多饮，每日饮水量约4000 mL，多尿，至入院前体重下降15 kg，未予重视。1周前无诱因出现头晕、乏力、恶心呕吐，于当地医院就诊，查血糖30 mmol/L，尿酮体阳性，糖化血红蛋白（HbA1c）15.8%。当地医院诊断为"糖尿病酮症酸中毒"，予胰岛素治疗，胰岛素用量为27 IU，症状改善，但患者仍诉口干，伴有乏力且持续在高血糖状态，经查空腹血糖依旧可达30 mmol/L。现为进一步诊治收入院。吸烟、饮酒史5年，10支/日，戒烟半月。否认糖尿病家族史，父亲患有高血压，否认其他家族性遗传病史。

入院查体：身高172 cm，体重74 kg，体质指数（BMI）25.01 kg/m²，腰围90 cm，臀围98 cm，腰臀比0.92，体温、脉搏和血压正常。神志清楚，自动体位，颜面及双眼睑无浮肿，口唇略发绀，双肺呼吸音清晰，未闻及干湿啰音。心率88次/分，律齐，心音有力，各瓣膜听诊区未闻及病理性杂音。腹平软，全腹无压痛、反跳痛及肌紧张，肝脾肋下未触及。双下肢无浮肿，双足皮温正常，双足背动脉搏动正常。生理反射正常存在，病理反射未引出。

实验室和辅助检查。（1）常规检查。尿常规：尿糖3+，尿酮体阳性，尿微量白蛋白（MA）6.9 mg/L，尿N-乙酰-β-氨基葡萄糖苷酶（NAG）20.3 IU/L↑（正常值0～11.5 IU/L），尿视黄醇结合蛋白N（RBP-n）0.5 µg/mL（正常值0～0.7 µg/mL）。生化：D-3羟丁酸（D-3H）1.51 mmol/L↑（正常值0.03～0.30 mmol/L）。肝功能：丙氨酸氨基转移酶（ALT）107 U/L↑（正常值0～40 U/L），天冬氨酸氨基转移

酶（AST）73 U/L↑（正常值0～40 U/L），肌酸激酶同工酶（CK-MB）27 ng/mL↑（正常值0～25 ng/mL）。血脂：甘油三酯（TG）4.57 mmol/L↑（正常值0.64～1.88 mmol/L），总胆固醇（CHO）4.54 mmol/L（正常值2.9～6.0 mmol/L），高密度脂蛋白胆固醇（HDL-C）1.18 mmol/L（正常值1.04～1.74 mmol/L），低密度脂蛋白胆固醇（LDL-C）2.75 mmol/L（正常值0～3.12 mmol/L）。铁蛋白（Fer）1399 mg/mL↑（正常值50～300 mg/mL），脂肪酶（LPS）63.5 U/L↑（正常值5.6～51.3 U/L）以及超敏C反应蛋白（hs-CRP）14.2 mg/L↑（正常值0～3mg/L）（见表9-5）。血流变：血黏度增高。血尿酸235 µmol/L（参考值202～416 µmol/L）。血常规、大便常规、乙肝五项、丙肝抗体、凝血功能均正常。（2）糖代谢相关检查：随机血糖20.4 mmol/L↑，糖化血红蛋白（HbA1c）16.7%↑（正常值4%～6%），糖化白蛋白（GA）32.9%↑（正常值11%～16%），糖化血清蛋白（GSP）457 µmol/L↑（正常值122～236 µmol/L）（详见表9-5）；糖尿病自身抗体检测结果示，胰岛细胞抗体、胰岛素抗体及谷氨酸脱羧酶抗体均为阴性，胰岛素抗体1.82%（正常值11%～16%）。（3）葡萄糖耐量试验（OGTT）及胰岛

素、C肽释放试验结果见表9-4。评估胰岛β细胞的功能指标如下[38~41]：以稳态模型β细胞功能指数（HOMA-β）评估基础胰岛素分泌，HOMA-β=20×FINS/(FPG-3.5)，FINS代表空腹胰岛素，FPG代表空腹血糖；以糖负荷后胰岛素曲线下面积（$AUC_{Ins}$）、糖负荷后C肽曲线下面积（$AUC_{CP}$）、胰岛素峰值与基础值的比值（$I_p/I_0$）、C肽峰值与基础值的比值（$CP_p/CP_0$）、修正的胰岛β细胞功能指数（MBCI）来评估糖负荷后胰岛素分泌能力，MBCI=(FINS×FPG)/($PG_{120}+PG_{60}$-2×FPG)，$PG_{120}$为OGTT 120分钟血糖，$PG_{60}$为OGTT 60分钟血糖；以糖负荷后胰岛素增值与血糖增值的比值（$\Delta I_{30}/\Delta G_{30}$）和糖负荷后C肽增值与血糖增值的比值（$\Delta CP_{30}/\Delta G_{30}$）作为评价早时相胰岛素分泌功能的指标（详见表9-4），$\Delta I_{30}/\Delta G_{30}$=($I_{30}$-FINS)/($G_{30}$-FPG)，$\Delta CP_{30}/\Delta G_{30}$=($CP_{30}$-FCP)/($G_{30}$-FPG)，$I_{30}$为糖负荷后30分钟胰岛素，$G_{30}$为OGTT 30分钟血糖，$CP_{30}$为糖负荷后30分钟C肽。（4）甲状腺相关检查：甲功五项正常，甲状腺超声未见异常。（5）影像学检查：腹部超声示轻度脂肪肝，心脏超声、血管超声（颈动脉、下肢动脉、下肢静脉）均未见异常。（6）糖尿病相关检查：心电图示窦性心律，正常心电图。

眼底未见明显病变。神经电生理检查结果示符合"糖尿病性周围神经病变"改变早期征象，下肢左侧腓总神经（运动神经）远段传导速度减慢，且下肢周围神经交感小纤维（自主神经）受累。甲襞微循环轻度异常，流速434 μm/s（正常值＞600 μm/s）。

该患者根据1999年世界卫生组织制定的糖尿病诊断标准，被诊断2型糖尿病性酮症、2型糖尿病性周围神经病变、脂肪肝、肝功能异常、高甘油三酯血症、高黏稠血症。入院后评估糖尿病慢性并发症，给予糖尿病教育，采用我院特色的低热量、高蛋白、高膳食纤维素系统糖尿病饮食[43]和每日三餐后散步30～40分钟的规律运动。患者入院后的血糖变化情况如图9-7和图9-8所示。针对微循环障碍，给予静脉滴注盐酸川芎嗪。针对糖尿病周围神经病变，给予静脉滴注甲钴胺等维生素治疗。针对肝功能异常，予以保肝治疗。针对高血糖，给予胰岛素泵持续皮下注射胰岛素并联合利拉鲁肽注射液皮下注射、二甲双胍口服控制血糖，胰岛素泵治疗22天，日最大剂量住院初期曾达79.9 IU，每日剂量使用情况如图9-8所示。患者住院期间胰岛素逐渐减量，出院时停用胰岛素、利拉鲁肽、二甲双胍等全部降糖药物，监测3天血

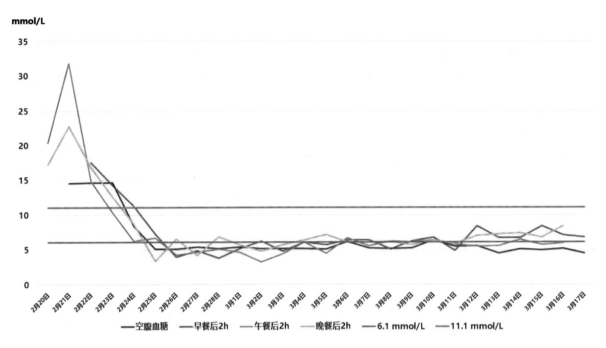

图9-7　患者入院后空腹、早餐后2小时、午餐后2小时和晚餐后2小时血糖变化曲线

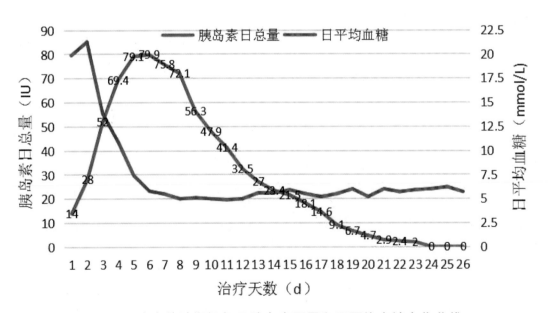

图9-8　患者住院期间每日胰岛素用量和日平均血糖变化曲线

糖，空腹血糖5.0～5.2 mmol/L，餐后2小时血糖4.5～8.4 mmol/L。

患者经上述系统治疗3周后：（1）血糖控制良好。OGTT显示空腹血糖和2小时血糖均恢复正常，OGTT平均血糖和AUC$_{Glu}$较入院时明显下降，血糖控制指标GA和GSP均恢复正常（详见表9-4、表9-5）。（2）胰岛β细胞功能明显改善。①基础胰岛素分泌能力增强：空腹胰岛素和C肽水平均较治疗前增高，HOMA-β从4.23上升至81.95；②糖负荷后胰岛素分泌能力增强：$I_p/I_0$由2.77升至4.81，$CP_p/CP_0$由1.40升至3.36，$AUC_{Ins}$、$AUC_{CP}$均较治疗前明显增高，MBCI由2.30增至15.37；③早时相胰岛素分泌功能增强：$\Delta I_{30}/\Delta G_{30}$从0.42上升到6.81，$\Delta CP_{30}/\Delta G_{30}$从0.03上升到0.92。以上结果提示该患者经保护胰岛细胞综合治疗后，其基础胰岛素分泌、糖负荷后胰岛素分泌和早时相胰岛素分泌功能均较治疗前明显改善（详见表9-4）。（3）异常指标全面纠正或改善。治疗后复查尿常规正常，酮体消失，尿糖阴性；尿NAG 5.5 IU/L；血流变：血黏度正常，红细胞沉降率正常；ALT、AST、TG、CK-MB、Fer、LPS及hs-CRP均恢复正常；复查腹部超声示脂肪肝消失；神经电生理检查：下肢植物神经传导时间恢复正常；甲襞微循环：流速590 μm/s，血流速度较入院时有明显改善（详见表9-5）。

此患者经保护胰岛细胞综合治疗后，体内多项异常指标得到改善、纠正，表明机体异常代谢内环境已得到系统改善甚至纠正。同时，在全部停用胰岛素和其他降糖药物后，日平均七点血糖甚至糖耐量试验均在正常范围，胰岛β细胞功能显著改善、修复，表明该患者本身分泌的内源性胰岛素已能满足体内代谢的需要，胰岛β细胞功能得到了修复，实现了糖尿病缓解、逆转（详见表9-4和表9-5）。

患者出院后继续停用降糖药物，控制饮食及运动治疗，监测空腹及餐后血糖均在5～7 mmol/L。3个月和6个月复诊，空腹血糖分别为5.11 mmol/L和6.57 mmol/L，HbA1c分别为5.8%和6.2%，实现了糖尿病逆转、缓解[1]，并且胰岛功能指标如HOMA-β、$AUC_{Ins}$、$AUC_{CP}$、$I_p/I_0$、MBCI、$\Delta I_{30}/\Delta G_{30}$、$\Delta CP_{30}/\Delta G_{30}$均较治疗前有明显增高（见表9-4），证实胰岛细胞功能显著改善，实现了糖尿病缓解、逆转。

表9-4 本例患者治疗前后及3个月、6个月后随诊OGTT和胰岛功能指标的变化

| 指标 | 治疗前<br>（2-21/2021） | 治疗后<br>（3-16/2021） | 3个月后随诊<br>（6-7/2021） | 6个月后随诊<br>（12-21/2021） | 参考值 |
|---|---|---|---|---|---|
| OGTT血糖<br>（mmol/L） | | | | | |
| 0 | 17.92 | 6.36 | 5.11 | 6.57 | |

续表

| 指标 | 治疗前<br>（2-21/2021） | 治疗后<br>（3-16/2021） | 3个月后随诊<br>（6-7/2021） | 6个月后随诊<br>（12-21/2021） | 参考值 |
|---|---|---|---|---|---|
| 0.5 h | 23.62 | 10.01 | 13.37 | 13.07 | |
| 1 h | 28.76 | 10.45 | 13.68 | 10.33 | |
| 2 h | 30.83 | 7.12 | 5.85 | 5.82 | |
| 3 h | 27.96 | 7.05 | 3.71 | 4.43 | |
| OGTT均值 | 25.82 | 8.19 | 8.34 | 8.04 | |
| $AUC_{Glu}$ | 106.15 | 34.29 | 37.31 | 34.72 | |
| 胰岛素<br>（μIU/mL） | | | | | |
| 0 | 3.05 | 11.72 | 14.59 | 22.50 | 4.03～<br>23.46 |
| 0.5 h | 5.43 | 36.58 | 98.31 | 32.50 | |
| 1 h | 8.45 | 56.42 | >200 | 76.10 | |
| 2 h | 6.33 | 34.88 | 62.93 | 24.90 | |
| 3 h | 4.57 | 53.72 | 19.95 | 6.12 | |
| $AUC_{Ins}$ | 24.02 | 160.60 | >378.51 | 147.81 | |
| $I_p/I_0$ | 2.77 | 4.81 | >13.70 | 3.38 | |
| C肽（μg/L） | | | | | |
| 0 | 1.49 | 3.64 | 4.10 | 4.82 | 0.3～<br>3.73 |
| 0.5 h | 1.65 | 7.00 | 13.16 | 11.90 | |
| 1 h | 1.79 | 10.20 | 19.25 | 13.20 | |
| 2 h | 2.08 | 12.22 | 12.92 | 8.72 | |
| 3 h | 1.92 | 11.21 | 7.92 | 3.91 | |

续表

| 指标 | 治疗前<br>（2-21/2021） | 治疗后<br>（3-16/2021） | 3个月后随诊<br>（6-7/2021） | 6个月后随诊<br>（12-21/2021） | 参考值 |
|---|---|---|---|---|---|
| $AUC_{CP}$ | 7.23 | 36.85 | 51.34 | 38.19 | |
| $CP_p/CP_0$ | 1.40 | 3.36 | 4.70 | 2.74 | |
| HOMA-$\beta$ | 4.23 | 81.95 | 181.24 | 146.57 | |
| $\Delta I_{30}/\Delta G_{30}$ | 0.42 | 6.81 | 10.14 | 1.54 | |
| $\Delta CP_{30}/\Delta G_{30}$ | 0.03 | 0.92 | 1.10 | 1.09 | |
| MBCI | 2.30 | 15.37 | 8.01 | 49.11 | |

OGTT：口服葡萄糖耐量；$AUC_{Glu}$：葡萄糖曲线下面积；$AUC_{Ins}$：糖负荷后胰岛素曲线下面积；$AUC_{CP}$：糖负荷后C肽曲线下面积；HOMA-$\beta$：稳态模型$\beta$细胞功能指数；$I_p/I_0$：胰岛素峰值与基础值的比值；$CP_p/CP_0$：C肽峰值与基础值的比值；$\Delta I_{30}/\Delta G_{30}$：糖负荷后胰岛素增值与血糖增值的比值；$\Delta CP_{30}/\Delta G_{30}$：糖负荷后C肽增值与血糖增值的比值；MBCI：修正的胰岛$\beta$细胞功能指数。

表9-5 本例患者治疗前后及3个月、6个月后随诊临床指标的变化

| 指标 | 治疗前<br>（2-21/2021） | 治疗后<br>（3-16/2021） | 3个月后随诊<br>（6-7/2021） | 6个月后随诊<br>（12-20/2021） | 参考值 |
|---|---|---|---|---|---|
| 胰岛素最大量 | 79.9 | 0 | 0 | 0 | |
| HbA1c（%） | 16.7 | | 5.8 | 6.2 | |
| GSP<br>（μmol/L） | 457 | 220 | 142 | 148 | 122～236 |
| GA（%） | 32.9 | 14.2 | 9.4 | 9.0 | 11～16 |
| **尿** | | | | | |
| 尿糖 | 3+ | （-） | （-） | （-） | （-） |
| 尿酮体 | + | （-） | （-） | （-） | （-） |
| 尿MA | 6.9 | 未查 | 10.1 | 18.9 | 0～25 |

续表

| 指标 | 治疗前<br>（2-21/2021） | 治疗后<br>（3-16/2021） | 3个月后随诊<br>（6-7/2021） | 6个月后随诊<br>（12-20/2021） | 参考值 |
|---|---|---|---|---|---|
| 尿NAG<br>（IU/L） | 20.3 | 5.5 | 2.7 | 2.7 | 0～11.5 |
| 尿RBP-n<br>（μg/mL） | 0.5 | 未查 | 0.6 | 0.3 | 0～0.7 |
| **生化** | | | | | |
| ALT（U/L） | 107 | 38 | 33 | 88 | 0～40 |
| AST（U/L） | 73 | 23 | 16 | 34 | 0～40 |
| CK-MB<br>（ng/mL） | 27 | 22 | 2.2 | 3.1 | 0～25 |
| CHO<br>（mmol/L） | 4.54 | 3.75 | 4.22 | 3.71 | 2.9～60 |
| TG（mmol/L） | 4.57 | 2.13 | 1.96 | 2.14 | 0.64～<br>1.88 |
| HDL-H<br>（mmol/L） | 1.18 | 0.93 | 1.07 | 1.03 | 1.04～<br>1.74 |
| LDL-C<br>（mmol/L） | 2.75 | 1.76 | 2.03 | 2.24 | 0～3.12 |
| LPS（U/L） | 63.5 | 29.4 | 18.4 | 24.1 | 5.6～<br>51.3 |
| Fer（ng/mL） | 1399 | 408 | 54 | 247 | 50～300 |
| hs-CRP<br>（mg/L） | 14.2 | 2.0 | 0.9 | 1.8 | 0～3 |
| **肝脏超声** | 轻度脂肪肝 | 正常 | 轻度脂肪肝 | 轻度脂肪肝 | |
| 甲襞微循环<br>流速（μm/s） | 轻度异常<br>434 | 轻度异常<br>590 | 中度异常<br>422 | 轻度<br>434 | 正常<br>>600 |
| **神经电生理** | | | | | |

续表

| 指标 | 治疗前<br>（2-21/2021） | 治疗后<br>（3-16/2021） | 3个月后随诊<br>（6-7/2021） | 6个月后随诊<br>（12-20/2021） | 参考值 |
|---|---|---|---|---|---|
| 神经传导速度<br>减慢 | 左腓总神经 | 左腓总神经 | 双腓总神经 | 左腓总神经 | |
| 交感皮肤反应 | 异常 | 正常 | 正常 | 未查 | |

HbA1c：糖化血红蛋白；GSP：糖化血清蛋白；GA：糖化白蛋白；尿MA：尿微量白蛋白；NAG：N-乙酰-β-氨基葡萄糖苷酶；RBP-n：尿视黄醇结合蛋白N；ALT：丙氨酸氨基转移酶；AST：天冬氨酸氨基转移酶；CK-MB：肌酸激酶同工酶；CHO：总胆固醇；TG：甘油三酯；HDL-C：高密度脂蛋白胆固醇；LDL-C：低密度脂蛋白胆固醇；Fer：铁蛋白；LPS：脂肪酶；hs-CRP：超敏C反应蛋白。

## 讨论

本例患者呈严重高血糖状态，胰岛β细胞功能严重受损，经保护、修复胰岛细胞综合治疗25天，并随访6个月，胰岛β细胞功能综合评价显著改善，血糖水平回复至正常范围，从而逆转了该患者的糖尿病自然病程。此病例特点在于：①该患者BMI 25.01 kg/m²，不属于明显超重或肥胖患者；②空腹血糖、餐后血糖很高，HbA1c高达16.7%，且有酮症酸中毒，胰岛功能显示胰岛β细胞分泌胰岛素功能严重受损（或功能衰竭），且患者在治疗过程中，胰岛素的最大用量79.9 U/d，从以上临床特点可以认为该患者系胰岛细胞严重受损（或功能衰竭）。

我们临床上对患者进行系统治疗[43]：

首先，用胰岛素泵迅速解除高血糖毒性状态，使严重受损的胰岛β细胞脱离高糖毒性和高渗性的异常代谢内环境，回到血糖在正常范围内即适宜胰岛β细胞生存、休息和修复的代谢内环境。其次，鉴于患者存在微循环障碍，我们给予改善微循环的系统治疗，在降低高糖毒性同时，改善微循环，加速微循环流速，增加血液对全身包括胰岛细胞的供氧、供营养物质和运输代谢产物的能力。显著改善周围代谢内环境，能够有效地对受损β细胞进行修复干预。再次，同时采取科学严谨的饮食疗法（低热量、低碳水化合物、高膳食纤维素和高维生素）[43][44]，并安排患者每日三餐后进行30～40分钟散步，一则促进微循环，二则加强肝糖原和肌糖原的形成，阻止餐后高血糖状态，减少正在处于修复状态中的胰岛细胞负荷。此外，鉴于患者存在糖尿病周围神经病变，我们补充维持神经纤维正常兴奋性或修复神经纤维脱髓鞘样改变的药物。

该患者经我院系统科学的保护胰岛细胞综合治疗后，首先纠正了异常的代谢内环境，继而迅速将血糖降至正常，同时修复严重受损的胰岛β细胞。入院时的胰岛功能测定显示胰岛β细胞功能处于严重受损甚至衰竭的状态，空腹血糖17.92 mmol/L，餐后血糖30.83 mmol/L以上，酮体阳性且胰岛素用量为79.9单位。经过治疗后，患者血糖逐渐回到正常范围，胰岛素用量逐渐减少，从最高峰79.9单位降至0。在完全停用胰岛素和其他降糖药物的基础上，血糖保持在正常水平，不仅糖代谢指标GA、GSP恢复正常，OGTT血糖从极高状态转到基本正常，出院复查空腹血糖6.36 mmol/L，2小时血糖7.12 mmol/L，胰岛β细胞功能指标如HOMA－β、$AUC_{Ins}$和$AUC_{Cp}$、$I_p/I_0$、$CP_p/CP_0$、$\Delta I_{30}/\Delta G_{30}$、$\Delta CP_{30}/\Delta G_{30}$、MBCI均较治疗前增高。

研究发现，胰岛微循环功能障碍参与了糖尿病的发病机制[45]。胰岛微循环由胰岛细胞、胰岛微血管内皮细胞共同组成。胰岛微循环直接参与胰岛细胞物质交换，

具有维持胰岛对血糖波动作出迅速反应、调节胰岛素分泌的生理功能，而血糖水平的稳定维持与胰岛素能否快速释放到血液循环中密不可分。胰岛微循环结构和功能的完整性是维持胰岛β细胞发挥正常生理功能的必要条件，糖尿病患者的β细胞功能异常与胰岛微环境异常相关，胰岛微环境的有害改变是导致β细胞衰竭的重要因素之一[46]。改善胰岛微循环，可以有效改善胰岛血供，为胰岛提供更多的氧气，运走更多的代谢产物，显著改善周围代谢内环境，能够有效地对受损的β细胞进行修复干预。

在出院后3个月和6个月进行随访发现，患者血糖指标恢复正常，胰岛功能指标较入院前明显改善，机体代谢异常内环境得到纠正，如血脂、微循环、周围神经、肝功能、肾功能等异常情况和指标均得到了全面纠正或显著改善，证明了该患者经我院保护、修复胰岛细胞综合疗法后，胰岛功能得到显著修复，甚至逆转了糖尿病进程。

2型糖尿病是一种复杂性异质性代谢紊乱疾病，胰岛β细胞功能衰竭、胰岛素分泌缺陷、胰岛素抵抗等多种因素共同作用于机体参与2型糖尿病的发病机制[47]。胰岛β细胞功能衰竭是糖尿病发生发展的主要

原因[48]。有研究显示，一旦确诊糖尿病，β细胞功能就已降至正常值的50%，且会以每年4%～5%的速度继续下降[49]。目前临床上很多陈旧的传统观念，一则认为胰岛细胞不可修复，二则认为糖尿病不可逆转。这两大误区导致很多人认为糖尿病患者必须终身用药（包括注射胰岛素或口服降糖药），严重影响患者修复胰岛细胞、逆转糖尿病的信心和理念更新。目前市面上降糖药物层出不穷，联合治疗广泛使用，但是对糖尿病本身，这些治疗多陷入困境。因为其既不能逆转，也不能改变糖尿病，根本原因是未能解决糖尿病的两个关键病因，即胰岛素抵抗和胰岛β细胞功能衰竭[50]。

糖尿病病情发展趋势（包括并发症的发生发展）和胰岛细胞功能关系密切。生理状态下，胰岛β细胞处于恒定动态变化中，不断再生，同时伴随凋亡。而2型糖尿病患者的胰岛β细胞损伤是一个循序渐进的过程（胰岛β细胞功能经历了损伤、代偿、逐步走向失代偿的这样一个残酷又无奈的损伤—衰减—凋亡的病理生理过程），在细胞凋亡前属于传统病理学和病理生理学所讲的变性，既然是变性就具备可逆性，可逆性当然具备可修复性。胰岛细胞在坏死前有一个"损伤期"，这个时期的把握，决定着胰岛细胞的走向——或坏死，或修复，或维持不变。人们普遍认为，糖尿病是无法治愈的，这就是因为损伤后的胰岛细胞没有得到系统有效的保护，以至于慢慢凋亡。因此在适当环境下有可能将受损的胰岛细胞修复，甚至逆转为正常细胞[44]。

近年来，2型糖尿病病理生理方面最令人印象深刻的变化是β细胞功能障碍可以逆转，至少在疾病起病阶段通过积极治疗可以让β细胞休息。事实上，采用抑制β细胞分泌疗法替代促进β细胞分泌疗法能够使β细胞维持更长时间。如果β细胞在细胞凋亡过程中没有死亡或停滞在细胞变性晚期状态，这些β细胞即成为处于静止期的去分化细胞，即使患者已经发生高血糖，仍然有可能恢复β细胞的健康[50]。上述这一概念的认识和建立并不仅仅来自深奥的生物学的发现，更是来自临床患者治疗的实践，即部分病人强化生活方式或者胰岛素强化治疗后，获得糖尿病缓解或者逆转。其潜在机制首先可能是外源性胰岛素将糖毒性更快速解除后，诱导β细胞"休息"，诱导去分化细胞再分化为成熟的β细胞，促使部分β细胞功能恢复；其次，胰岛素还可以通过其抗脂解、抗炎和抗凋亡作用来改善β细胞的功能。此外，短期强化胰岛素治疗还可以促进新诊断患者α细胞功能障碍的改善[41]。因此，2型糖尿病是有可能逆转、缓解的，保护和修复受损伤但未坏死的胰岛细胞非常重要，这是我们今后治疗糖尿病的新的战略方向。

### 小结

"保护、修复胰岛细胞综合疗法"的特点是：在短期内减轻高血糖毒性对机体组织和全身大中小血管以及微循环的损害，增强胰岛细胞和胰岛素受体的生物活性，使糖尿病人受损伤的胰岛细胞得到不同程度的修复并恢复一定的功能，促使其体内分泌出更多的、高质量的内源性胰岛素[43]。保护、修复胰岛细胞综合疗法不仅能平稳地控制病人的血糖，而且能为人体受损伤的胰岛细胞修复营造良好的代谢内环境，在受损伤的胰岛细胞得到不同程度修复的同时，阻断、延缓和避免并发症的发生发展，为糖尿病人的长寿和高质量生活奠定了坚实的基础。

2型糖尿病通常被视为不可逆的慢性疾病，但最近的研究表明其可以发生逆转、缓解。经保护、修复胰岛细胞综合治疗，该患者严重受损的胰岛β细胞功能逐步恢复、显著改善，提示该治疗方法可以保护胰岛β细胞、修复其功能，并有可能延缓或逆转糖尿病的自然病程。

## 9.8 病例八（熊海燕　王执礼）

2型糖尿病患者经保护胰岛细胞综合治疗达到糖尿病缓解病例

### 病例资料及诊疗经过：

男性患者，56岁，因"发现血糖高3年"于2019年9月入院。3年前体检，空腹血糖6.5 mmol/L，诊断为"空腹血糖受损"，未重视。无明显口干、多饮、消瘦。1周前体检空腹血糖8.02 mmol/L，2小时血糖19.43 mmol/L，诊断为2型糖尿病。口服磷酸西格列汀、二甲双胍缓释片，监测空腹血糖7～8 mmol/L，2小时血糖10～14 mmol/L，为进一步诊治收入院。既往身体健康，否认冠心病、高血压、胰腺炎、慢性肾脏病史。否认糖尿病家族史，否认手术、外伤史。否认食物、药物过敏史。吸烟、饮酒近40年，烟15支/日，偶尔饮酒。

入院查体：身高177 cm，体重77 kg，

BMI 24.60 kg/m$^2$，腰围84 cm，臀围92 cm。生命体征平稳。神志清楚，精神可。营养中等，浅表淋巴结无肿大。甲状腺无肿大，心脏、肺、腹无明显异常。双下肢无水肿。病理征未引出。双侧足背动脉搏动正常，双下肢痛觉、温度觉、位置觉、振动觉正常。

实验室及辅助检查如下。（1）常规检查：尿胆原+-，尿酮体-；血常规，大便常规，肝、肾功能，血脂，血电解质正常。（2）糖代谢相关检查：HbA1c 7.8%↑，糖化血清蛋白（GSP）303 μmol/L↑（参考值122～236 μmol/L），葡萄糖耐量试验（OGTT）及胰岛素、C肽释放试验结果见表9-6。评估胰岛β细胞的功能指标如下[39]：以稳态模型β细胞功能指数（HOMA-β）评估基础胰岛素分泌，以胰岛素峰值与基础值的比值（$I_p/I_0$）、C肽峰值与基础值的比值（$CP_p/CP_0$）来评估糖负荷后胰岛素分泌能力（见表9-6）。糖尿病自身抗体检测：胰岛细胞抗体、胰岛素抗体及谷氨酸脱羧酶抗体均为阴性。（3）影像学检查：腹部超声提示轻度脂肪肝、胆囊结石；甲状腺超声提示甲状腺内多发实质性结节；心脏超声提示左室舒张功能轻度受损，主动脉瓣轻度退行性改变；颈动脉超声提示颈动脉粥样硬化改变（内中膜增厚），左侧颈总动脉分叉处多发细小斑块形成（0.52 cm×0.42 cm）；下肢动脉内中膜增厚，双侧足背动脉管腔内散在细小点状斑块形成，血流速减慢；双侧股浅静脉轻度反流。（4）糖尿病相关检查：尿微量白蛋白18.2 mg/L（参考值0～25mg/L）。眼底检查示双眼视网膜动脉硬化I期。神经电生理检查符合"糖尿病性周围神经病变"早期改变，主要累及下肢部分感觉及运动神经远段。甲襞微循环示轻度异常，流速410 μm/s（正常值＞600 μm/s）。经颅多普勒示左侧颈内动脉海绵窦段血流速度减慢。

患者为中年男性，病程中无自发酮症倾向，结合病史、OGTT和胰岛功能等检查，诊断2型糖尿病、2型糖尿病性周围神经病变、动脉硬化症、轻度脂肪肝、胆囊结石、甲状腺结节。虽然患者糖尿病病史较短，不足5年，但已出现糖尿病并发症：糖尿病性周围神经病变和大血管病变（颈动脉硬化）。我院采用保护胰岛细胞综合疗法。首先改善生活方式，予糖尿病饮食，低碳水、高蛋白、高膳食纤维素食品，规律运动（患者每日三餐后散步40分钟）；其次，予胰岛素泵强化治疗控制血糖，予维生素、胰激肽原酶肠溶片改善微循环、营养神经等综合治疗，修复受损的胰岛细胞；此外，予瑞舒伐他汀调节血脂，延缓动脉硬化进展，降低心血管疾病风险。

治疗结果、随访及转归：经过17天保护胰岛细胞综合治疗，患者体重降低3 kg。患者出院后，未用任何降糖药物，坚持生活方式干预，糖尿病饮食、规律运动，血糖控制良好，监测空腹及餐后血糖均在5～7 mmol/L。患者于1年后随访，空腹血糖为5.67 mmol/L，HbA1c为5.9%，根据2021年国际专家共识提出的糖尿病缓解（逆转）定义[1]，将停药后至少3个月HbA1c＜6.5%定义为糖尿病缓解，该患者达到糖尿病缓解、逆转标准。同时，胰岛功能指标如HOMA-β、$I_p/I_0$、$CP_p/CP_0$均较治疗前明显增高（见表9-6），证实该患者胰岛细胞功能改善，实现了糖尿病缓解。

患者1年后随访，体重70.5 kg（体重减轻6.5 kg），BMI 22.2 kg/m²，血糖、血脂、血压控制理想，微循环异常和糖尿病周围神经病变得到改善。（1）胰岛功能改善：HbA1c 5.9%，GSP 192 μmol/L，OGTT空腹5.67 mmol/L，餐后2 h血糖9.17 mmol/L（见表9-6）。（2）微循环改善：微循环示轻度异常，流速458 μm/s，较前增快。（3）糖尿病周围神经病变改善：神经电生理检查提示与2019年9月20日结果比较，左侧腓浅神经传导速度恢复正常。（4）颈动脉血管超声无变化：颈动脉血管超声示颈动脉粥样硬化，左侧颈总动脉分叉处多发细小斑块形成，大小为0.52 cm×0.42 cm，斑块大小与2019年9月20日结果比较未见明显变化。

表9-6 本例患者治疗前后及1年后随访OGTT血糖、胰岛功能和临床指标的变化

| 指标 | 本次住院（2019/9/20） | 出院后1年（2020/9/15） | 正常值 |
|---|---|---|---|
| HbA1c（%） | 7.8 | 5.9 | 4～6 |
| GSP（μmol/L） | 303 | 192 | 122～236 |
| OGTT血糖（mmol/L） | | | |
| 0 | 7.17 | 5.67 | 3.89～6.11 |
| 0.5 h | 9.12 | 10.18 | |
| 1 h | 14.41 | 12.66 | |

续表

| 指标 | 本次住院<br>（2019/9/20） | 出院后1年<br>（2020/9/15） | 正常值 |
|---|---|---|---|
| 2 h | 13.28 | 9.17 | 3.89～7.8 |
| 3 h | 9.08 | 4.80 | |
| OGTT均值 | 10.61 | 8.50 | |
| 胰岛素（μIU/mL） | | | |
| 0 | 7.31 | 4.34 | 4.03～23.46 |
| 0.5 h | 14.35 | 16.09 | |
| 1 h | 26.49 | 39.06 | |
| 2 h | 25.74 | 20.68 | |
| 3 h | 20.02 | 43.81 | |
| 胰岛素峰值/空腹（$I_p/I_0$） | 3.62 | 9.00 | |
| C肽（μg/L） | | | |
| 0 | 2.17 | 1.63 | 0.3～3.73 |
| 0.5 h | 2.87 | 3.04 | |
| 1 h | 4.54 | 5.42 | |
| 2 h | 5.92 | 6.06 | |
| 3 h | 5.10 | 3.32 | |
| C肽峰值/空腹（$CP_p/CP_0$） | 2.73 | 3.72 | |
| HOMA-β | 39.84 | 40.00 | |

$I_p/I_0$：胰岛素峰值与基础值的比值；$CP_p/CP_0$：C肽峰值与基础值的比值；HOMA-β：稳态模型β细胞功能指数。

## 讨论：

该患者为中年男性，胰岛功能受损，合并糖尿病周围神经病变、大血管病变（颈动脉硬化）和高血压，经过科学糖尿病饮食治疗和规律运动改善生活方式、胰岛素泵强化治疗、改善微循环、营养神经等综合治疗17天后，停用胰岛素和其他一切降糖药，血糖控制理想。出院后，依然完全停用胰岛素和其他一切降糖药物，1年后随访，糖化血红蛋白在6%以下，达到了糖尿病缓解[1][5]，复查胰岛功能明显改善，从而逆转了糖尿病的自然病程。

胰岛β细胞衰竭是糖尿病发病和进展的关键[51]。英国前瞻性糖尿病研究（UKPDS）[49]发现，胰岛β细胞功能以每年4%的速度递减，并且持续不断衰竭，导致血糖控制恶化，而常规传统治疗无法逆转其进展。随着对2型糖尿病病理生理学机制研究的不断进展，最近的证据表明[52]，经过与胰岛β细胞功能恢复相关的特定治疗后，不同比例的2型糖尿病患者可能获得糖尿病缓解。保护、修复胰岛细胞的特点是：在短期内能减轻高血糖毒性对机体组织和全身大中小血管以及微循环的损害，增强胰岛细胞和胰岛素受体的生物活性，使糖尿病人受损伤的胰岛细胞得到不同程度的修复并恢复一定的功能，促使其体内分泌出更多的、高质量的内源性胰岛素。这样，不仅能平稳地控制病人的血糖，而且能为人体受损伤的胰岛细胞修复营造良好的代谢内环境，在受损伤的胰岛细胞得到不同程度修复的同时，阻断、延缓和避免并发症的发生发展，为糖尿病人的长期生存和高质量生活奠定了坚实的基础。

治疗糖尿病不仅仅是降血糖，更重要的是改善机体代谢内环境、改善糖尿病人全身和胰岛的微循环，从而显著增强糖尿病人胰岛素受体的敏感性，改善受到高糖毒性、脂毒性损害的胰岛细胞的生物活性，使糖尿病人受损伤但尚未坏死的胰岛细胞得到不同程度修复。通过保护和修复胰岛细胞的系统治疗，我院已有相当数量的2型糖尿病患者获得了胰岛β细胞修复甚至糖尿病逆转、缓解的结果[43]。本例患者随访1年，复查胰岛功能明显改善，未用降糖药物的情况下HbA1c5.9%，实现了糖尿病缓解（逆转）。而2型糖尿病早期缓解还可以降低糖尿病相关并发症的风险，这种现象被称为"代谢记忆"或"遗留效应"，并有可能预防长期的大血管和微血管损伤[51]。

总之，2型糖尿病是有可能逆转、缓解的。保护胰岛细胞，改善机体代谢内环境包括胰岛的微环境被临床实践证明可以有效保护和修复胰岛功能，实现2型糖尿病逆转、缓解。随着以保护和修复胰岛细胞为中心的糖尿病治疗理念的不断进步，越来越多的专家提出保护和修复受损伤但未坏死的胰岛细胞非常重要，如前所述，这是今后治疗糖尿病的新的战略方向。糖尿病的治疗需要直击2型糖尿病病理生理缺陷——胰岛 β 细胞受损、衰竭，并且必须在糖尿病自然病程的更早阶段开始治疗，以阻止 β 细胞进行性受损甚至衰竭。同时，也需要关注的是，2型糖尿病患者即使在达到糖尿病缓解后，也需要持续监测复发和并发症风险。

## 9.9 病例点评

### 病例一：匡红宇教授点评

1. 本病例强调生活方式干预在糖尿病缓解中的作用，鼓励患者通过生活方式干预改变糖尿病结局，如果在实施层面更具体、更细化，可以给其他医生更多借鉴和参考。

2. 糖尿病缓解需要患者在年龄、BMI、病程、胰岛功能等方面具备一定的前提条件，如果能够提供更多的数据，可更好地指导临床医生选择合适的病人，制定合适的目标。

3. 患者血糖有所反复，生活方式干预和药物联合治疗仍然获得很好的治疗效果。此时可以强调健康教育的重要性，但生活方式的干预需在合理的范围内，不要以营养不良为代价来换取血糖的缓解，进入治疗的误区。要注重治疗的有效性和安全性的平衡。

4. 本例患者不愿坚持药物治疗，担心药物有副作用。对于此类病人，应加强健康教育，使其充分了解药物治疗在糖尿病治疗中的重要作用。个体化的精准选择可以更好地展现出药物的疗效安全性、减少药物的不良反应。教育患者对药物有更全面、更科学的认识，能使其走出认知的误区，配合医生更好地管理好疾病。

5. 这是一个治疗成功的病例，有医生的努力，有患者的配合，值得推广和学习。

### 病例二：肖建中教授点评

1. 这是一份通过强化生活方式干预成功逆转糖尿病的典型病例。

2. 病例的成功有以下五方面特点：

（1）坚持以患者为中心的理念。使患者认识疾病特点，参与诊疗决策是非常重要的。该患者主观意愿选择生活方式干预作为优选，而非医生强制，这会有更好的依从性，特别是维持每周运动强度、合理饮食控制尤其是碳水化合物摄入，所以该病例的干预是非常成功的。

（2）对病理生理机制认识准确。患者32岁，男性，腰围103 cm，BMI 28.4 kg/m²，肥胖，脂肪肝。血糖升高并不严重，胰岛功能有比较好的储备。胰岛功能检测结果提示虽然空腹胰岛素和空腹C肽水平都不低甚至偏高，但经过糖负荷以后，胰岛素和C肽升高的倍数并不多，具有明显的糖毒性特点。如果把β细胞用高糖剂进行培养造成糖毒性后，基础分泌增加，而在高糖刺激后反应性下降，则说明不管用什么方法纠正糖毒性后，胰岛β细胞功能都能够有好的恢复。该病例虽然有明显的胰岛素抵抗，但只要胰岛β细胞储备够，就具有糖尿病缓解的重要基础，通过减轻体重，减少胰岛素需要量，克服糖毒性，使胰岛功能够用。

（3）治疗过程中患者一个月体重下降4.7%，三个月下降7%，六个月下降10%，最多下降13.5%，这符合新的糖尿病指南中提到的把体重管理作为糖尿病管理核心要

素之一，这也是该病例成功的基础。

（4）有长期的随访，该病例随访了4.5年，体重均维持在同一水平，这样可以达到比较长期的缓解。

（5）生活方式干预的同时不仅仅有糖尿病缓解，也有脂肪肝的缓解。脂肪肝的缓解是糖尿病缓解的一个伴随现象。

**病例三：徐焱成教授点评**

1. 病例特点点评：

（1）这份病例给病人带来了希望，给医务人员带来了治疗方向。

（2）对于年龄不太大的、病史不太长的、依从性比较好的、初诊断的糖尿病患者，不管是普通糖尿病，还是糖尿病酮症，强化治疗带给我们的是饮食、运动继续控制的基础上，相当一段时间可以避免胰岛素和口服药的应用，带来真正的临床的缓解。

（3）胰岛β细胞组织没有完全纤维化和酯化，尚有一定残存功能，有一定的C肽释放，成熟的前胰岛素原、胰岛素尚有一定浓度，强化治疗以后，相对缓解的效果比较理想。

每天45个单位以下的胰岛素能够完全地控制血糖，达到强化治疗的靶目标或者目的，因为患者尚有残存的胰岛素功能，

强化治疗一段时间后 β 细胞得到休息，并可恢复自身分泌的功能。事实上，临床可以见到在饮食、运动没有改变和/或胰岛素剂量没有增加的情况下，病人的血糖控制得相当好，而且可能有一定程度的低血糖出现。饮食、运动没有改变，胰岛素没有增加，为什么有低血糖出现？原因是在饮食、运动和药物治疗的情况下 β 细胞功能得到一定程度的恢复，内源性胰岛素开始释放，内源性加外源性就可以发生一定程度的短时低血糖反应。这个时候临床专家应该警惕短时的一过性的低血糖发生。这并不是由于用药过量，而是 β 细胞功能开始慢慢恢复。这是个好事情，不是坏事情，带给我们信心和希望，也作为缓解的一个指标带给病人心理安慰。

（4）总的来说，该病例非常有指导意义，暂时还不能称为逆转，只是缓解。

### 病例四：王执礼教授点评

1. 该病例非常精彩，具有多学科合作治疗糖尿病的特点，为广大内分泌科医务人员提供了重要的启示。

2. 糖尿病不仅是内分泌代谢疾病，同时也是心血管病。它先损伤微血管，然后损伤大血管，很容易合并大血管病。这就需要广大内分泌专家不仅要有深厚扎实的内分泌基础和临床经验，同时要有一定深度的心血管专业知识和经验。很多难治性糖尿病大都有合并症，首先是心脑血管病，尤其是合并心肌梗死后易猝死，糖尿病合并心肌梗死后的死亡率比正常心梗患者高3～5倍，需要医生有非常坚实、系统的理论和经验来处理。

3. 该病例的治疗抓住了疾病的核心。患者为2型糖尿病合并严重代谢综合征，心梗随时有死亡的风险，长期使用各种胰岛素且效果不好，主要因为代谢综合征、肥胖和明显的胰岛素抵抗。胰岛素抵抗有两个方面。一是胰岛素质量有问题。胰岛 β 细胞有合成和分泌胰岛素的功能，胰岛素原升高说明胰岛素合成质量较低。二是胰岛素和受体的结合能力以及胰岛素受体的活性不好，不论是内源性还是外源性胰岛素都不能发挥生物效应。该患者之所以注射了很多胰岛素但效果不好，血糖无法下降，甚至越用药越胖，是因为走入了误区，仅单纯看血糖，未注意到整体的代谢内环境的异常改变。该病例的治疗就抓住了这一点，以降低体重（改善异常的代谢内环境）为重点，使用基础胰岛素配合GLP-1 RA。GLP-1 RA能够延迟胃排空，降低食欲，对胰岛细胞有保护作用，促进胰岛细胞修复。实验证明将胰岛放在有GLP-

1 RA的培养皿中，生存时间可延长30%，这说明GLP-1 RA对胰岛细胞有一定的保护作用，尤其是对受到损伤但尚未坏死的胰岛细胞有更明显的保护作用。使用恩格列净、二甲双胍可迅速去除高糖毒性和脂毒性，使体重减轻。对该患者来说，体重就是胰岛细胞和心脏的负荷，所以降低体重是非常关键和正确的。

4. 配合糖尿病教育和健康生活方式，使患者走上一条系统的、正规的道路。正常的代谢内环境适合胰岛细胞休息和修复，合成高质量的内源性胰岛素增加，外源性胰岛素用量就能减少，降低心脏负荷，减少心脏风险因素。

5. 建议：糖尿病绝不是单纯的内分泌疾病，广大内分泌专家应学习心血管知识，这对于广大内分泌医生是重要的启示。

### 病例五：于淼教授点评

1. 糖尿病是心血管疾病等危症，尤其要重视对有多种心血管风险因素的糖尿病患者进行冠脉、脑血管及下肢血管的筛查，做到早诊早治。

2. 全面控制各种心血管代谢风险因素，切实落实综合管理，是改善糖尿病合并心血管疾病患者预后的关键。

3. GLP-1 RA和SGLT2i等新型降糖药物可改善多种心血管代谢异常，CVOT已确证其心血管获益，是已有心血管疾病或具有心血管多重风险因素糖尿病患者的优选治疗用药。

### 病例六：肖新华教授点评

1. 这是一个典型的糖尿病逆转病例，具备糖尿病逆转非常典型的特征。

2. 糖尿病逆转需要四个条件：

A是抗体和年龄。抗体阴性；比较年轻（该患者42岁）。

B指体重（该患者BMI 30.6 kg/m²）。体重指数BMI＞25 kg/m²，肥胖病人逆转机会高。

C指胰岛功能（C肽）。空腹C肽＞1.1 μg/L，2小时C肽＞2.5 μg/L，表明胰岛功能相对较好，逆转的机会比较多。

D指病程（该患者发现血糖高3年）。病程在5年以内。

3. 这是一个典型的具备糖尿病缓解条件的病人。

该患者经过综合管理，包括个体化饮食指导、运动、有效减重等，减轻了脂肪肝，有效地恢复了胰岛功能，实现了糖尿病逆转，且不用药的状态下维持6年时间，达到了长期缓解的目的。

4. 建议：使用胰岛素泵强化治疗，

达到了缓解高糖毒性的目的，但该患者糖化血红蛋白最初是6.9%，并不是特别高的状态。新发病的糖尿病患者，短期的胰岛素强化治疗是有指征的。糖尿病缓解的一个重要条件就是改善、恢复、逆转胰岛β细胞功能，胰岛素泵强化治疗缓解了糖毒性，有利于胰岛β细胞功能改善。但对于肥胖人群来讲，胰岛素不利于减重；这个病人的减重可能更多地得益于个体化饮食控制和运动。糖毒性的解除可能更多是因为胰岛β细胞的改善，如果对肥胖的人群，在饮食和运动的基础上，我们再结合SGLT2抑制剂或GLP-1 RA，能够更好解除肥胖和脂肪肝，同时有利于胰岛β细胞恢复，这种措施是不是会更好。当然这个病例实际解决是很好的，我们用胰岛素泵强化治疗很快解除糖毒性，也有利于胰岛β细胞恢复，最后达到长期缓解的状态，这也是很好的。

**病例七：肖新华教授点评**

1. 这个病例更能体现糖尿病的逆转或缓解，因为这个患者更年轻（25岁），而且有明显的糖尿病三多一少症状，糖化血红蛋白达到15.8%，空腹血糖也特别高，有胰岛素短期强化治疗的绝对指征。结果也证实经过短期的强化治疗，再结合综合的健康生活方式的管理，最后取得了很好的结果。

2. 这个病例最重要的特点是，虽然普遍说法是糖尿病逆转主要针对肥胖人群，但非肥胖人群也是我们未来需要关注的。肥胖人群可以通过减重进行逆转，那么对于非肥胖人群能否逆转、怎样逆转，这个病例给了我们启示。

3. 这个病例同样具备糖尿病逆转的四个条件：

双A指抗体（Antibody）和年龄（Age）。抗体阴性，年龄（25岁）很轻。

双B指体重（Body Weight）和身体质量指数（BMI）。虽然患者临界，但是腰围是90 cm，中心性肥胖的人群也是容易改善的。

双C指C肽（C-peptide）和并发症（Complication）。空腹C肽1.49 μg/L（参考值0.3～3.73 μg/L）。

双D指病程（Duration）和药物（Drug）。病程1个半月短，药物用得越少的病人逆转的机会越大。

4. 建议：

（1）有一些病例是需要挖掘和重视的，比如有心血管疾病高风险的人群，或已经患有心血管疾病的人群。糖尿病的逆转不是我们追求的目标，只是我们现在糖尿病控制的某一个需要重视的临床常规实践，因为我们对糖尿病缓解的定义是糖化血红蛋白小于6.5%且三个月以上不需要用药，但这只是一个概念，而绝不是追求的唯一目标。糖尿病最终的治疗目标应是减少心肾疾病的发生。对于这样一些虽然血糖达标可以不用药，但有较高心血管风险的人群，或者已经有SCCD的人群，不管糖化血红蛋白达标与否，都要用有循证证据的SGLT2或GLP-1，从另一个角度说明有心血管疾病的人群或者高风险的人群，虽然达到了逆转，但是否一定要停药，特别是使心血管长期受益的药，虽然血糖控制好了，是否继续使用，还需医生斟酌。逆转不是最终目的。

（2）通过我们现有的逆转手段，逆转并不成功的为什么不成功，有哪些需要吸取的教训？总结经验是很好的。

### 病例八：杨金奎教授点评

1. 该病例对于糖尿病缓解最具有普适性，此类型病人更容易出现糖尿病缓解。

2. 病例特点：

（1）病程相对比较短。虽然三年前查空腹血糖6.5 mmol/L，但血糖接近正常状态，病程相对偏短。

（2）年龄（56岁）属于中老年，相对偏轻。

（3）在强化治疗时，胰岛功能相对较好。尽管胰岛素峰值和空腹胰岛素比值只有3.62，总体来说胰岛功能还算不错。经过强化治疗一年以后达到了正常水平。所以说这个病例相对来说具备这些特点。

3. 该病例进行了全方位的干预，包括很重要的饮食、运动干预和短期胰岛素强化治疗。尽管HOMA-β后期没有明显改变，但实际上反映了胰岛β细胞的储备功能是可以的。当通过强化治疗把糖毒性改善后，储备功能更好地发挥了作用。一年后胰岛功能得到了正常的反映，早期胰岛素的量还是可以的，但早时相胰岛素分泌的峰值下降，这是2型糖尿病特别是早期2型糖尿病患者的典型特点，这样的干预更容易逆转，抓住了很好的时机。

4. 此病例最明显的获益就是胰岛功能得到明显恢复，血糖完全逆转到正常范围，早期并发症得到改善。如果患者能够继续坚持下去，特别是生活方式和运动干预，可能缓解的时间会比较长，对于鼓励大多数糖尿病患者也是非常有价值的。一方面要宣传糖尿病需早发现，干预效果才更好，同时也给他们带来了希望，早发现、早干预达到长期缓解。

5. 建议：此病例究竟能缓解多少年，希望进一步追踪。

# 参考文献

① Riddle MC, Cefalu WT, et al. Consensus report: Definition and interpretation of remission in type 2 diabetes[J]. Diabetes Care, 2021, 44(10): 2438-2444.

② 许雯,翁建平.2型糖尿病缓解定义及标准[J].中华糖尿病杂志,2019,11(6):374-378.

③ 苏青,郭立新,等.2型糖尿病缓解:现实还是梦想?[J].中华糖尿病杂志,2021,13(10):930-935.

④ 杨雪,陈国芳,等.逆转2型糖尿病的现状和展望.中华糖尿病杂志[J],2021,13(7):666-672.

⑤ 中国胰岛素分泌研究组.短期胰岛素强化治疗逆转2型糖尿病专家共识[J].中华糖尿病杂志,2021,13(10):949-959.

⑥ Lean ME, Leslie WS, Barnes AC, et al. Primary care-led weight management for remission of type 2 diabetes (DiRECT): an open-label, cluster-randomised trial[J]. Lancet, 2017, 391: 541-551.

⑦ Ohta M, Seki Y, Ohyama T, et al. Prediction of long-term diabetes remission after metabolic surgery in obese east Asian patients: a comparison between ABCD and IMS scores[J]. Obes Surg, 2021, 31(4): 1485-1495.

⑧ Purnell JQ, Dewey EN, Laferrère B, et al. Diabetes remission status during seven-year follow-up of the longitudinal assessment of bariatric surgery study[J]. J Clin Endocrinol Metab, 2021, 106(3): 774-788.

⑨ Mingrone G, Panunzi S, De Gaetano A, et al. Metabolic surgery versus conventional medical therapy in patients with type 2 diabetes: 10-year follow-up of an open-label, single-centre, randomised controlled trial[J]. Lancet, 2021, 397(10271): 293-304.

⑩ Weng J, Li Y, Xu W, et al. Effect of intensive insulin therapy on beta-cell function and glycaemic control in patients with newly diagnosed type 2 diabetes: a multicentre randomised parallel-group trial[J]. Lancet, 2008, 371(9626): 1753-1760.

⑪ Prentki M, Nolan CJ. Islet beta cell failure in type 2 diabetes[J]. J. Clin. Invest. 2006, 116: 1802-1812.

⑫ Halban PA, Polonsky KS, Bowden DW, et al. Beta cell failure in type 2 diabetes: postulated mechanisms and prospects for prevention and treatment[J]. J Clin. Endocrinol. Metab, 2014, 99: 1983-1992.

⑬ Alejandro EU, Gregg B, Blandino-Rosano M, et al. Natural history of beta-cell adaptation and failure in type 2 diabetes[J]. Mol. Aspects Med, 2015, 42: 19-41.

⑭ Withers DJ and White M. Perspective: The insulin signaling system—a common link in the pathogenesis of type 2 diabetes[J]. Endocrinology, 2000, 141(6): 1917-1921.

⑮ 邹大进,张征,等.缓解2型糖尿病中国专家共识[J].中国糖尿病杂志,2021,29(9):641-652.

⑯ Alberti KG, Zimmet PZ. Definition, diagnosis and classification of diabetes mellitus and its complications. Part 1: diagnosis and classification of diabetes mellitus provisional report of a WHO consultation[J]. Diabet Med, 1998, 15(7):

539-553.

⑰ 中华医学会糖尿病学分会.中国2型糖尿病防治指南(2020年版)[J].中华糖尿病杂志,2021:13(4):315-409.

⑱ American Diabetes Association. Prevention or Delay of Type 2 Diabetes and Associated Comorbidities[J]. Diabetes Care, 2022, 45(Suppl. 1): S39-45.

⑲ Pan X-R, Li G-W, Hu Y-H, et al. Effect of dietary and/or exercise intervention on incidence of diabetes in 530 subjects with impaired glucose tolerance from 1986-1992[J]. Chin Med J, 1995, 34:108-112.

⑳ Colberg SR, Sigal RJ, Yardley JE, et al. Physical Activity/Exercise and Diabetes: A Position Statement of the American Diabetes Association[J]. Diabetes Care, 2016, 39(11): 2065-2079.

㉑ 颜红梅.改善非酒精性脂肪性肝病可以逆转2型糖尿病吗?[J].临床肝胆病杂志,2020,36(6):1213-1216.

㉒ Fingas CD, Best J, Sowa JP, et al. Epidemiology of nonalcoholic steatohepatitis and hepatocellular carcinoma[J]. Clin Liver Dis, 2016, 30, 8(5): 119-122.

㉓ 中华医学会肝病学分会脂肪肝和酒精性肝病学组.非酒精性脂肪性肝病防治指南(2018更新版)[J].中华肝脏病杂志,2018,26(3):195-203.

㉔ 卞华,高鑫.非酒精性脂肪性肝病与2型糖尿病[J].中华糖尿病杂志,2016,8(9):516-519.

㉕ Byrne CD, Targher G. NAFLD: A multisystem disease[J]. J Hepatol, 2015, 62(Suppl.1): S47-64.

㉖ Anstee QM, Targher G, Day CP. Progression of NAFLD to diabetes mellitus, cardiovascular disease or cirrhosis[J]. Nat Rev Gastroenterol Hepatol, 2013,10(6): 330-344.

㉗ Buse JB, Caprio S, Cefalu WT, et al. How do we define cure of diabetes[J]. Diabetes Care, 2009, 32(11): 2133-2135.

㉘ Laiteerapong N, Ham SA, Gao Y, et al. The legacy effect in type 2 diabetes: impact of early glycemic control on future complications (The Diabetes & Aging Study)[J]. Diabetes Care, 2019, 42(3): 416-426.

㉙ Ilkova H, Glaser B, Tunckale A. Induction of Long-Term Glycemic Control in Newly Diagnosed Type 2 Diabetic Patients by Transient Intensive Insulin Treatment[J]. Diabetes Care, 1997, 20(9): 1353-1356.

㉚ American Diabetes Association. 9. Pharmacologic approaches to glycemic treatment: Standards of Medical Care in Diabetes—2022[J]. Diabetes Care, 2022, 45(Suppl. 1): S111-S124.

㉛ Sarwar N, Gao P, Seshasai SR, Gobin R, Kaptoge S, Di Angelantonio E, et al. Diabetes mellitus, fasting blood glucose concentration, and risk of vascular disease: a collaborative meta-analysis of 102 prospective stud-ies[J]. Lancet, 2010 (375): 2215-2222.

㉜ Tarnow L, Rossing P, Gall MA, Nielsen FS, Parving HH. Prevalence of arterial hypertension in diabetic patients before and after the JNC-V[J]. Diabetes Care, 1994(17): 1247-1251.

㉝ Jacobs MJ, Kleisli T, Pio JR, Malik S, L'Italien GJ, Chen RS, et al. Prevalence and control of dyslipidemia among persons with diabetes in the United States[J]. Diabetes Res Clin Pract 2005(70): 263-269.

㉞ Tsai MH, Hsu CY, Lin MY, Yen MF, Chen HH, Chiu YH, et al. Incidence, prevalence, and duration of chronic kidney disease in Taiwan: results from a community-based screening program of 106,094 individuals[J]. Nephron, 2018(140): 175-184.

㉟ Serruys PW, Morice MC, Kappetein AP, et al. Percutaneous coronary intervention versus coronary-artery bypass grafting for severe coronary artery disease[J]. N Engl J Med, 2009(360): 961.

㊱ Farooq V, van Klaveren D, Steyerberg EW, et al. Anatomical and clinical characteristics to guide decision making between coronary artery bypass surgery and percutaneous coronary intervention for individual patients: development and validation of SYNTAX score II[J]. Lancet, 2013(381): 639.

㊲ 中国成人2型糖尿病合并心肾疾病患者降糖药物临床应用专家共识[J].中华内分泌代谢杂志,2020,36(06):458-468.

㊳ Matthews DR, Hosker JP, Rudenski AS, Naylor BA, Treacher DF, Turner RC. Homeostasis model assessment: insulin resistance and beta-cell function from fasting plasma glucose and insulin concentrations in man[J]. Diabetologia, 1985, 28(7): 412-419. DOI: 10.1007/BF00280883. PMID: 3899825.

㊴ 中华医学会糖尿病学分会胰岛 β 细胞学组江苏省医学会内分泌学分会.2型糖尿病胰岛 β 细胞功能评估与保护临床专家共识[J].中华糖尿病杂志,2022,14(6):533-543.DOI:10.3760/cma.j.cn115791-20220104-00005.

㊵ Li YX, Sang YQ, Sun Y, Liu XK, Geng HF, Zha M, Wang B, Teng F, Sun HJ, Wang Y, Qiu QQ, Zang X, Wang Y, Wu TT, Jones PM, Liang J, Xu W. Pancreatic Fat is not significantly correlated with β-cell Dysfunction in Patients with new-onset Type 2 Diabetes Mellitus using quantitative Computed Tomography[J]. Int J Med Sci, 2020, 17(12): 1673-1682. DOI: 10.7150/ijms.46395.

㊶ Zheng HL, Xing Y, Li F, Ding W, Ye SD. Effect of short-term intensive insulin therapy on α-cell function in patients with newly diagnosed type 2 diabetes[J]. Medicine (Baltimore), 2020, 99(14): e19685. DOI: 10.1097/MD.0000000000019685.

㊷ Taylor R, Barnes AC. Translatingaetiological insightintosustain. able management of type 2 diabetes[J]. Diabetologia, 2018, 61(2): 273. 283. DOI:10.1007 /s00125.017.4504.z.

㊸ Wang Z, Xiong H, Ren TYS. Repair of Damaged Pancreatic β Cells: New Hope for a Type 2 Diabetes Reversal[J]? J Transl Int Med, 2021, 9(3): 150-151. DOI: 10.2478/jtim-2021-0037.

㊹ Hallberg SJ, Gershuni VM, Hazbun TL, Athinarayanan SJ. Reversing Type 2 Diabetes: A Narrative Review of the Evidence[J]. Nutrients, 2019, 11(4): 766. DOI: 10.3390/nu11040766.

㊺ Li X, Zhang L, Meshinchi S, Dias-Leme C, Raffin D, Johnson JD, Treutelaar MK, Burant CF. Islet microvasculature in islet hyperplasia and failure in a model of type 2 diabetes[J]. Diabetes, 2006, 55(11): 2965-2973. DOI: 10.2337/db06-0733.

㊻ Almaça J, Caicedo A, Landsman L. Beta cell dysfunction in diabetes: the islet microenvironment as an unusual suspect[J]. Diabetologia, 2020, 63(10): 2076-2085. DOI: 10.1007/s00125-020-05186-5.

㊼ J Rodriguez-Saldana. The Diabetes Textbook Clinical Principles, Patient Management and Public Health Issues: Clinical Principles, Patient Management and Public Health Issues[J]. Springer Nature Switzerland AG, 2019: 101-110.

㊽ Himanshu D, Ali W, Wamique M. Type 2 diabetes mellitus: pathogenesis and genetic diagnosis[J]. J Diabetes Metab Disord, 2020, 19(2): 1959-1966. DOI: 10.1007/s40200-020-00641-x.

㊾ Matthews DR, Cull CA, Stratton IM, Holman RR, Turner RC. UKPDS 26: Sulphonylurea failure in non-insulin-dependent diabetic patients over six years. UK Prospective Diabetes Study (UKPDS) Group[J]. Diabet Med, 1998, 15(4): 297-303. DOI: 10.1002/(SICI)1096-9136(199804)15:4<297::AID-DIA572>3.0.CO;2-W.

㊿ Accili D. Insulin Action Research and the Future of Diabetes Treatment: The 2017 Banting Medal for Scientific Achievement Lecture[J]. Diabetes, 2018, 67(9): 1701-1709. DOI: 10.2337/dbi18-0025.

(51) Ikegami H, Babaya N, Noso S. β-Cell failure in diabetes: Common susceptibility and mechanisms shared between type 1 and type 2 diabetes[J]. J Diabetes Investig, 2021, 12(9): 1526-1539. DOI: 10.1111/jdi.13576.

(52) Suleiman M, Marselli L, Cnop M, Eizirik DL, De Luca C, Femia FR, Tesi M, Del Guerra S, Marchetti P. The Role of Beta Cell Recovery in Type 2 Diabetes Remission[J]. Int J Mol Sci, 2022, 23(13): 7435. DOI: 10.3390/ijms23137435. PMID: 35806437; PMCID: PMC9267061.

全球范围内，糖尿病及相关代谢性疾病的大流行带来了沉重的卫生经济负担。长期以来的观念认为糖尿病是一种慢性进展性终身疾病，只能控制，无法实现逆转，随着病程进展，糖尿病患者所需的降糖药物剂量、种类只会与日俱增。而令人惊喜的是，近年的临床实践显示部分2型糖尿病（T2DM）患者经有效干预后可停用降糖药，且其血糖仍处于正常或接近正常水平。据此，美国糖尿病学会（ADA）在2009年首次提出"糖尿病缓解"概念。在大量研究和科学证据的基础上，ADA和我国学者均制定了糖尿病缓解专家共识用于指导临床。

目前较为公认的2型糖尿病缓解定义为"在不使用降糖药物的情况下血糖仍可处于达标或正常水平"，并建议将停用降糖药至少3个月后糖化血红蛋白＜6.5%作为2型糖尿病缓解的诊断标准。对于糖化血红蛋白因为检测方法或疾病影响等不能反映真实血糖水平的情况，可以用空腹静脉血糖＜7.0 mmol/L或动态葡萄糖监测估算的糖化血红蛋白＜6.5%作为替代标准，且需要每年复查。

关于2型糖尿病缓解的机制，目前尚未完全阐明。从理论上来讲，任何能够改善胰岛素抵抗和胰岛素分泌受损等引起糖尿病主要病理生理改变的方法，都有助于延缓糖尿病进程。正常情况下，胰岛β细胞可提供代谢所需要的胰岛素分泌，当胰岛素分泌量不足以满足代谢需求时，β细胞开始代偿或增殖以解除代谢压力并保持血糖正常。而当胰岛β细胞失代偿，则会出现血糖升高。此外，在高糖毒性、脂毒性、肥胖等多种因素的作用下胰岛β细胞还会发生去分化，进而丧失分泌胰岛素的能力。但这部分发生去分化的细胞并没有死亡。经代谢手术、低热量饮食大幅减重以及胰岛素强化治疗等干预措施解除糖脂毒性后，去分化的β细胞会再分化，胰岛素分泌能力和敏感性遂恢复。基于此，"缓解"的核心机制便是保护残存胰岛细胞和恢复受损的胰岛细胞功能，解除胰岛素抵抗，恢复胰岛素分泌和胰岛素作用敏感性。

实际上，并不是所有的2型糖尿病患者均可实现缓解，在判断是否具有缓解条件之前，需要进行专业评估。针对一些目前无法逆转的情况，如其他特殊类型的糖尿病（主要与遗传和内分泌疾病相关）、自身免疫型糖尿病（由于自身免疫反应导致胰岛 β 细胞受损，甚至胰岛功能完全丧失），以及病程较长、并发症较重、胰岛功能较差的情况，目前仍然无法施行有效的干预措施。

临床上既往多通过短期胰岛素强化治疗诱导糖尿病缓解。目前诱导糖尿病缓解的干预措施呈现多样化和整合趋势。通过严格生活方式管理、药物治疗和代谢手术等多维度综合干预方式减轻代谢应激，能使已发生的高血糖逆转并停留在正常水平，让患者在较长时间内免于使用降糖药，减轻心理负担，提升生活质量，增强依从健康生活方式的信心，延缓病情进展，降低并发症发生风险。随着科学的进步、对新疗法的探索以及临床试验的开展，胰岛再生医学治疗方法也为糖尿病患者带来了新的希望，主要包括移植胰岛素生成细胞和移植成体干细胞。前者将多能干细胞定向分化为具有胰岛素分泌功能的胰岛素生成细胞，再采用免疫隔离装置包裹，将其移植到糖尿病患者体内，重建糖尿病患者胰岛素分泌功能；后者通过成体干细胞强大的旁分泌效应，实现对胰岛素抵抗和受损 β 细胞功能的改善。此外，靶向GLP-1/GIP/Glucagon的多肽类药物、调节肠道菌群等多种措施也将在糖尿病缓解领域大放异彩。将有更多高效且简便易行的方案来助力患者实现糖尿病缓解。

糖尿病缓解概念是糖尿病疾病认识史上的重要突破，具有重要临床意义。医护人员在诊疗过程中应该及早识别出各类人群的最佳缓解方法，努力提高缓解率及治疗依从性，降低复发率，同时积极开展糖尿病缓解的相关研究，探索新的缓解方法。

总之，2型糖尿病患者的缓解已经是现实而非梦想。帮助患者缓解，不仅是减药、停药、平稳控制血糖，更是教会患者健康长寿的科学生活方式，帮助其重获健康生活，改善其生命质量和临床结局。期待未来糖尿病缓解研究领域的持续长足发展，并有朝一日最终治愈这一疾病。

王执礼　于淼　肖新华

# 参考文献

① Wang Z, York NW, Nichols CG, Remedi MS. Pancreatic β cell dedifferentiation in diabetes and redifferentiation following insulin therapy[J]. Cell metabolism, 2014, 19: 872-882.

② Taylor R, Al-Mrabeh A, Sattar N. Understanding the mechanisms of reversal of type 2 diabetes[J]. The lancet, Diabetes & endocrinology, 2019, 7: 726-736.

③ Magkos F, Hjorth MF, Astrup A. Diet and exercise in the prevention and treatment of type 2 diabetes mellitus[J]. Nat Rev Endocrinology, 2020, 16: 545-555.

④ Sandoval DA, Patti ME. Glucose metabolism after bariatric surgery: implications for T2DM remission and hypoglycaemia[J]. Nat Rev Endocrinology, 2023, 19: 164-176.

⑤ Siehler J, Blöchinger AK, Meier M, Lickert H. Engineering islets from stem cells for advanced therapies of diabetes[J]. Nat Rev Drug Discov, 2021, 20: 920-940.

⑥ Paez-Mayorga J, Lukin I, Emerich D, de Vos D, Orive G, Grattoni A. Emerging strategies for beta cell transplantation to treat diabetes[J]. Trends Pharmacol Sci, 2022, 43: 221-233.